The Neuropsychiatry of Epilepsy, Second Edition

臨床てんかん next step
―知的障害・自閉症・認知症から併発精神障害まで

監訳　吉野相英（防衛医科大学校 精神科学講座 教授）
訳　　立澤賢孝（防衛医科大学校 精神科学講座）
　　　戸田裕之（防衛医科大学校 精神科学講座）
　　　角田智哉（防衛医学研究センター 行動科学研究部門）

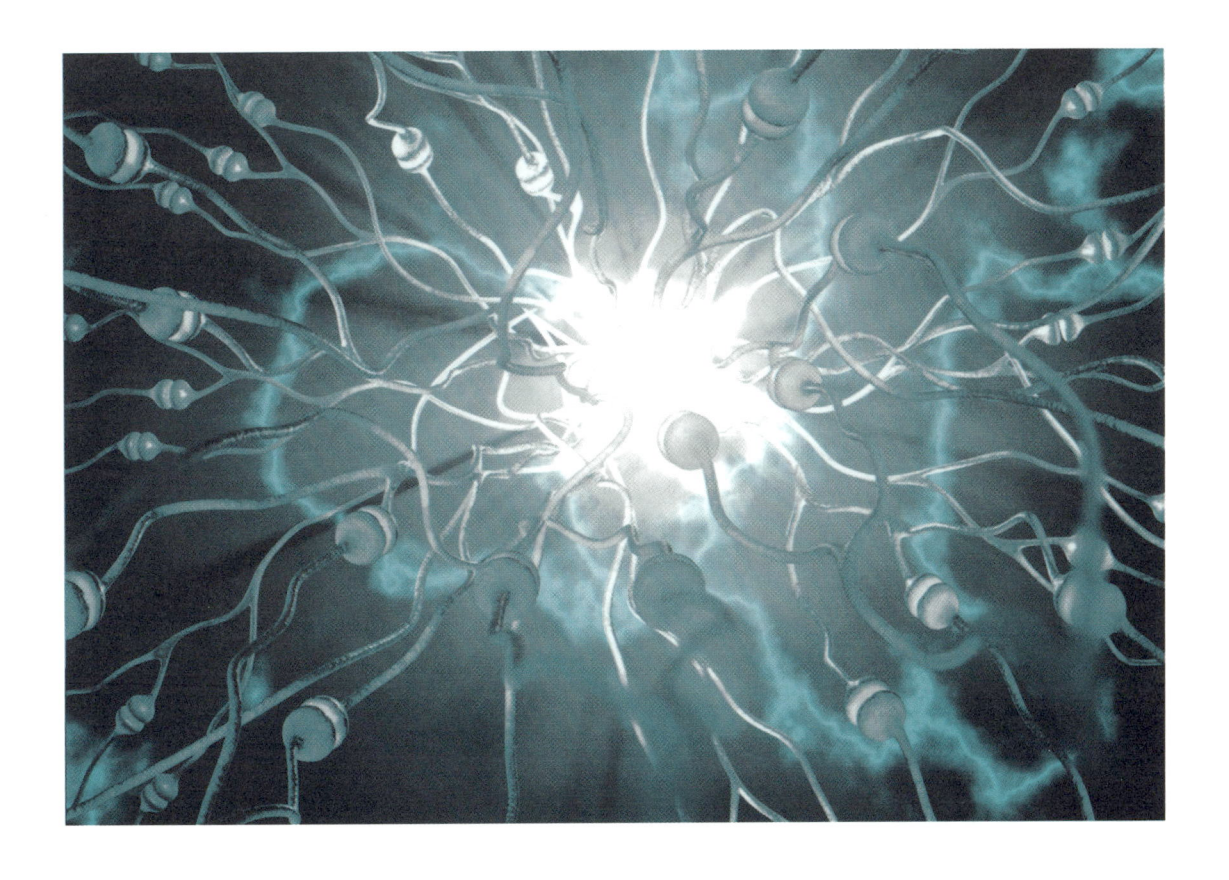

株式会社 新興医学出版社

The Neuropsychiatry of Epilepsy
Second Edition

Edited by
Michael R. Trimble
Bettina Schmitz

© Cambridge University Press 2011

Japanese translation rights arranged with Cambridge University Press through Japan UNI Agency, Inc., Tokyo

Japanese translation copyright 2013 by Shinko Igaku Shuppansha. All right reserved.

訳者一覧

臨床てんかん next step
―知的障害・自閉症・認知症から併発精神障害まで

- ●監訳　吉野相英　防衛医科大学校　精神科学講座　教授
- ●訳　　立澤賢孝　防衛医科大学校　精神科学講座
- 　　　　戸田裕之　防衛医科大学校　精神科学講座
- 　　　　角田智哉　防衛医学研究センター　行動科学研究部門

訳者まえがき

　本書は2011年に出版されたNeuropsychiatry of Epilepsy, Second Editionの全訳である．編者はMichael R. TrimbleとBettina Schmitz．Trimbleについては数多くの学術書を編纂，執筆しているので，ご存知の方も多いと思う．ロンドン大学神経研究所病院の教授を長年務め，てんかんをはじめとする神経学と精神科学の境界領域の研究を続けている．言うまでもなく，この分野の先駆者のひとりである．SchmitzはCharitéともよばれるベルリン医科大学病院の神経内科教授であり，てんかんの精神症状に特化した学術誌Epilepsy & Behaviorの編集委員も務めている．

　本書はそのタイトルのとおり，てんかんに関わるさまざまな精神医学的問題を扱っている．目次をご覧になればわかるように，てんかん併発精神障害の疫学に始まり，発作間欠期不快気分障害，発作周辺期精神症状，発作後精神病などのてんかんに特異的な精神障害だけでなく，てんかんを併発することの多い知的障害，自閉症，認知症についてもそれぞれ独立した章を設け，詳細に解説している．こうしたてんかん併発精神障害の治療には向精神薬を用いることもある．しかし，向精神薬の発作惹起作用を心配するあまり，治療を躊躇してしまうこともあるだろう．この疑問に対しても本書は明確な指針を提供してくれるはずである（第16章）．なお，発作後精神病（第8章）はこの分野の泰斗である愛知医科大学の兼本浩祐教授の手によるもので，最新の知見だけでなく，発作後精神病の概念がいかに構築されてきたかを知ることができる．抗てんかん薬が引き起こすさまざまな精神医学的有害事象については，昨今取り沙汰されている自殺の問題も含めて3章を割いている．新世代抗てんかん薬が本邦でも使えるようになってからまだ日が浅いが，欧米では使用経験が長く，有害事象についてもさまざまな知見が集積されている．したがって，新世代薬についても貴重な情報を読者に提供してくれるに違いない．てんかん外科治療では術後精神病や心因性発作などの精神医学的問題が生じることがあるが，これについても独立した章を設けている．また，近年注目されている「社会脳」と側頭葉てんかんの関係（第11章）や，自己意識を支えている神経基盤である「デフォルト・モード回路」とてんかん発作の関係（第18章）についてもわかりやすく解説されているので，読者の好奇心を満足させること請け合いである．

　「てんかんは神経疾患ではあるけれども，てんかん学と精神医学を切り離すことはできない」という考えが本書の底流をなす基本的な姿勢である．欧米ではてんかん診療に携わる精神科医が極めて少ないという事情もあり，こうした現状に対する危機感が本書の随所に表れている．本書でも繰り返し触れているように，てんかん学は神経学と精神医学の境界領域に位置し，精神医学がてんかんとの関わりを断つことはできない．近年，てんかん学に関心をもつ精神科医が減っていることを考えると，憂わずにはいられないが，本書を通じて精神科を志す研修医がてんかん学にも興味を抱いてくれることに期待したい．また，そうした思いが本書を翻訳させる原動力ともなった．

翻訳にあたっては日本語として自然であることを心がけたが，理解しにくい部分があるとすれば，それはすべて監訳者の責任である．抗てんかん薬をはじめとする薬剤については本邦で承認されているものはカタカナで表記し，未承認薬については英字のまま表記してある．
　本書の翻訳作業は防衛医科大学校病院長の野村總一郎先生の暖かい見守りがなければ完成しなかった．深甚の謝意を表したい．
　てんかん専門医だからといって必ずしもてんかんの精神医学的問題にも詳しいとはかぎらない．本翻訳がてんかん専門医を目指す医師のみならず，てんかん学と関わりのあるさまざまな分野の専門家，医師，学生の一助となれば幸いである．そして，実地のてんかん診療における手引きとしても本書を活用していただければと思う．

　訳者を代表して　吉野相英

Contents

- 訳者まえがき ……… iv

第1章　はじめに ……… 1

第2章　てんかんと精神障害：分類と疫学 ……… 3
てんかん併発精神障害の横断的地域住民研究 ……… 3
てんかんと精神障害の時間的関係：縦断的地域住民研究 ……… 6
てんかん併発精神障害の分類 ……… 10
まとめ ……… 11

第3章　知的障害と関連遺伝子疾患 ……… 15
定義 ……… 15
知的障害の遺伝子検査 ……… 16
知的障害とてんかん ……… 17
知的障害遺伝子とてんかん原性 ……… 17
行動表現型 ……… 19
知的障害とてんかんを引き起こす遺伝疾患 ……… 19
知的障害におけるてんかん診療の留意点 ……… 22
まとめ ……… 22

第4章　自閉症スペクトラム障害 ……… 25
自閉症とてんかんはなぜ併発するのか ……… 26
自閉症と小児てんかん概念の変遷 ……… 28
自閉症状を引き起こすてんかん ……… 31
自閉症児のてんかん診療 ……… 34
自閉症と「潜在性てんかん」 ……… 36
予後と治療終結について ……… 36
小児てんかんによる自閉症的退行の長期経過 ……… 37
まとめ ……… 37

第5章　てんかん発作に伴う認知行動障害 ……… 41
認知行動障害の体系的な鑑別法 ……… 41
状態依存性認知機能障害 ……… 42
欠神発作の頻発 ……… 42
一過性認知障害 ……… 44
高頻度局所性放電 ……… 44
高頻度半球性放電 ……… 45
発作後にみられる認知機能障害 ……… 45
徐波睡眠時てんかん放電重積 ……… 46
まとめ ……… 47

第6章　認知症 ……49
認知症とてんかんの疫学 ……49
発作型，発作重症度，時間経過 ……52
Alzheimer病におけるてんかん発作の病態生理 ……53
診断戦略 ……54
治療戦略 ……55
まとめ ……57

第7章　発作周辺期精神症状 ……61
発作前精神症状 ……61
発作時精神症状 ……61
発作後精神現象 ……64
発作後精神症状群 ……67
まとめ ……70

第8章　発作後精神病 ……73
歴史的背景と定義 ……74
主要所見 ……75
新知見 ……80
発作後精神病の発現機序 ……83

第9章　発作間欠期不快気分障害 ……89
てんかんとうつ病をめぐる問題 ……89
特定のてんかん症候群とうつ病の関係 ……90
てんかんに伴う非定型うつ病：発作間欠期不快気分障害 ……90
発作間欠期不快気分障害の診断 ……93
まとめ ……95

第10章　前頭葉・側頭葉てんかんの神経心理学 ……99
前頭葉と側頭葉の神経回路 ……99
行動変化の多元的モデル ……101
前頭葉・側頭葉てんかんの神経心理学 ……103
発作症状 ……106
発作後症状 ……108
前頭葉・側頭葉てんかんとパーソナリティ ……108
特性と状態 ……113
まとめ ……114

Contents

第11章　感情失認と心の理論 ……… 117
　社会的認知 ……… 117
　社会的認知の基本過程 ……… 118
　心の理論 ……… 118
　社会的認知機能検査 ……… 120
　側頭葉てんかんの社会的認知機能 ……… 126
　まとめ ……… 128

第12章　心因性発作 ……… 133
　疫学 ……… 134
　診断 ……… 135
　ビデオ脳波検査 ……… 135
　その他の検査 ……… 137
　治療と予後 ……… 137
　まとめ ……… 138

第13章　抗てんかん薬の向精神作用 ……… 143
　従来薬の有害な向精神作用 ……… 143
　新世代薬の有害な向精神作用 ……… 144
　抗てんかん薬の有益な向精神作用 ……… 148
　有害作用を惹起する危険因子 ……… 148
　有害作用の発現機序 ……… 149
　まとめ ……… 150

第14章　抗てんかん薬と自殺 ……… 153
　てんかんと自殺 ……… 153
　抗てんかん薬と自殺 ……… 154
　自殺の神経化学 ……… 154
　抗てんかん薬の神経化学 ……… 156
　GABA系抗てんかん薬と自殺 ……… 157
　新世代薬と自殺 ……… 157
　FDA警告後の動き ……… 159
　まとめ ……… 160
　補遺 ……… 160

第15章　抗てんかん薬と認知機能障害 ……… 163
抗てんかん薬による認知機能障害 ……… 164
まとめ ……… 171

第16章　併発精神障害と向精神薬の使い方 ……… 175
うつ病 ……… 175
不安障害 ……… 183
双極性障害 ……… 186
精神病 ……… 188
注意欠如多動性障害 ……… 193
まとめ ……… 197

第17章　てんかん外科治療と精神症状 ……… 207
精神科診断をめぐる問題 ……… 208
外科治療対象側頭葉てんかんの精神障害併発率 ……… 208
てんかん精神病 ……… 209
術後精神病 ……… 210
感情障害と不安障害 ……… 211
心因性発作 ……… 213
パーソナリティ障害 ……… 214
併発精神障害と術後発作転帰 ……… 216
精神医学的評価の進め方 ……… 216
診断スクリーニングテスト ……… 217
まとめ ……… 217

第18章　てんかんと意識 ……… 221
意識の定義 ……… 221
意識水準と意識内容 ……… 222
発作時の意識状態 ……… 223
てんかんと脳のデフォルト・モード ……… 228
まとめ ……… 230

● 索引 ……… 234

第1章 はじめに
Michael R. Trimble, Bettina Schmitz

　本書の初版を発行した2002年当時はてんかんと精神障害の生物学的関連性が注目されはじめた時期でもあった．というのも，両者には神経解剖学的あるいは神経化学的な共通点があるだけでなく，日常診療に関わる臨床と直結した問題でもあることが認識されはじめていたからである．それ以来，てんかん精神神経学はてんかん学の重要な分野のひとつに位置づけられ，てんかん併発精神障害に関する研究論文も数多く出版されるようになった．PubMedを検索してみると，精神病とてんかんに関する論文数は2002年から2009年の間に2倍となり，うつ病とてんかんに関しては4倍となっている．さらにてんかん会議においてもこの問題を討議する機会が増え，ついにはてんかんと精神症状だけを扱った会議がプラハで開催されるに至ったのである．てんかん併発精神障害に対する関心の高さの証左といえよう．

　てんかんに精神病が生じることは以前から知られてはいたが，その生物学的基盤が受け入れられるようになったのは扁桃体や海馬などの辺縁系，内側側頭葉てんかん，統合失調症のつながりが明らかになってからである．とはいえ，本書の初版が発行された当時でさえ，発作後精神病の発病率や症状についての知見は確立していなかった．脳波の「正常化」を伴っててんかん発作と精神病状態が交代するLandolt現象についても同じことがいえる．この現象はわれわれ（Trimble and Schmitz 1998）がかなり以前に取り上げたものだが，現在では広く理解されているように思う．発作後精神病についてはこの第2版でも取り上げているので，関心をもっていただければ幸いである．

　この第2版が発行されるまでの間，大うつ病性障害や強迫性障害をはじめとする不安障害の神経生物学的基盤の理解が深まり，新たな向精神薬や抗てんかん薬も開発された（Trimble and George 2010）．こうした進歩によって，てんかん併発精神障害の神経解剖学的あるいは神経化学的基盤の理解が促され，神経内科医よりも精神科医になじみのある向精神薬で治療を受けるてんかん患者も増えてきている．このことは間違いなく臨床上の前進ではあるが，薬剤相互作用や副作用の点からは多少の危険性も孕んでいる．抗てんかん薬が精神症状を惹起したり，悪化させうることは十分認識されてはいるものの，未解決の問題もある．とはいえ，こうした議論はてんかん学において精神神経学が果たすべき役割が増していることを意味しているのである．

　精神医学的関心の高まりはてんかんにかぎったことではない．多くの神経疾患で同じように精神医学の役割が増している．学習障害における神経遺伝学的発見や自閉症における中枢神経系異常の発見によって，神経学と精神医学の境界領域はさらに拡大した．同じことが学習障害や自閉症を併発したてんかんにもいえるだろう．

　本書の初版に対する励ましと関心の高さに突き動かされ，この第2版を発行することを決意した．初版との大きな違いは次の2点である．まず，各分担執筆者には初版の内容の改訂をお願いし，特に進歩が著しかった領域

については注意喚起もしていただいた．次に，初版では取り上げなかったものの，臨床および研究において極めて重要な問題となっているテーマを新たに取り上げた．

　本書で最初に取り上げるのはてんかん併発精神障害の疫学である．併発精神障害の範囲と種類を明らかにするためには疫学研究を欠くことはできない．次に，小児期に問題となる知的障害と自閉症を取り上げ，また，高齢者に関しては認知症を取り上げる．その後で，発作周辺期にみられる精神障害と発作間欠期の精神障害を取り上げる．てんかんに併発する抑うつ症状は一般にみられるうつ病の症状とまったく同じというわけではない．発作間欠期不快気分障害の章ではこの問題について触れる．さらに発作に巻き込まれる神経回路によっては極めて特徴的な精神状態が生じることがあるが，本書では「社会脳」という新しい考え方を紹介する．てんかん類型によっては「社会脳」が変化し，援助に際してたびたび問題となる社会的機能障害を引き起こすことがある．

　てんかん治療における精神医学的問題も取り上げないわけにはいかない．本書では抗てんかん薬の副作用情報も更新しているが，現在極めて重大な問題となっている自殺も取り上げた．また，側頭葉てんかんの外科治療に伴う精神医学的問題についても情報を更新した．なお，向精神薬の使い方については新たな章を設けてある．そして，本書の締めくくりとして，てんかん発作の観察を通じて明らかとなった意識の脳内メカニズムを取り上げることにした．

　本書の初版の目的はてんかんと精神医学に関する議論を活性化することにあった．たしかに活発に議論されるようになったようであり，多少は役に立ったのかと思う．この第2版がこうした議論にうまく同期し，さらなる知識となり，よりよい臨床実践と研究につながることを願ってやまない．この分野にあまり馴染みのない読者には，てんかんにおける精神医学的関与がいかに重要であり，そして，大いなる可能性を秘めていることを読み取っていただければ幸いである．

文献

Trimble MR, George M. Biological Psychiatry, 3rd edn. Oxford：Wiley-Blackwell 2010.

Trimble MR, Schmitz B. Forced Normalisation and the Alternative Psychoses of Epilepsy. Petersfield：Wrightson Biomedical 1998.

第2章 てんかんと精神障害：分類と疫学

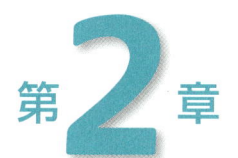

Dale C. Hesdorffer, Ennapadam S. Krishnamoorthy

てんかんと精神障害の関わりには長い歴史がある．数世紀もの間，てんかん発作は悪魔が乗り移った状態とみなされていた．19世紀も後半になると，主にヨーロッパの神経内科医と精神科医によって，てんかんと精神障害にまたがる領域に注意が向けられ，症状記載と目録作りが進められるようになった．しかし，この領域の疫学に関心が向けられるようになったのは最近20年にすぎない．

てんかんと精神障害が併発しやすいことは間違いない．発作時と発作後には極めて特徴的な精神症状が生じるし，発作間欠期には不快気分障害が生じることがある（Bear and Fedio 1977；Krishnamoorthy 2000, 2001；Blumer 1995, 2000）．発作時や発作後にみられる症状と精神障害でみられる症状が少なからず似ていることから，てんかんと精神障害には共通点があるという考え方が支持されるようになったのである．

てんかんと精神障害の併発に関する研究のほとんどは病院や施設の患者を対象とした横断研究である．こうした研究がてんかん併発精神障害を理解するうえで貢献してきたことは間違いない．しかし，重度のてんかんを対象としているために選択バイアスが強く，その知見を地域社会で生活している大多数のてんかん患者に適用するわけにはいかない．さらに重要なことは，こうした研究がてんかんを発症した後に精神障害が生じるという誤った考えを導いてしまったことにある．このような一方向性の因果関係については疑問が投げかけられている．

てんかん併発精神障害の横断的地域住民研究

てんかんは精神障害を併発しやすいのか．この問題提起は公衆衛生の見地から重要である．一般人口よりも精神障害の有病率が高いのであれば，てんかん患者のために特別な地域精神保健サービスを用意する必要がある．一方，併発率がてんかん以外の疾患や健常対照と比べて高くなければ，そのようなサービスは必要ない．また，地域住民研究がもたらす情報は健康推進施策に重要なだけでなく，臨床家にとっても価値がある．**表2.1**は地域住民研究の要約である．こうした研究の中には比較対照群を設定しているものもある．また，標準化されている精神科診断法を用いている研究もあれば，たった1項目の質問だけで判定していたり，ICDコードによる登録情報だけに基づいている研究もある．

最初期の研究はPondとBidwell（1960）によるものだろう．かれらは英国南西部の14カ所の診療所を調査し，245名の患者のうち29％が明らかに病的で治療を要する精神状態にあることを見出した．精神障害の診断は標準化されてはいないが，今から50年も前に疫学的手法が重要であることを認識していた点にこの研究の先見性がある．

地域住民研究の結果をまとめると，成人てんかんの精神障害有病率は5.9〜55.5％（Pond and Bidwell 1960；Gudmundsson 1966；Edeh and Toone 1987；Forsgren 1992；Stefansson et al. 1998），小児てんかんの場合は24〜37％（Jalava and Sillanpaa 1996；

表 2.1 てんかん併発精神障害の横断的地域住民研究

年	研究者	結果	方法
1960	Pond と Bidwell（英国）	てんかんの 29%は治療を要する精神障害を併発している.	14 診療所の患者 245 名. 精神保健福祉士による面接. 面接法は標準化されていない.
1966	Gudmundsson（アイスランド）	てんかんの 55.5%に性格変化を認める.	1 名の研究者による 654 名の個人調査. 面接法と診断は標準化されていない.
1987	Edeh と Toone（英国）	成人てんかんの 48%は精神障害を有している. うつ病 22%, 不安障害 15%, 統合失調症 1%, 精神病 3.4%, パーソナリティ障害 2.2%.	成人てんかん 88 名の診療所調査. Clinical Interview Schedule (CIS) を用いた診断.
1992	Forsgren（スウェーデン）	成人てんかんの 5.9%は精神障害を有している. 統合失調症 0.8%, 感情精神病 0.7%, パーソナリティ障害 0.7%, アルコール依存 1.7%.	スウェーデン北部のてんかん 713 名の登録情報調査. 各精神障害の判定は単一質問項目による.
1995	Carlton-Ford ら McDermott ら（米国）	多動をてんかん児の 28.1%, 対照の 4.9%に同定（p<0.05）. 不安障害はてんかん児 24.0%, 対照 7.5%（p<0.05）. 反社会行動はてんかん児 18.2%, 対照 8.8%（p<0.05）. 衝動行為はてんかん児 39%, 対照 11%.	小児の国民健康面接調査（1988）. McDermott らはてんかん児 121 名と対照 3,950 名を問題行動指標によって評価. Carlton-Ford らはてんかん児 118 名と対照 11,042 名を精神的問題に関する 23 項目の質問を用いて評価.
1996	Jalava と Sillanpaa（フィンランド）	精神障害をてんかんの 24%, 対照の 0.7%に認める. 精神病はてんかん 3.1%, 対照 0%.	小児期にてんかんを発症した 94 名の追跡研究. 平均観察期間 35 年. 対照 199 名と比較. ICD-9 による精神障害有病率.
1998	Bredkjaer ら（デンマーク）	てんかんの 16.8%は非器質性非感情性精神病を有している.	全国患者記録を用いたてんかん入院患者 67,166 名の記録照合研究. 精神障害登録情報（ICD-9）から有病率を算出.
1998	Stefansson ら（アイスランド）	精神障害診断はてんかん 35.3%, 対照 29.7%（p=0.15）. 精神病はてんかん 6.2%, 対照 2.3%（p=0.01）. 統合失調症はてんかん 1.2%, 対照 0.4%（p<0.03）. 感情精神病はてんかん 3.3%, 対照 1.7%（p=0.24）.	てんかん患者 241 名と対照群（身体疾患患者）の精神障害有病率を比較. 両群とも正常知能であることを国家社会保障機関の障害者記録で確認.
2003	Davies ら（英国）	てんかん児の 37%, 対照の 9%は精神障害を有している. 素行障害は 19.4%対 4.7%. ADHD は 4.5%対 2.2%.	てんかん児 67 名と対照 10,249 名の英国小児健康調査. 発達・健康調査と DSM-IV 診断面接.

表 2.1 （続き）

年	研究者	結果	方法
2004	Gaitatzis ら（英国）	てんかんと関連があるのは神経症（OR, 1.9 ; 95% CI, 1.8-2.0），強迫性障害（2.6 ; 1.6-4.1），不安（2.0 ; 1.9-2.1），うつ病（2.0 ; 1.9-2.1），統合失調症（4.1 ; 3.1-5.6），器質性精神病（6.1 ; 5.1-7.1），その他の精神病（4.0 ; 3.6-4.4），アルコール依存（5.7 ; 4.8-6.7）．	1995 から 1998 年までの英国家庭医研究データベース．16 歳以上のてんかん患者 5,834 名と対照 1,035,869 名．てんかんと精神科診断はデータベースのコード情報に基づく．
2005	Strine ら（米国）	背景因子を補正しても，てんかんでは対照に比べて重度精神疾患が 2.9 倍（95% CI, 2.0-4.2）．過去 12 カ月の不安あるいはうつ病は 2.4 倍（1.9-3.1）．	2002 年全国健康面接調査．成人てんかん 426 名と対照 30,019 名．てんかん，不安，うつ病は単一質問項目で判断．Kessler 尺度を用いて精神的苦痛を評価．
2006	Kobau ら（米国）	てんかんは対照に比べて過去 1 年間のうつ病を 2.9 倍（95% CI, 1.4-6.5），不安を 1.9 倍（0.9-4.3）自己報告する．	2004 年米国成人健康調査．てんかん 131 名と対照 4,214 名．てんかん，不安，うつ病は単一質問項目で判定．
2007	Tellez-Zenteno ら（カナダ）	てんかんでは不安障害（OR, 2.4 ; 95% CI, 1.5-3.8），自殺念慮（2.2 ; 1.4-2.3）の生涯有病率が高い．大うつ病とパニック発作はてんかんと有意な関連なし．	36,984 名を対象としたカナダ共同体健康調査．WHO 統合国際診断面接（CIDI）による精神科診断．てんかんの有無は単一質問項目で判定．
2009	Lacey ら（オーストラリア）	重度の精神的苦痛をてんかんでは 24%に，一般人口では 13%に認める（OR, 2.1 ; 95% CI, 1.8-2.6）．	タスマニアにおける調査．てんかんの判定は全国処方データベースによる．839 名のうち 652 名が質問紙に回答．対照は全国健康面接調査の 2,573 名．K10 を用いて精神的苦痛を評価．

CI, 信頼区間 ; OR, オッズ比

Davies et al. 2003）となる．てんかんに罹患していると，かなりの割合で精神障害による負担も強いられているといえる．

てんかん児の精神障害有病率の詳細をみてみると，対照群に比べて多動は 7.5 倍，衝動性は 3.5 倍，注意欠如多動性障害は 2 倍高い（Carlton-Ford et al. 1995 ; McDermott et al. 1995 ; Davies et al. 2003）．この中で衝動性はてんかん児で最も有病率が高い．素行障害と反社会行動を調査した研究によれば，素行障害は 4.1 倍（Davies et al. 2003），反社会行動は 2.1 倍であった（Carlton-Ford et al. 1995 ; McDermott et al. 1995）．てんかん児の地域住民研究ではうつ病は調査されていないが，不安障害は対照に比べて 3.2 倍と報告されている（Carlton-Ford et al. 1995 ; McDermott et al. 1995）．

成人てんかんでは対照に比べて不安障害の有病率が高いことが指摘されている．不安障害は 1.9 ～ 15 倍（Edeh and Toone 1987 ;

Gaitatzis et al. 2004；Kobau et al. 2006；Tellez-Zenteno et al. 2007），不安障害あるいはうつ病の過去12ヵ月の有病率は2.4倍（Strine et al. 2005）と報告されている．不思議なことに地域住民研究ではうつ病はあまり研究されていない．標準化面接を用いた研究（Tellez-Zenteno et al. 2007）ではうつ病の生涯有病率は変わらなかったが，診断コード（Gaitatzis et al. 2004）あるいは単一の質問項目（Kobau et al. 2006）を用いた研究ではリスクが2～2.9倍に上昇していて，一貫した結果が得られていない．多くの臨床研究がてんかんにおけるうつ病の有病率が明らかに高いことを見出していることを考えると，この不一致は不可思議である．

てんかんに併発する精神障害の中で最も研究されているのが精神病であり，その有病率は3.1～6.2％と見積もられている（Edeh and Toone 1987；Jalava and Sillanpaa 1996；Stefansson et al. 1998；Gaitatzis et al. 2004）．感情精神病（訳注：ICD-9における双極性障害の呼称）の有病率は0.7～3.3％（Forsgren 1992；Stefansson et al. 1998），統合失調症の有病率は0.7～1.2％（Edeh and Toone 1987；Jalava and Sillanpaa 1996；Stefansson et al. 1998；Gaitatzis et al. 2004）である．比較対照研究によれば，てんかんの精神病性障害有病率は対照の少なくとも2倍に達する（Jalava and Sillanpaa 1996；Stefansson et al. 1998；Gaitatzis et al. 2004）．精神病研究の詳細とてんかん精神病の特徴と症状についてはTrimble（1991）の総説に詳しい．

すべての地域住民研究がてんかんでは一般人口に比べて精神障害が多いことを示している．最初の地域住民研究が実施されてから50年あまりが過ぎ，てんかん併発精神障害に関する理解は深まっているはずなのに，実地診療では精神障害のスクリーニングをほとんど実施していないのが現状である．相当な労力を割かないかぎり，てんかん患者を機能不全に陥らせる精神障害を見落とすことなく診療していくことはできない．

てんかんと精神障害の時間的関係：縦断的地域住民研究

精神障害とてんかんに関する横断研究が価値ある公衆衛生情報を提供し，てんかん専門医と精神科医に情報を発信してきたことは間違いないが，この研究手法には明らかな限界がある．そのなかでも決定的なのは，横断研究ではてんかんと精神障害の併発を説明しうる仮説を検証できないことだろう．てんかんでみられる精神障害は特定のてんかん類型（たとえば，側頭葉てんかん）だけにみられる神経機能不全を背景として新たに発症したものかもしれないし，てんかんに対する偏見や統制の所在 locus of control の喪失感に対する反応として発症したのかもしれないし，てんかんを発症する前にすでに存在していたうつ病や不安障害が再発したり，持続していたのかもしれない．この疑問に答えるためには追跡研究が必要であり，横断研究で観察された併発の根本原因を理解し，最善の治療法を見出すためには不可欠である．

過去20年以上にわたり，さまざまな追跡研究が実施されてきた．これらの研究を**表2.2**にまとめておく．こうした追跡研究のすべてがてんかんでは偶然とは考えにくい確率でさまざまな精神障害が生じることを示している．そして，てんかんでは精神障害の発症リスクが高まるだけでなく，精神障害によってはてんかんの発症リスクを高めることが示

表 2.2 てんかんと精神障害の併発に関する縦断的地域住民研究

年	研究者	結果	方法
【自殺】			
2007	Christensen ら（デンマーク）	精神障害を併発していないてんかんの自殺リスクは 2.0 倍（95%CI, 1.1-5.5），両者を併発している場合は 13.7 倍（11.8-16.0）に達する．てんかんでは診断後半年以内の自殺リスクが最大．	1981 から 1997 年の自殺者 21,169 名と年齢と性別を一致させた対照 423,128 名の地域住民比較対照研究．てんかん，精神障害，社会経済状況は複数の国民台帳によって判定．
【精神病】			
1998	Bredkjaer ら（デンマーク）	学習障害，薬物乱用を除外したてんかんの非感情性精神病発病率は 2.0 倍（95% CI, 1.7-2.5），統合失調症 1.5 倍（1.1-1.9），統合失調症圏 2.3 倍（2.0-2.6）．てんかん類型による違いはない．	てんかん入院患者 67,166 名の国立患者台帳による調査．てんかん発症後の精神障害発症率は精神障害登録情報（ICD-9）から算出し，一般人口における発症率と比較．
2005	Qin ら（デンマーク）	てんかんの統合失調症発症相対危険率は 2.5（95% CI, 2.2-2.8）．統合失調症家族歴による発症危険率は 8.4（7.8-9.1）だが，てんかん家族歴では 1.3（1.2-1.4）．	地域住民を 15 歳から，または 1997 から 2002 年まで追跡調査．てんかん 34,494 名と対照 2,230,000 名を比較．医療記録情報（ICD）を用いて診断．
2005	Vestergaard ら（デンマーク）	統合失調症発症相対危険率は熱性けいれん 1.4（95% CI, 1.1-1.9），熱性けいれん＋てんかん 3.0（1.4-6.8）．	地域住民研究．熱性けいれん 16,429 名，対照 542,528 名を 2,800,000 人年追跡．1977 から 1986 年の出生者を 2001 年まで国民台帳を用いて追跡．ICD 診断．
【うつ病】			
1990	Forsgren と Nystrom（スウェーデン）	うつ病発病率は年齢，性別を一致させた対照の 7 倍（p=0.03）．局在関連てんかんに限ると 17 倍（p=0.002）．	地域住民比較対照研究．新たにてんかんを発症した成人 83 名と年齢，性別を一致させた対照 166 名を比較．うつ病判定の質問紙は標準化されていない．
2000	Hesdorffer ら（米国）	うつ病の既往があると非誘発性発作の発症リスクが高まる（OR, 6.0；95% CI, 1.6-22.0）．薬物治療を補正するとオッズ比は 3.7（0.8-17.0）に低下する．	地域住民研究．55 歳時に非誘発性発作を初発した 145 名と条件を一致させた対照 290 名を比較．発作発症前の医療記録に SCID 修正版を適用し，DSM 大うつ病を診断．
2003	Nilsson ら（スウェーデン）	うつ病では 10 年以内にてんかんを発症するリスクが高くなる（RR, 1.3；95% CI, 1.0-1.7）．アルコール・薬物乱用を補正するとリスクは低下する（0.9；0.7-1.2）．躁病でも同様の結果．	入院患者の後方視的コホート研究．大うつ病・双極性障害 13,748 名，変形性関節症 81,380 名，糖尿病 69,149 名のてんかん発症リスクを複数の記録情報を用いて比較．

表 2.2 （続き）

年	研究者	結果	方法
2006	Hesdorffer ら（アイスランド）	発作群は対照群に比べて大うつ病既往歴が 1.7 倍（95% CI, 1.1-2.7），自殺企図歴は 5.1 倍（2.2-11.5）．年齢，性別，アルコール積算摂取量，大うつ病，うつ病症状数を補正後の自殺企図歴は 3 倍．	地域住民研究．10 歳以降に非誘発性発作あるいはてんかんを初発した 324 名．条件を一致させた対照 647 名と比較．標準化診断面接によって DSM-IV 大うつ病の既往を診断．
【注意欠如多動性障害】			
2001	Austin ら（米国）	不注意得点は無熱性けいれん児 58.5，同胞対照 54.9（p=0.0001）．注意欠如率は非誘発性発作児 8.1%，対照 3.4%．てんかん児 15.8%，対照 2.2%．	無熱性けいれんを初発した小児 224 名（4 から 14 歳）と同胞 135 名の比較研究．小児行動評価票を用いて発作発症前の ADHD を評価．
2004	Hesdorffer ら（アイスランド）	ADHD では非誘発性発作のリスクが上昇（OR, 2.5；95% CI, 1.1-5.5）．不注意優勢型では 3.7（1.1-12.8），多動優勢型 1.8（0.6-5.7），混合型 2.5（0.3-13.3）．発作群では ADHD の症状数が多く，ADHD の発症が早い．	地域住民研究．1995 から 1999 年に非誘発性発作・てんかんと診断された 3 から 16 歳の小児 109 名と年齢・性別を一致させた対照 218 名．住民登録番号を用いて，患児の次に出生した 2 名を対照とした．小児用 DIS を用いて ADHD（DSM-IV）を診断．
2007	Hermann ら（米国）	てんかん児の 31.5%，対照の 6.4% に ADHD を認めた（p<0.001）．ADHD の 52.1%は不注意優勢型，82%はてんかんに先行．ADHD のあるてんかん児の前頭葉体積は対照（p=0.0013），ADHD のないてんかん児（p<0.001）よりも大きく，灰白質体積の増加を反映したものと考えられる．	特発性てんかんを発症したばかりの 8 から 18 歳の小児 75 名と対照 62 名．対照は年齢・性別を一致させた神経疾患のない従兄弟．全員が普通学級に通学．Kiddie SADS-PL 半構造化面接を用いて ADHD（DSM-IV）を診断．

CI，信頼区間；OR，オッズ比；RR，相対危険率

されてきたのである．

注意欠如多動性障害

時系列を眺めると，注意欠如多動性障害 attention-deficit hyperactivity disorder（ADHD）ではてんかん発症リスクが上昇する．これはてんかん児の比較対照研究（Austin et al. 2001；Hesdorffer et al. 2004；Hermann et al. 2007）および ADHD 児のコホート研究（Hughes et al. 2000；Hemmer et al. 2001；Williams et al. 2001；Holtmann et al. 2003）から得られた知見である．非誘発性発作を初発した小児 189 名とその健常同胞 98 名に Child Behavior Checklist を実施した Austin ら（2001）によれば，発作を初発した児童の注意障害を有する割合（8.1％）は同胞（3.4％）の 2.4 倍に上り，しかもこの注意障害は発作を発症する前から認められていた．アイスランドの小児を対象とした地域住民比較対照研究（Hesdorffer et al. 2004）によると，非誘発性発作が生じた小児では ADHD の割合が年齢，性別を一致させ

た対照群の2.5倍（95％信頼区間1.1～5.5）に上り，しかも発作を発症する前からDSM-IV診断基準を満たしていた．また，発作と関連していたのはもっぱら不注意優勢型であった（オッズ比3.7，95％信頼区間1.1～13.0）．さらに最近の研究によると，特発性全般てんかんを新たに発症した小児の31.5％にADHDを認めたのに対し，対照では6.4％であった（Hermann et al. 2007）．この研究でもほとんどの場合，ADHDはてんかんを発症する前から存在し，大半は不注意優勢型であった．興味深いことに，ADHDを併発しているてんかんでは対照群およびADHDを伴わないてんかん群に比べて前頭葉体積が有意に大きかった．なお，ADHD児では年率0.2～2％で非誘発性発作を発症すると見積もられている（Hughes et al. 2000；Hemmer et al. 2001；Williams et al. 2001；Holtmann et al. 2003）．5～16歳の小児における非誘発性発作の年間発症率は0.047％と見積もられているので，ADHDでは4～45倍も非誘発性発作が生じやすいことになる．

このようにADHD児では非誘発性発作の発症リスクが高くなるが，その推計値はコホート研究よりも比較対照研究のほうが低い．これは比較対照研究では経過観察期間が短く，非誘発性発作の捕捉回数が少ないためだろう．なお，てんかんを新たに発症した小児のADHD発症率については報告がない．

うつ病

うつ病ではてんかんの発症リスクが上昇する（表2.2）．複数の研究が大うつ病の既往があると非誘発性発作を発症するリスクが高くなることを示している．この分野の先駆けはForsgrenとNystom（1990）である．かれらは一般住民を対象とする比較対照研究を実施し，うつ病の既往があるとてんかん，特に局在関連てんかんの発症リスクが上昇することを見出した．その後，DSM診断基準を用いた追試が行われたが，結果は同じであった（Hesdorffer et al. 2000；Hesdorffer et al. 2006）．ミネソタ州ロチェスター在住の中高年を対象とした研究（Hesdorffer et al. 2000）では，DSM-III-R大うつ病の既往歴があると特発性・潜因性非誘発性発作の発症リスクが6倍に上昇していた．アイスランドの一般住民を対象とした比較対照研究（Hesdorffer et al. 2006）では，DSM-IV大うつ病の既往があるとてんかん発症リスクが1.7倍（95％信頼区間1.1～2.7）に上昇した．スウェーデンの医療記録を用いた後ろ向き研究（Nilsson et al. 2003）でも同様の結果が報告されているが，こちらはあまり一般化することはできない．というのも，この研究の対象は入院患者であり，診断方法も適切とはいえない．

双極性障害

アイスランドの研究によると，双極性障害ではてんかん発症リスクが5倍高くなったが，統計学的には有意な上昇ではなかった（Hesdorffer et al. 2006）．

精神病性障害

精神病性障害あるいは統合失調症とてんかんの時系列的関係を検証している研究はすべて住民台帳調査を拠り所としている．というのも，一般人口のみならず神経疾患における精神病性障害の年間発症率（10万対60）が低いために，新たにてんかんを発症した患者を相当数集めないかぎり，てんかんと精神病性障害の関係性を明らかにすることはできないのである．しかし，住民台帳に基づく研究

ではてんかんや精神病性障害の診断精度上の問題がつきまとう．とはいえ，てんかんでは精神病性障害の発症リスクが上昇するという知見が集積されてきている．

てんかん発症後の精神病発病に関しては，デンマークの国民台帳を用いた研究が2篇報告されている．最初に報告されたのは，てんかんでは男女ともに非器質性非感情性精神病の発病率が有意に高くなるというものであった（Bredkjaer et al. 1998）．しかも，学習障害と薬物乱用を除外しても結果は同じだった．てんかんにおける標準化発症比 standardized incidence ratio は，統合失調症圏，非感情性精神病，統合失調症単独のいずれでも有意に上昇していた．2005年にはQinらによって，てんかんでは孤発性統合失調症の発症リスクが2.5倍に上昇することが報告された．この研究では統合失調症の家族歴を有する対象は除外しているので，家族歴によってこのリスクの上昇を説明することはできない．また，臨床研究の結果とは異なり，統合失調症の発症リスクはどの発作型でも大差がなかった．さらにてんかんの発症年齢が高いほど統合失調症の発症リスクが有意に上昇していた．このことは，てんかんに引き続いて統合失調症を発症する場合，その発症年齢の中央値は一般人口における統合失調症発症年齢の中央値である22歳（Thorup et al. 2007）よりも高いことを意味している．

Vestergaardら（2005）によると，熱性けいれんの既往でも統合失調症の発症リスクが上昇するが，これは熱性けいれんの後にてんかんを発症した場合に限られるという（相対危険率3.04）．この研究における熱性けいれんの詳細は不明だが，この結果は遷延性熱性けいれんに伴う海馬損傷の影響によるものかもしれない．

自殺

よく知られているように，てんかんでは自殺のリスクが高い．てんかんの自殺による標準化死亡比は3.5（Nilsson et al. 1997）から5.0（Rafnsson et al. 2001）と報告されている．自殺のリスク要因を検討したデンマークの研究（Christensen et al. 2007）によると，精神障害を併発していないてんかんの自殺リスクは2倍（95％信頼区間1.1〜5.5），併発している場合は14倍（11.8〜16.0）に達していた．

てんかんにおける自殺リスクの上昇は，長い間，てんかんに続発する精神障害によるものだと考えられてきたが，最近の知見はこの仮説では説明がつかない．アイスランドの比較対照研究によると，自殺企図の既往があると，大うつ病，双極性障害，アルコール積算摂取量を補正しても，てんかん発症リスクが3.5倍（95％信頼区間1.5〜8.6）に上昇するという．大うつ病とてんかんの関係と同じように，非誘発性発作の発症に先だって自殺行動が生じるというのである．自殺企図の既往がその後の自殺完遂リスクを上昇させること（Bradvik 2003；Suominen et al. 2004）を考えると，てんかんにおける自殺完遂リスクの上昇は続発する大うつ病によるものではなく，てんかん発症前に実行された自殺行動の再発によるものなのかもしれない．

てんかん併発精神障害の分類

てんかんに併発する精神障害の分類方法については議論が尽きず，併発に関する考え方の異なる2つの学派が存在する．

第一の学派は臨床的見地に立ち，てんかん臨床における併発精神障害に焦点を当てている．歴史的にみれば，てんかんセンターの患

者が研究対象ということになる．この学派の大部分はてんかんに関心のある精神神経科医であり，てんかんに併発する精神障害に従来からの精神障害分類法を適用するのは極めて不適当であると主張する（Krishnamoorthy et al. 2007）．中にはてんかんに特異的な精神障害の特徴を明らかにするために独自の評価尺度を開発しているものもいる．BearとFedio（1977）は側頭葉てんかんに特徴的なパーソナリティ傾向の定量化を試みているが，これは過剰書字，性機能低下，神秘主義，粘着性を示すものとしてGastaut，後にGeschwindによって同定されてきたものである．Blumer（1995, 2000）は難治性てんかんの発作間欠期不快気分障害に着目し，評価尺度を開発している．この不快気分障害は短期間で回復することが多いが，8つの症状がさまざまな順番あるいは組み合わせで繰り返し出現する．Gilliamら（2006）はてんかん患者用にNeurological Disorders Depression Inventory for Epilepsy（NDDI-E）を開発し，これによって大うつ病症状と抗てんかん薬の副作用による症状を鑑別することができたという．こうした評価尺度は対象の選択バイアスによって誤った結論に導かれることがあるので，難治性てんかんや側頭葉てんかんだけでなく，地域コホートによる検証が必要となる．

国際抗てんかん連盟精神神経学委員会では，てんかん併発精神障害をDSM-IVとICD-10に記述されている精神障害とてんかん特異的精神障害に大別することを提唱している（Krishnamoorthy et al. 2007）．そして，てんかん特異的精神障害については発作との時間的関係によって発作前，発作間欠期，発作後に細分する．また，この委員会報告では海馬硬化症などの生物学的要因，記憶障害や認知機能障害などの神経心理学的要因，抗てんかん薬（精神症状を改善することもあれば惹起することもある），脳波変化がてんかん特異的精神障害に影響を与えることを認めている．この中立的な多軸評価法であれば，てんかん特異的精神障害を広く概念化することが可能である．たとえば，感情症状や身体化症状のような非精神病性精神症状と脳波の強制正常化の関連性を検討することも可能になり，てんかんと行動変化のつながりをより深く考察できるようになるだろう．

第二の学派は併発の実態をより詳細に把握するために，てんかんと精神障害の発症順序を知ることを主眼としている．その根本理念はその精神障害がてんかん発症リスクの上昇と関連しているのであれば，その精神障害はてんかんを発症する前に生じているはずであり，しかも，後に片頭痛や脳卒中を併発することになる精神障害とも何も併発しない精神障害ともおそらく鑑別がつかないというものである．こうした研究のためには既に存在する分類体系であるDSM-IVやICD-10を用いるのが最適である．こうした診断分類は，てんかんに最初に併発する精神障害を比較する研究やてんかんと精神障害の家族内集積に関する研究にも最適である．

まとめ

- てんかんでは精神障害を併発することが多く，その病態もさまざまである．
- 疫学研究の結果が示すとおり，ADHDやうつ病ではてんかん発症リスクが上昇する．
- 自殺企図の既往があるとてんかん発症リスクが上昇する．これはうつ病の既往，社会経済的状況，年齢，性別，アルコール積算摂取量によらない．
- てんかんに併発する精神障害の分類方

法については議論がある．どのような分類システムが有用であるかは，検証すべき仮説によって異なってくる．いかなる分類システムを用いるにせよ，研究結果から正しい推論を導き出すには，一般住民を対象とした疫学研究を実施する必要がある．
- てんかん併発精神障害のスクリーニングはいまだに不十分であり，もっと積極的に診断し，治療すべきである．

文献

American Psychiatric Association. Diagnostic and Statistical Manual of Mental Disorders. 4th edn. DSM-IV. Washington, DC：American Psychiatric Association 1994.

Austin JK, Harezlak J, Dunn DW, et al. Behavior problems in children before first recognized seizures. Pediatrics 2001；107：115-22.

Bear DM, Fedio P. Quantitative analysis of interictal behaviour in temporal lobe epilepsy. Arch Neurol 1977；34：454-67.

Blumer D. Personality disorders in epilepsy. In：Ratey JJ（ed）Neuropsychiatry of Personality Disorders. Boston：Blackwell Science 1995：230-63.

Blumer D. Dysphoric disorders and paroxysmal effects：recognition and treatment of epilepsy-related psychiatric disorders. Harv Rev Psychiatry 2000；8：8-17.

Bradvik L. Suicide after suicide attempt in severe depression：A long-term follow-up. Suicide Life Threat Behav 2003；33：381-8.

Bredkjaer SR, Mortensen PB, Parnas J. Epilepsy and non-organic non-affective psychosis：National Epidemiologic Study. Br J Psychiatry 1998；172：235-8.

Carlton-Ford S, Miller R, Brown M, et al. Epilepsy and children's social and psychological adjustment. J Health Soc Behav 1995；36：285-301.

Christensen J, Vestergaard M, Mortensen P, et al. Epilepsy and risk of suicide：a population-based case-control study. Lancet Neurol 2007；6：693-98.

Davies S, Heyman I, Goodman R. A population survey of mental health problems in children with epilepsy. Develop Med Child Neurol 2003；45：292-5.

Edeh J, Toone B. Relationship between interictal psychopathology and the type of epilepsy. Br J Psychiatry 1987；151：95-101.

Forsgren L, Nystrom L. An incident case-referent study of epileptic seizures in adults. Epilepsy Res 1990；6：66-81.

Forsgren L. Prevalence of epilepsy in adults in Northern Sweden. Epilepsia 1992；33：450-8.

Gaitatzis A, Carroll K, Majeed A, et al. The epidemiology of the comorbidity of epilepsy in the general population. Epilepsia 2004；45：1613-22.

Gilliam FG, Barry JJ, Hermann BP, et al. Rapid detection of major depression in epilepsy：a multicentre study. Lancet Neurol 2006；5：399-405.

Gudmundsson, G. Epilepsy in Iceland：a clinical and epidemiological investigation. Acta Neurol Scand 1966；43（Suppl 25）：64-90.

Hemmer SA, Pasternak JF, Zecker SG, et al. Stimulant therapy and seizure risk in children with ADHD. Pediatr Neurol 2001；24：99-102.

Hermann B, Jones J, Dabbs K, et al. The frequency, complications and aetiology of ADHD in new onset paediatric epilepsy. Brain 2007；130：3135-48.

Hesdorffer DC, Hauser WA, Annegers JF, et al. Major depression is a risk factor for seizures in older adults. Ann Neurol 2000；47：246-9.

Hesdorffer DC, Ludvigsson P, Olafsson E, et al. ADHD as a risk factor for incident unprovoked seizures and epilepsy in children. Arch Gen Psychiatry 2004；61：731-6.

Hesdorffer DC, Hauser WA, Ludvigsson P, et al. Depression and suicide attempt as risk factors for incident unprovoked seizures. Ann Neurol 2006；59：35-41.

Holtmann M, Becker K, Kentner-Figura B, et al. Increased frequency of rolandic spikes in ADHD children. Pediatr Neurol 2003；24：99-102.

Hughes JR, DeLeo AJ, Melyn MA. The electroencephalogram in attention deficit-hyperactivity disorder. Epilepsy Behav 2000；1：271-7.

Jalava M, Sillanpaa M. Concurrent illnesses in adults with childhood-onset epilepsy：a population-based 35-year follow-up study. Epilepsia 1996；37：1155-63.

Kobau R, Gilliam F, Thurman DJ. Prevalence of self-reported epilepsy or seizure disorder and its associations with self-reported depression and anxiety：Results from the 2004 Healthstyles Survey. Epilepsia 2006；47：1915-21.

Krishnamoorthy ES. An approach to classifying neuropsychiatric disorders in epilepsy. Epilepsy Behav 2000；1：373-7.

Krishnamoorthy ES. Psychiatric issues in epilepsy. Curr Opin Neurol 2001；14：217-24.

Krishnamoorthy ES, Trimble MR, Blumer D. The classification of neuropsychiatric disorders in epilepsy：a proposal by the ILAE Commission on Psychobiology of Epilepsy. Epilepsy Behav 2007；10：349-53.

Lacey CJ, Salzberg MR, Roberts H, et al. Psychiatric comorbidity and impact on health service utilization in a community sample of patients with epilepsy. Epilepsia 2009；50：1991-4.

McDermott S, Mani S, Krishnaswami S. A population-based analysis of specific behavior problems associated with childhood seizures. J Epilepsy 1995；8：110-18.

Nilsson L, Tomson T, Farahmand BY, et al. Cause-specific mortality in epilepsy：a cohort study of more than 9,000 patients once hospitalized for epilepsy. Epilepsia 1997；38

：1062-68.

Nilsson FM, Kessing LV, Bolwig TG. On the increased risk of developing late-onset epilepsy for patients with major affective disorder. J Affect Dis 2003；76：39-48.

Pond DA, Bidwell BH. A survey of epilepsy in fourteen general practices II. Social and psychological aspects. Epilepsia 1960；1：285-99.

Qin P, Xu H, Munk T, et al. Risk for schizophrenia and schizophrenia-like psychosis among patients with epilepsy：population based cohort study. Br Med J 2005；331：23-9.

Rafnsson V, Olafsson E, Hauser WA. Cause-specific mortality in adults with unprovoked seizures：a population-based incidence cohort study. Neuroepidemiology 2001；20：232-36.

Stefansson SB, Olafsson E, Hauser WA. Psychiatric morbidity in epilepsy：a case controlled study of adults receiving disability benefits. J Neurol Neurosurg Psychiatry 1998；64：238-41.

Strine TW, Kobau R, Chapman DP, et al. Psychological distress, comorbidities, and health behaviors among US adults with seizures：results from the 2002 National Health Interview Study. Epilepsia 2005；46：1133-9.

Suominen K, Isometsa E, Suokas J, et al. Completed suicide after suicide attempt：A 37-year follow-up study. Am J Psychiatry 2004；161：563-64.

Tellez-Zenteno JF, Patten SB, Jette N, et al. Psychiatric comorbidity in epilepsy：A population-based analysis. Epilepsia 2007；48：2336-44.

Thorup A, Waltoft BL, Pedersen CB, et al. Young males have a higher risk of developing schizophrenia：a Danish register study. Psychol Med 2007；37：479-84.

Trimble, MR. The Psychoses of Epilepsy. New York：Raven Press 1991.

Vestergaard M, Pedersen CB, Christensen J, et al. Febrile seizures and risk of schizophrenia. Schizophrenia Res 2005；73：343-9.

Williams J, Schultz ET, Griebel ML. Seizure occurrence in children diagnosed with ADHD. Clin Pediatr 2001；40：221-4.

第3章 知的障害と関連遺伝子疾患

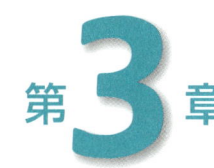

Mike Kerr, Penny Blake

　知的障害とてんかんの関係は古くからよく知られている．一般に知的障害ではてんかんの有病率が高く，重症化し，治療が難しくなると考えられている（Kerr and Bowley 2000）．知的障害のてんかん有病率は対象集団によって大きく異なる．たとえば，病院や福祉施設では重度の知的障害者や併発疾患を有する知的障害者の割合が高くなる．最近の地域研究によれば，一般人口のてんかん有病率は0.7％（Linehan 2010），知的障害者のてんかん有病率は約18％（Matthews et al. 2008）と見積もられている．学習障害では小児期にてんかんを発症し，治療に反応しないことがある．知的障害は全年齢層にわたってさまざまなてんかん診療施設の代表的存在となっているが，これはてんかんを早期に発症し，しかも治療抵抗性を示すからに他ならない（McGrother et al. 2006）．

　最近になり，この領域に画期的な進展がもたらされた．それは知的障害の原因遺伝子とその行動表現型およびてんかん表現型を結びつける発見である．この分野の発展は臨床上重要な指針を提供するだろうし，病因に関する考察が進めば，知的障害とてんかんに関する精神科学と神経学にまたがる公式が得られるに違いない．

　特定の知的障害の表現型についても研究が進んでいて，その遺伝子型がてんかん表現型のみならず，身体表現型や精神表現型に及ぼす影響も明らかにされつつある（Butler et al. 2010；Schneider et al. 2009）．本章ではこうした遺伝子型の研究を通じて，知的障害に併発するてんかんと精神症状に関する理解がいかに深化してきたのかを探っていく．次節からは知的障害の遺伝子，知的障害とてんかんの遺伝的関連性，行動表現型，知的障害の臨床精神医学的問題，てんかん表現型を伴う特異症候群について解説を進めていく．

定義

知的障害

　知的障害 intellectual disability という用語を筆者らは好んで用いているが，米国では精神遅滞 mental retardation，英国では学習障害 learning disability とよばれている．米国精神遅滞学会（American Psychiatric Association 1994）では「精神遅滞」を以下のように定義している．

　精神遅滞とは知的機能と適応行動（概念的，社会的，実践的な適応能力）の両方が著しく制約されている能力障害であり，18歳までに生じる．

　この定義を適用する際の前提条件5項目．
1. 同年齢の子供の特徴がよく現れている地域社会を念頭に置いて能力の制約を判断すること．
2. コミュニケーション，感覚，運動，行動面だけでなく，文化的，言語的多様性も考慮し，正確に評価すること．
3. 能力の制約だけとはかぎらず，優れた能力を有していることもある．
4. 能力の制約を評価する目的は必要とされ

る援助を明らかにすることにある．
5. 生活能力は適切な個別援助を継続することによって改善しうる．

表現型 phenotype

表現型とは遺伝因子と環境因子の両方によって決定される個体の観察可能な特徴である．

てんかん表現型

てんかん表現型を定義することは容易ではない．てんかんにはさまざまな類型があり，それ以外にもさまざまな要因が表現型と遺伝子型の関係性を複雑にしている（Winawer 2006）．ここでは「特定の遺伝子型を特徴とする発作型，てんかん症候群，治療反応性のパターン」という実用的な定義を用いる．

行動表現型 behavioral phenotype

行動表現型は「特定の疾患で常にみられる運動，認知，言語，社会性の異常の特定のパターン」と定義されている（O'Brien and Yule 1995）．行動表現型が精神障害の症状となっている場合もあるし，症状とはみなせない場合もある．

知的障害の遺伝子検査

知的障害のおおよそ40〜60％はなんらかの診断がつくものである（Curry et al. 1997）．この診断率はいうまでもなく検査手法によって異なってくる．検査手法別の診断同定率をMoeschler（2008）がまとめているので，その概略を表3.1に示す．遺伝子検査も知的障害の原因を探るのに役立つかもしれない．遺伝子検査の専門家に紹介すれば，知的障害とてんかんの遺伝子診断がつくかもしれない．

表3.1 知的障害の診断同定率

手法	同定率（％）
奇形観察	39〜81
細胞遺伝検査	9.5
脆弱X染色体検査	2〜5.4
代謝検査	<1
神経学的診察	42.9
神経画像	30（異常検出）
	1.3（病因同定）

しかし，すべての知的障害が同定可能な遺伝子異常を有しているわけではない．Moeschler（2008）は染色体検査や遺伝子検査は特定の疾患が疑われたときに初めて役に立つとも述べている．推定診断がつかない場合には fluorescence in situ hybridization（FISH）のような遺伝子検査が有用なことがある．FISHは染色体上の特定のDNA配列の存在あるいは欠損を同定する検査である．蛍光プローブはプローブと同じ配列を有している染色体部位に結合するので，蛍光顕微鏡を用いれば，プローブが結合した位置を正確に決定することができる．

核型もFISHも正常な知的障害の場合，サブテロメア（訳注：染色体末端部のテロメアに隣接した領域．多くの遺伝子が存在し，先天異常の原因の多くがこの領域に由来すると考えられている）の異常を検出できる comparative genomic hybridization（CGH）によって診断がつくかもしれない．CGHは将来重要な診断ツールになるだろう．ゲノムの欠失と挿入を同定できるアレイCGHも重要な検査法である（Gurnett and Hedera 2007）．CGHを用いたDNAのコピー数変化の解析は知的障害の原因の同定とてんかんとの因果関係の解明の両方において役に立つに違いない．Kimら（2007）は62カ所の染色体異常領域が同定されている60名のてんか

ん患者のゲノムのいたるところにコピー数変化が生じていることを発見している．

知的障害の遺伝子を網羅的に紹介することは本章の目的ではない．詳しくはRopers (2008) の総説を参照してほしい．この総説でRopersは知的障害を健康保健上の最大級の未解決問題として捉え，現在の政策が科学的調査の妨げになっているとも述べている．知的障害にはさまざまな染色体異常や遺伝子異常が関わっている．なかでもX連鎖遺伝子は脆弱X症候群にとって特に重要であり，知的障害の遺伝子異常の1/4はおそらくX連鎖遺伝子で説明がつくと考えられている．

知的障害とてんかん

知的障害者のてんかん有病率は13〜40%までと報告によってさまざまだが，この違いは対象の選定基準に由来する（**表3.2**）．てんかん有病率は知的障害が重度になるほど高くなる．この結果はほとんどの研究で一致しており，臨床的にも容易に理解できるだろう．一方，知的障害の重症度を補正しても，てんかんの重症度も類型もまったく一定の傾向を示さないこともはっきりしている．知的障害にはさまざまな病因が関与しているので，てんかんを発症させる機序が明らかになるとはかぎらない．とはいえ，脆弱X症候群のように遺伝的因果関係が明確な知的障害においては，てんかんを発症させる病的過程が明らかになりつつある（**図3.1**）．他の遺伝的原因による知的障害についても似たような機序が関与しているかもしれない．

知的障害遺伝子とてんかん原性

知的障害遺伝子が関連するてんかんの中で，その発症機序の理解が最も進んでいるのが脆

表3.2　知的障害のてんかん有病率

有病率	対象	研究者
20%	14歳未満の児童 地域住民調査	Corbett ら（1975）
軽度知的障害24% 重度知的障害44%	22歳まで 地域住民調査	Richardson ら（1981）
全知的障害32%	施設調査	Mariani ら（1993）
軽度知的障害14% 重度知的障害24%	6〜13歳の児童 地域住民調査	Steffenburg ら（1995）
全知的障害22.1%	成人 地域住民調査	Welsh Office（1995）
10歳まで19% 22歳まで21% 重度知的障害は軽度の5倍	地域住民調査で同定された小児科患者	Airaksinen ら（2000）
全知的障害18.3%	全年齢 国民健康台帳調査	Morgan ら（2003）
Down症候群13.6% 脳性麻痺40%	プライマリケア施設	
18%	プライマリケア施設	Matthews ら（2008）

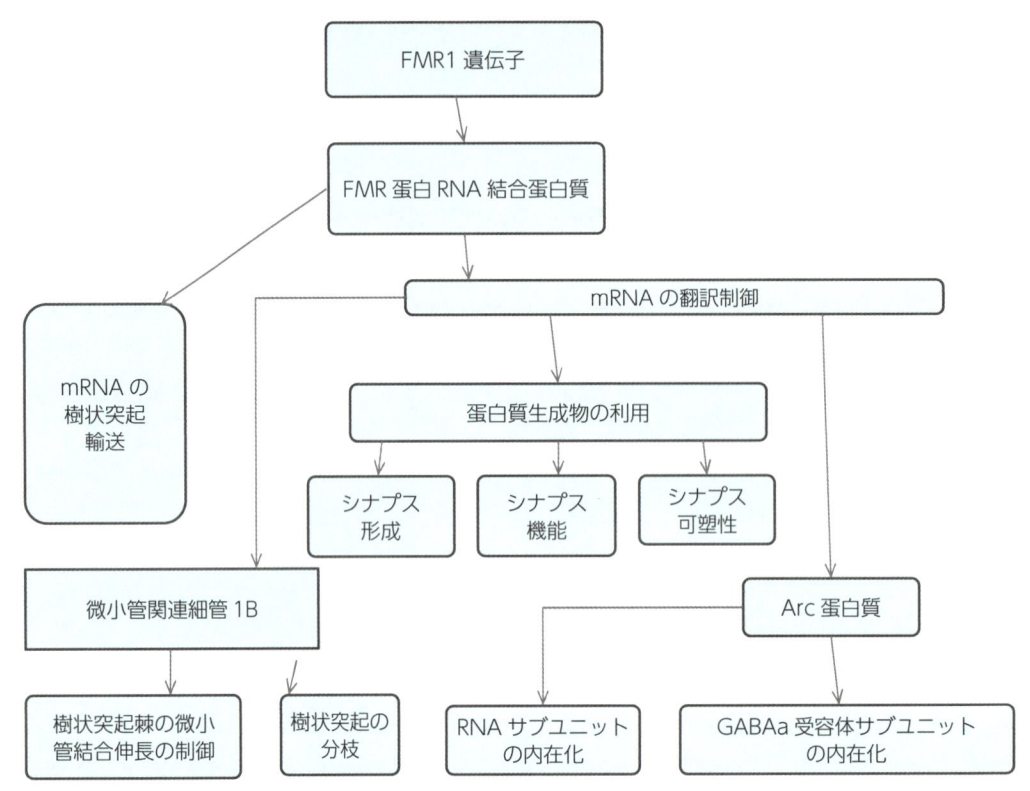

図 3.1　FMR1 遺伝子と脆弱 X 症候群
脆弱 X 症候群の臨床表現型：大きな耳，長い顔，下顎突出，巨大睾丸，指関節の過伸展，注意欠如多動性障害（男性が多い），臆病，引きこもり．精神遅滞は男性の 85％，女性の 25％に認める．

弱 X 症候群であり，Hagerman と Stafstrom（2009）による優れた総説がある．現在の知見に至るまでの科学研究の道のりは将来において知的障害遺伝子とてんかん原性を結びつける際の雛形として役に立つだろう（**図 3.1**）．

脆弱 X 症候群の分子基盤の解明は Huber ら（2002）のモデルマウスによって一気に進んだ．かれらは脆弱 X 精神遅滞蛋白 fragile X mental retardation protein（FMRP）が欠損しているマウスでは，後シナプスに蛋白が蓄積し，最終的にはシナプス結合が減弱してしまうことを見出した．このマウスは脆弱 X 症候群の生理学的表現型および行動表現型を理解するうえで役に立つだろう．また，これと同じ論法が代謝型グルタミン酸受容体 metabotropic glutamate receptor（mGluR）における電位作動性内向き電流が原因となるようなてんかん原性発現機序にも応用できるかもしれない．膨大な数のシナプスで mGluR5 が活性化されれば，最終的には電気的興奮性を高める神経可塑性が引き起こされるのである．

脆弱 X 症候群のてんかん原性の分子遺伝基盤の理解が進めば，標的治療の探索も可能となる．Hagerman と Strafstrom（2009）はこの治療が mGluR5 受容体自体を阻害し，FMRP 欠損を補完するものになるだろうと推察している．しかし，脆弱 X 症候群に併発するてんかんの多くは軽症であり，小児期に寛解することもあり，たいていは通常の抗てんかん薬に反応する．したがって，脆弱 X 症

候群の標的治療については好ましからざる副作用が出現しないことを確認しなくてはならないだろう．

行動表現型

　遺伝子型が特定の行動様式と関連していることは以前から知られていた．一例をあげれば，劣性遺伝の代謝障害であるLesch Nyhan症候群では自傷行為が高率にみられる（O'Brien and Yule 1995）．知的障害遺伝子が特定の認知行動様式に及ぼす影響についてもさまざまな疾患で研究されてきている（Dan 2009；Moss et al. 2009）．その研究目標は認知レベルと神経生物学的レベルの両方で説明されている行動異常の病因経路を明らかにすることにある．そして，モデルマウス（**表3.3**）を用いた研究によって，反復動作を生じさせる病因経路が明らかになりつつある（Moss et al. 2009）．

　こうした発見は少なくとも動物においては遺伝子と行動表現型が連鎖していることの証拠となる．ヒトにおいても疾患特異的な行動特性が次々に明らかにされてきている．これには脆弱X症候群でみられる社会的回避（Schneider et al. 2009），Williams症候群でみられる社会的接触の増加，口蓋心臓顔面症候群でみられる精神病症状（Murphy et al. 1999）などがある．次節では行動表現型あるいはてんかん表現型が存在し，精神症状を呈することのある特異症候群を紹介する．

知的障害とてんかんを引き起こす遺伝疾患

　ここでは遺伝子の関与が明らかな知的障害を取り上げ，その身体表現型，行動表現型，てんかん表現型について解説する．なお，これがすべてではないし，知見は更新され続けている．

Angelman症候群

　Angelman症候群は重度の知的障害，運動失調，過剰な笑い，てんかん発作を呈するまれな症候群である（Schachter et al. 2008）．70％以上が母親由来の15番染色体長腕の一部欠失を示す．てんかん発作は90％以上に生じ，多くは乳児期に発症する．発作型は多彩であり，スパズム，ミオクロニー発作，ミオクロニー失立発作，強直間代発作，単純部分発作，複雑部分発作，非定型欠神発作，ミオクロニー欠神発作，熱性けいれんがみられる（Schachter et al. 2008）．

　てんかん発作は年齢とともに改善し，小児期の後半までに消失することもある．一方，難治に経過したり，成人期に再発することもある（Dan 2009）．Angelman症候群の大規模調査を実施したThibertら（2009）によると，半数以上が複数の発作型を有し，77％は治療抵抗性を示し，抗てんかん薬に対する反

表3.3 モデルマウスと行動表現型の関連性

症候群	突然変異遺伝子	マウスの行動表現型
Rett症候群	MECP2遺伝子	Rett症候群女児によくみられる手の常同的動作に似た前肢の反復運動
Prader-Willi症候群	GABRB3遺伝子	反復動作の増加
Angelman症候群	GABRB3遺伝子	反復動作の増加

応性は一般人口に比べて明らかに低かった．また，新世代薬のレベチラセタムとラモトリギンの効果は従来薬と変わらなかった．この他，食事療法と迷走神経刺激については有効性および忍容性が示されてはいるものの，小数例の検討であり，結論には至らなかった．

遺伝子検査では大多数で母親由来の15番染色体上のUBE3A遺伝子（訳注：中枢神経系の蛋白分解機構に関与している）の欠失が確認されている（Dan 2009）．てんかん表現型からは全般てんかんに有効な抗てんかん薬が有効と考えられる．Angelman症候群の行動表現型と精神症状についてはPelcら（2008）の総説がある．これによると，Angelman症候群にみられる行動徴候の多くはてんかんと関連があるかもしれないという．たしかに場にそぐわない笑いや常同症はてんかんとの鑑別を要すことがある．不注意，衝動性，多動といった一連の症状は薬物療法の副作用と見誤りやすいが，行動療法の対象である．

Cornelia de Lange 症候群

Cornelia de Lange 症候群（CDLS）はおおよそ出生10,000件あたり1件に出現するまれな症候群である（Dorsett and Krantz 2009）．これまでに5番染色体，10番染色体，X染色体の異常が特定されている．低身長，四肢異常，特徴的な顔貌，慢性呼吸器感染症などの身体表現型を示す．反射性心静止性失神の報告例はあるが，てんかんについては不明な点が多い（Nechay et al. 2006）．CDLS児と知的障害児を比較したOliverら（2008）によると，CDLS児では重度の自閉症状と強迫行為を認めることが多かった．Berneyら（1999）はCDLSでは攻撃性，睡眠障害，多動，自傷行為が高率に認められると報告している．ただし，この研究には比較対照群がない．

Down 症候群

知的障害の原因として最も多いのがDown症候群である．21番染色体が3つ存在するため，21トリソミーともよばれる．Down症候群ではてんかんの発症時期に2つのピークがある．ひとつは乳児期であり，もうひとつは認知症の併発に伴う時期である．てんかん類型はさまざまで，West症候群（Kajimoto et al. 2007）やLennox-Gastaut症候群（Ferlazzo et al. 2009）などの重症てんかん性脳症を示すこともある．Down症候群に認知症を併発した場合，その80％以上にてんかん発作が生じる．以前からてんかんが存在していた場合，認知症の併発に伴って発作頻度，発作型，重症度が変化することがある（Royal College of Psychiatrists 2009）．Down症候群の遅発ミオクロニーてんかんlate-onset myoclonic epilepsy in Down's syndrome（LOMEDS）は見過ごされやすいが，進行性ミオクローヌスてんかんとは異なる経過をたどる（Möller et al. 2001；De Simone et al. 2006）．Down症候群のてんかん発作は単剤の抗てんかん薬で抑制できることが多い．

遅発てんかん発作（たいていはミオクロニー発作）はAlzheimer病の併発を疑わせる重要な指標である．Down症候群に遅発発作が現れたら，技能の喪失や認知機能障害が現れていないか十分に評価すべきである．

脆弱X症候群

脆弱X症候群は代表的な先天性知的障害のひとつだが，有病率は報告によって異なる．原因はX染色体長腕に位置するFMR1遺伝子の異常であり，CGGコドンの反復配列の延長が検出されている（Schneider et al.

2009).約1/4にてんかん発作を認めるが，比較的良性で思春期には消失することが多い（Hagerman and Stafstrom 2009）．特徴的な身体表現型として大耳介，細長い顔，筋緊張低下，巨大睾丸などがある．LightbodyとReiss（2009）は脆弱X症候群に特徴的な行動表現型として，視線回避，多動，不注意，不安，過覚醒，衝動性を取り上げている．また，自閉症スペクトラムでみられるようなコミュニケーション障害を認めることがある．

Prader-Willi症候群

Prader-Willi症候群の原因は父親由来の15番染色体長腕上に存在する遺伝子群の欠失である．食欲の異常が特徴的で，過食と食物探索行動がみられる（Dykens and Shah 2003）．また，皮膚をつつく自傷行為や攻撃性を示すこともある．母親由来の片親ダイソミー（訳注：2本の染色体を片親から受け継ぐ異常）では精神病症状を呈しやすい．

56名のPrader-Willi症候群を調査したFanら（2009）によると，10名にてんかん発作を認め，全般てんかんの発作であろうと述べている．

Rett症候群

Rett症候群のほとんどは女児に生じ，その原因はX染色体長腕Xq28領域に存在するMECP2遺伝子の変異にある（Fraser and Kerr 2003a）．有病率には地域差があるが，地域によっては0.01％程度と報告されている（Fraser and Kerr 2003b）．正常な発達の後に認知機能が退行していること，特徴的な症状（訳注：手揉み動作などの常同行為）を呈していることに気づけば診断がつく．重度の精神遅滞に加えて，側湾，てんかん，自律神経機能不全，手の異常運動，常同症を認めることが多い（Perry 1991）．

てんかん発作は最大で90％に生じる．ただし，自律神経機能不全を鑑別する必要がある（Julu et al. 2001）．Vacant spell（訳注：不随意運動とジストニア姿位を呈する非てんかん性発作．Valsalva強迫による息止めや無呼吸によって生じる）はてんかん発作との鑑別が難しい．このため，ビデオ脳波には自律神経モニタリングを追加しておくとよい．Vacant spellとてんかん発作は併発している場合が多いので，vacant spellをてんかん発作と見誤ると，不要な処置が行なわれてしまうおそれがある．常同症状もRett症候群に特徴的な行動表現型のひとつである（Temudo et al. 2007）．常同症によって自傷が生じたり，てんかん発作と誤診されたりすることがある．

結節性硬化症

結節性硬化症tuberous sclerosisはてんかんと知的障害を併発しやすいだけでなく，自閉症状や多動を呈することも少なくない（Sampson and Harris 1994；Schwarz et al. 2007）．遺伝形式は常染色体優性遺伝であり，多臓器にまたがる多彩な臨床症状を引き起こす．頻度は出生6,000件に1件である（Chu-Shore et al. 2010）．2つの責任遺伝子（TSC-1，TSC-2）が同定されており，2/3は突然変異による弧発例である．てんかん発作は最大で85％に生じるが，小児期早期に乳児スパズムやLennox-Gastaut症候群などの重症てんかんを発症することが多い．乳児スパズムの場合は難治性てんかんに移行し，重度の知的障害を併発する．自閉症スペクトラム障害の併発例では側頭葉内に結節tuberを認めることが多い（Raznahan et al. 2007）．Muzykewiczら（2007）の大規模調査による

と，結節性硬化症では気分障害，不安障害，ADHD，攻撃性の頻度が高かった．重症てんかんに重度の自閉症状と問題行動が加わると，日常診療が困難になることもある．

口蓋心臓顔面症候群

口蓋心臓顔面症候群 velocardiofacial syndrome（VCFS）は22番染色体の22q11領域の微小欠失によって生じ，奇形，知的障害，精神障害を伴う（訳注：22q11.2欠失症候群，DiGeorge症候群ともよばれる）．てんかんの併発については複数の症例報告がある．El Tahirら（2004）はVCFSと全般てんかんを併発した2例を報告し，VCFSの遺伝子異常が全般発作の発現に関与していたのではないかと控えめに推察した．また，Lemkeら（2009）は若年ミオクロニーてんかんを併発した女児を報告している．

VCFSは精神病性障害を併発することが多く，その精神医学的特徴について広く研究が進められてきた．しかし，精神病性障害にかぎらず，小児期にはADHD，反抗挑戦性障害，強迫性障害などが高率にみられる（Gothelf et al. 2008）．なお，思春期後期から成人期における精神病性障害の有病率は対照群の4％に対し32％に達する．

Williams症候群

7番染色体の微小欠失によっておおよそ出生10,000件に1件の割合で発症し，Williams-Beuren症候群とよばれることもある（Pober 2010）．表現型はさまざまだが，主に循環器系異常（大動脈狭窄など），内分泌系異常（低カルシウム血症など），神経系異常がみられる．知的障害を伴うが，言語能力は比較的高い．50～90％に不安障害がみられる．てんかん表現型に関する情報は乏しいが，乳児スパズムの併発例が報告されている（Tsao and Westman 1997；Morimoto et al. 2003）．

知的障害における てんかん診療の留意点

本章では，知的障害を引き起こす遺伝子異常がてんかんの発作症状，治療反応性のみならず，精神症状や行動異常にも影響を及ぼすことを述べてきた．最後に知的障害とてんかんを併発している場合の精神医学的評価における要点について触れておきたい．そのひとつは行動面の評価であり，もうひとつは治療転帰の評価である．

行動面の変化を評価する際にはさまざまな可能性を加味して判断するとよい（Kerr 2003）．まず，てんかん発作によるものと決めつけない．知的障害とてんかんの併発例では誤診がつきものであることを忘れないでほしい．特に知的障害と自閉症状を併せもつ場合にはてんかん発作と行動異常の見極めが難しい．Rett症候群のvacant spellはその典型である．もうひとつ，治療転帰の判定にも行動面の評価は欠かせない．治療内容の変更に伴って行動が変化した場合，その変化が発作や薬剤の影響によるものなのか，あるいは環境要因や身体要因によるものなのかを見極めなくてはならない．いずれにせよ，遺伝子型の行動に及ぼす影響を理解しておけば，評価に役立つだろう．

> **まとめ**
>
> 多くの遺伝疾患がてんかんを引き起こす．てんかんの重症度や予後は疾患ごとに異なるが，患者によっても大きく異なる．家族にとっても臨床家にとっても，てんか

んの発症に関わる遺伝的要因を理解しておくことが重要である．こうした知識は抗てんかん薬の選択，発作予後の予測に役立つだけでなく，患者の行動面や心理面の評価にも活かすことができる．

文献

Airaksinen EM, Matilainen R, Mononen T, et al. A population-based study on epilepsy in mentally retarded children. Epilepsia 2000；41：1214-20.

American Psychiatric Association. Diagnostic and Statistical Manual of Mental Disorders, 4th edn (DSM-IV), 1994. Washington DC：American Psychiatric Association.

Berney TP, Ireland M, Burn J. Behavioural phenotype of Cornelia de Lange syndrome. Arch Dis Child 1999；81：333-6.

Butler JV, Whittington JE, Holland AJ, et al. The transition between the phenotypes of Prader-Willi syndrome during infancy and early childhood. Dev Med Child Neurol 2010；52：e88-93.

Chu-Shore CJ, Major P, Camposano S, et al. The natural history of epilepsy in tuberous sclerosis complex. Epilepsia 2010；51：1236-41.

Corbett JA, Harris R, Robinson R, et al. Epilepsy. In：Wortis J (ed) Mental Retardation and Developmental Disabilities, Vol 7. New York：Raven Press 1975：79-111.

Curry CJ, Stevenson RE, Aughton D, et al. Evaluation of mental retardation：recommendations of a Consensus Conference：American College of Medical Genetics. Am J Med Genet 1997；72：468-77.

Dan B. Angelman syndrome：current understanding and research prospects. Epilepsia 2009；50：2331-9.

De Simone R, Daquin G, Genton P. Senile myoclonic epilepsy in Down syndrome：a video and EEG presentation of two cases. Epileptic Disord 2006；8：223-7.

Dorsett D, Krantz ID. On the molecular etiology of Cornelia de Lange syndrome. Ann NY Acad Sci 2009；1151：22-37.

Dykens E, Shah B. Psychiatric disorders in Prader-Willi syndrome：epidemiology and management. CNS Drugs 2003；17：167-78.

EI Tahir MO, Kerr M, Jones RG. Two cases of generalised seizures and the velocardiofacial syndrome：a clinically significant association? J Intellect Disabil Res 2004；48：695-8.

Fan Z, Greenwood R, Fisher A, et al. Characteristics and frequency of seizure disorder in 56 patients with Prader-Willi syndrome. Am J Med Genet A 2009；149A：1581-4.

Ferlazzo E, Adjien CK, Guerrini R, et al. Lennox-Gastaut syndrome with late-onset and prominent reflex seizures in trisomy 21 patients. Epilepsia 2009；50：1587-95.

Fraser W, Kerr M. Seminars in the Psychiatry of Learning Disabilities, 2nd edn. London：The Royal College of Psychiatrists 2003a：71.

Fraser W, Kerr M. Seminars in the Psychiatry of Learning Disabilities, 2nd edn. London：The Royal College of Psychiatrists 2003b：37.

Gothelf D, Schaer M, Eliez S. Genes, brain development and psychiatric phenotypes in velo-cardio-facial syndrome. Dev Disabil Res Rev 2008；14：59-68.

Gurnett CA, Hedera P. New ideas in epilepsy genetics. Arch Neurol 2007；64：324-8.

Hagerman PJ, Stafstrom CE. Origins of epilepsy in Fragile X syndrome. Epilepsy Curr 2009；9：108-12.

Huber KM, Gallagher SM, Warren ST, et al. Altered synaptic plasticity in a mouse model of fragile X mental retardation. Proc Natl Acad Sci USA 2002；99：7746-50.

Julu POO, Kerr AM, Apartopoulos F, et al. Characterisation of breathing and associated central autonomic dysfunction in the Rett disorder. Arch Dis Child 2001；84：29-37.

Kajimoto M, Ichiyama T, Akashi A, et al. West syndrome associated with mosaic Down syndrome. Brain Dev 2007；29：447-9.

Kerr M, Bowley C. Epilepsy and intellectual disability. J Intellect Dis Res 2000；44：529-43.

Kerr M. Behavioural assessment in mentally retarded and developmentally disabled patients with epilepsy. Epilepsy Behav 2003；3：S14-S17.

Kim HS, Yim SV, Jung KH, et al. Altered DNA copy number in patients with different seizure disorder type by array-CGH. Brain Dev 2007；29：639-43.

Lemke JR, Beck-Wodl S, Zankl A, et al. Juvenile myoclonic epilepsy with photosensitivity in a female with Velocardiofacial syndrome (del (22) (q11.2))：causal relationship or coincidence? Seizure 2009；18：660-3.

Lightbody AA, Reiss AL. Gene, brain, and behavior relationships in fragile X syndrome：evidence from neuroimaging studies. Dev Disab Res Rev 2009；15：343-52.

Linehan C, Kerr MP, Walsh PN, et al. Examining the prevalence of epilepsy and delivery of epilepsy care in Ireland. Epilepsy 2010；51：845-52.

Mariani E, Ferini-Strambi L, Sala M, et al. Epilepsy in institutionalized patients with encephalopathy：clinical aspects and nosological considerations. Am J Ment Retard 1993；98 (Suppl)：27-33.

Matthews T, Weston N, Baxter H, et al. A general practice based prevalence study of epilepsy among adults with intellectual disabilities and of its association with psychiatric disorder, behaviour disturbance and carer stress. J Intellect Disabil Res 2008；52：163-73.

McGrother CW, Bhaumik S, Thorp CF, et al. Epilepsy in adults with Intellectual Disability：prevalence, associations and service implications. Seizure 2006；15：376-86.

Moeschler JB. Medical genetics diagnostic evaluation of the child with global developmental delay or intellectual disability. Curr Opin Neurol 2008；21：117-22.

Möller JC, Hamer HM, Oertel WH, et al. Late-onset myoclonic epilepsy in Down's syndrome (LOMEDS). Seizure 2001；10（Suppl A）：303-5.

Morgan CL, Baxter H, Kerr MP. Prevalence of epilepsy and associated health service utilization and mortality among patients with intellectual disability. Am J Ment Retard 2003；108：293-300.

Morimoto M, An B, Ogami A, et al. Infantile spasms in a patient with Williams syndrome and craniosynostosis. Epilepsia 2003；44：1459-62.

Moss J, Oliver C, Arron K, et al. The prevalence and phenomenology of repetitive behavior in genetic syndromes. J Autism Dev Disord 2009；39：572-88.

Murphy KC, Jones LA, Owen MJ. High rates of schizophrenia in adults with velo-cardio-facial syndrome. Arch Gen Psychiatry 1999；56：940-5.

Muzykewicz DA, Newberry P, Danforth N, et al. Psychiatric comorbid conditions in a clinic population of 241 patients with tuberous sclerosis complex. Epilepsy Behav 2007；11：506-13.

Nechay A, Smulska N, Chepiga L. Anoxic-epileptic seizures in Cornelia de Lange syndrome：case report of epileptic seizures induced by obstructive apnea. Eur J Paediatr Neurol 2006；10：142-4.

O'Brien G, Yule W. Behavioural Phenotypes. London：Mac Keith Press 1995：2.

Oliver O, Arron K, Sloneem J, et al. Behavioural phenotype of Cornelia de Lange syndrome：case-control study. Br J Psychiatry 2008；193：466-70.

Pelc K, Boyd SG, Cheron G, et al. Epilepsy in Angelman syndrome. Seizure 2008；17：211-7.

Perry A. Rett syndrome：a comprehensive review of the literature. Am J Ment Retard 1991；96：275-90.

Pober BR. Williams-Beuren syndrome. N Engl J Med 2010；362：239-52.

Raznahan A, Higgins NP, Griffiths PD, et al. Biological markers of intellectual disability in tuberous sclerosis. Psychol Med 2007；37：1293-304.

Richardson SA, Koller H, Katz M, et al. A functional classification of seizures and its distribution in a mentally retarded population. Am J Ment Defic 1981；85：457-66.

Ropers HH. Genetics of intellectual disability. Curr Opin Genet Dev 2008；18：241-50.

Royal College of Psychiatrists/British Psychological Society. Dementia and People with Learning Disabilities. 2009.

Sampson JR, Harris PC. The molecular genetics of tuberous sclerosis. Hum Mol Genet 1994；3：1477-80.

Schachter S, Holmes G, Trenite D. Behavioural Aspects of Epilepsy：Principles and Practice. New York：Demos Medical Publishing 2008.

Schneider A, Hagerman RJ, Hessl D. Fragile X syndrome：from genes to cognition. Dev Disab Res Rev 2009；15：333-42.

Schwarz RA, Fernandez G, Kotulska K, et al. Tuberous sclerosis complex：advances in diagnosis genetics and management. J Am Acad Dermatol 2007；57：189-202.

Steffenburg U, Hagberg G, Kyllerman M. Active epilepsy in mentally retarded children. II. Etiology and reduced pre- and perinatal optimality. Acta Paediatr Scand 1995；84：1153-9.

Temudo T, Oliveira P, Santos M, et al. Stereotypies in Rett syndrome：analysis of 83 patients with and without detected MECP2 mutations. Neurology 2007；68：1183-7.

Thibert RL, Conant KD, Braun EK, et al. Epilepsy in Angelman syndrome：a questionnaire-based assessment of the natural history and current treatment options. Epilepsia 2009；50：2369-76.

Tsao CY, Westman JA. Infantile spasms in two children with Williams syndrome. Am J Med Genet 1997；71：54-6.

Welsh Office. Welsh Health Survey. Cardiff：Welsh Office 1995.

Winawer MR. Phenotype definition in epilepsy. Epilepsy Behav 2006；8：462-76.

第4章 自閉症スペクトラム障害

Thierry Deonna, Eliane Roulet-Perez

　自閉症はてんかんを併発しやすく，その併発率は30％にも達する．この事実はかなり以前から知られていたのだが，本書の初版でもこのテーマを取り上げることはなかった．というのも，てんかんと自閉症の臨床概念が大きく改訂されるまでは，両疾患の関係性が見直されることもなかったし，併発した場合の患者の負担についても理解が進むことはなかったのである．

　自閉症では脳の発達が障害され，主に社会性と言語的・非言語的コミュニケーション機能が損なわれる．興味の限定や常同行動もまた重要な特徴である（Rapin 1991）．それ以外の認知機能は正常（いわゆる高機能自閉症）なこともあれば，低下していることもある．いいかえれば，全般的もしくは限定的な能力障害をさまざまな重症度で示すこともあれば，秀でた「能力の小島」を示すこともある（Frith and Happé 2005）．

　自閉症については明確な診断基準（DSM-IV-TRやICD-10）が考案されていて，この基準に則って診断することが科学的研究の必須条件であると考えられている．ところが，診断基準の一部にだけ合致する場合があることや，自閉症と診断するほどには症状が深刻ではない児童もいることが明らかにされてきた．そして，こうした例を「自閉症スペクトラム障害autistic spectrum disorder（ASD）」「自閉症様状態」「非定型自閉症」「広汎性発達障害」とよぶようになった．現在，これらの診断名は区別されずに用いられることが多い（Tuchman 2006）．自閉症の有病率が上昇しているようにみえるのはおそらく診断基準が拡大したことと周知されるようになったことを反映しているのだろう（Frith and Happé 2005）．

　自閉症は単一疾患ではなく，さまざまな脳疾患とも関係し，原発性（特発性）と続発性（症候性）に分類するのが一般的である．原発性の場合は特定の神経学的兆候を示さず，脳の病変や形態異常，代謝障害，遺伝疾患などの特定の原因が存在しない．さらに行動面以外は異常を認めず，認知水準も保たれていることが多い（高機能自閉症，Asperger症候群）．症例によっては当初は原発性と考えられていても，新しい検査技術によって細胞遺伝学的異常，代謝異常，脳形態異常が発見されることもある．

　続発性もしくは症候性の自閉症では知的障害と神経学的異常を伴っていることが多く，てんかん併発率も高くなる（Olsson et al. 1988；Volkmar and Nelson 1990；Danielsson et al. 2005）．

　ASDの脳で何が起きているのかはほとんどわかっていない（Frith and Happé 2005；Abrahams and Geschwind 2010）．しかし，自閉症脳の病理研究，霊長類を用いた動物実験，さらには局所的脳病変によって生じた後天性自閉症の研究を通じて，辺縁系およびその接続領域が障害されると社会性，コミュニケーション，感情面の症状が惹起されるという仮説が立てられている（De Long et al. 1981；Robbins 1999）．

自閉症とてんかんはなぜ併発するのか

1970年代になると自閉症児が少なからずてんかんを発症することが見出され，自閉症の原因が心理学的なものではなく生物学的なものであるという最初の根拠となった（Volkmar and Nelson 1990）．引き続き，大規模な臨床研究や脳波研究によって自閉症児のてんかん発症年齢，てんかん発作型，脳波所見，てんかんを併発した場合の予後が調査された．**表4.1**はその要約である．

てんかんと自閉症が併発する理由についてはさまざまな見解がある（**表4.2**）．学習障害のある自閉症児では高機能自閉症児よりもてんかんを併発しやすいことに疑う余地はない．このことは重度あるいは広範な脳障害があるとてんかんを併発しやすくなることを意味している．最近の研究によれば，知能指数の高い原発性自閉症児34名（4〜21歳，平均9歳）のうち，てんかんを併発していたのはひとりにすぎなかった（Pavone et al. 2004；Danielsson et al. 2005）．この結果からはてんかんは自閉症自体と密接に結びついているというよりも，関連性があるにすぎないということになる．

ASDではあらゆるてんかん発作型が生じるが，最も多いのは「乳児スパズム」と側頭葉発作である．この理由については後述する．

てんかんとASDに共通する遺伝子や分子生物学的発現機序についても探索が進んでいる（Brooks-Kayal 2010；Tuchman et al.

表4.1 自閉症とてんかんの併発に関する古典的知見*

- 学習障害を伴っていたり，症候性の場合にはてんかんを併発しやすい．
- てんかん発作を併発していなくても，てんかん様脳波異常（主に睡眠時）を認めることが多い．
- 幼少期と青年期にてんかん発症のピークがある．思春期以降の発症はまれ（10%）．
- 最もよくみられる発作型は複雑部分発作．
- てんかん類型や病因によっては成人期に寛解することもある．
- 自閉症スペクトラム障害とてんかんを併発する遺伝症候群に関する知見が増えている．
- 自閉症にてんかんを併発するとQOLはさらに悪化する（Turk et al. 2009）．

*すべての自閉症に当てはまるわけではなく，その併発率は対象の年齢，精神遅滞の有無，自閉症状の重症度によって大きく異なるため，統計値は意図的に記載していない．

表4.2 自閉症とてんかんの併発に関する仮説

- 両者は完全に独立している（原発性自閉症に欠神てんかんが偶然併発など）．
- 同じ脳障害が自閉症表現型とてんかん（あるいは突発性脳波異常）の原因となる．たとえば，脆弱X症候群，15q11-q13重複．
- 社会性とコミュニケーションに関わる脳回路である「社会脳」（Adolph 2009）の発達障害が自閉症表現型の原因にもなれば，てんかん発作の発現部位にもなる．
- 自閉症発症素因を有する小児の特定の知覚（視覚）や認知機能（言語，聴覚失認）がてんかんによって損なわれると，自閉症表現型が発現する．
- 幼少期にてんかん重積を繰り返すと辺縁系に両側性病変（海馬硬化）が生じ，これによって自閉症傾向を示す重度精神遅滞が生じることがある（DeLong and Heinz 1997）．

2010a). てんかんと自閉症傾向の両方を併発することのある遺伝疾患（脆弱X症候群やRett症候群など）や代謝疾患が次々に明らかにされているが，こうした疾患では同時に学習障害も生じる（Gurrieri et al. 1999；Scheffer et al. 2008；García-Peñas 2008）．特に脆弱X症候群では自閉症状を伴わずに知的障害と重症てんかんを併発することのほうが多い．一方，結節性硬化症は単一遺伝子の異常によって皮質形成が障害される疾患だが，「社会脳」（Adolphs 2009）に関わる脳領域が巻き込まれると，自閉症状を呈することがある（下記参照）．

遺伝子異常によるシナプス障害が「社会脳」回路を巻き込み，自閉症を惹起し，さらにはてんかんの原因とも密接に関係しているという仮説を支持する確固としたデータは今のところ存在しない．重度精神遅滞を伴わない自閉症の臨床表現型とてんかんの両方と密接に関連する遺伝疾患がみつかれば，両者に共通する分子メカニズムが存在することの傍証となるだろう．

てんかんに続発したASDも繰り返し報告されている（Matsuo et al. 2010）．とはいえ，早期発症の重症部分てんかん児の大半は発達遅滞と言語能力障害を示すものの，自閉症的ではない（Vasconcellos et al. 2001）．したがって，病因，発症時期，発作焦点などのてんかん特有の性質だけでなく，巻き込まれている脳回路もまた重要であるに違いない．たとえば，強力なてんかん原性を有する皮質形成異常の場合，機能不全はその部位に留まらず，電気生理学的機序を介して広範囲に広がっていく（Duchowny 2009；Roulet-Perez et al. 2010）．ということは，発作症状の解剖学的局在を考察するだけでは不十分であり，神経回路網の機能異常や構造異常についても考える必要がある（Jambaqué et al. 1998）．こうした異常が社会性やコミュニケーションにとって重要な脳領域に生じた場合，ASDでみられるような行動異常が現れるのかもしれない．近年のfMRI研究によれば，高機能自閉症児では皮質回路網が十分に機能分化していないことが示唆されている（Minshew and Keller 2010）．

てんかん発作が発達の極めて早い段階で生じた場合，自閉症状の目立つ発達障害が生じる可能性がある．たとえば，上側頭溝あるいは紡錘状回などの情動や高次視覚表象に関わる回路網にてんかん焦点が存在すれば，表情という信号を認識する能力の発達が妨げられてしまう可能性がある（Leppänen and Nelson 2009）．そして，これはまさに自閉症の症状に他ならない．この神経回路網の中核部分は発達早期に現れ，損傷を受けやすいのかもしれない（Halász et al. 2005；Deonna and Roulet-Perez 2010）．たとえば，RolandoてんかんではSylvius裂周辺の言語回路網の一部が障害されることがある（訳注：Landau-Kleffner症候群でみられる発達性言語能力障害と自閉症状は傍Sylvius裂領域のてんかん活動と関係があると考えられている）．

本章では主要徴候として自閉症状を呈することがあるてんかん症候群と，てんかんの活動性と直接関連して自閉症状が悪化したり改善したりするてんかん症候群についても紹介する．とはいえ，こうした症候群は自閉症とてんかんの併発例の中では少数派にすぎない．

てんかんが自閉症の主たる病因であるとか，てんかんの治療やてんかん性脳波異常の追跡が自閉症の改善や治癒につながるなどと主張するつもりはない．残念なことに，この種の過剰な期待は裏切られ続けてきた（Kanner 2000）．しかし，この関連性は理論面で

も実践面でも重要であり続けているし，この問題に取り組むうえでおそらく最も興味深い方法だろう．見落とされがちだが，自閉症児の予期せぬ変化（改善あるいは悪化）にてんかんが関わっていることがある．自閉症によっては回復しうることを裏付ける報告が増えているが，その回復にてんかんが関係しているかもしれない（Helt Molly et al. 2008）．加えて，近年における自閉症と小児てんかんの概念の大きな変化がこの取り組みに新たな戦略を提供しているのである．

自閉症と小児てんかん概念の変遷（表4.3）

自閉症

これまで自閉症の診断には古典的な三徴（対人的相互反応の障害，コミュニケーションの質的障害，興味および活動の限定された反復的で常同的な様式）が必須とされてきた．しかし，双生児の臨床遺伝学研究を通じて，この三徴がすべて揃うとはかぎらず，さまざまな組み合わせの症候群が存在することが明らかにされてきた（Bailey and Parr 2003; Happé et al. 2006）．年齢によって現れたり消えたりする症状があることや三徴それぞれの重症度が同程度とはかぎらないことも次第に詳らかとなり，現在では自閉症は明確な境界のない連続体として捉えられている．これは定量的視点から定性的視点への転換でもある．こうした疾患概念の変化は小児神経科医にとっては意外なことではなかった．というのも，小児神経科医は表現型のはっきりしないまれで複雑な神経疾患を診断することに慣れているからである．

自閉症に遺伝子が関与していることは間違いないが，単一の遺伝子では説明がつかない（Abrahams and Geschwind 2010）．おそらく数多くの遺伝子が「社会脳」のさまざまな

表4.3 自閉症とてんかんの臨床概念の最近の変化

【自閉症】
・診断基準となる古典的三徴（対人的相互反応の障害，コミュニケーションの質的障害，興味および活動の限定された反復的で常同的な様式）は必ずしもすべて揃うとは限らないことから自閉症の現代概念が登場した．
・さまざまな脳神経回路網の機能不全が自閉症でみられる行動障害を惹起し，社交性・情動に関わる能力の発達に影響を与える．
・自閉症は単一遺伝子疾患ではない（Abrahams and Geschwind 2010）．
・まれだが，胎生期および出生直後の脳損傷（非遺伝的要因）もASDの原因となる．
・ASDの能力障害は年齢とともに改善することがあり，生涯改善しないという考えは誤りである．
【てんかん】
・てんかんは単なる発作性障害ではなく持続性，遷延性，進行性の脳障害の原因となりうる．明らかな臨床発作を欠く場合でも認知行動障害を引き起こすことがある．
・発達途上にある脳神経回路網に電気生理学的異常が持続すると，神経接続が機能不全に陥り，そのまま永続することがある．
・発達途上にある脳では社交・情動に関わる能力がてんかんの影響を受けることがある．これにより，自閉症状の少なくとも一部が生じうる．

ASD, 自閉症スペクトラム障害

機能を支える神経回路網の発達に関わっていると考えられる（Adolphs 2009）．このことは多少の違いはあるものの家族性言語発達障害にも当てはまる（訳注：家族性に生じる特異的言語発達障害）．特異的言語発達障害 specific language impairment（SLI）と自閉症には密接な関係があり，同一家系や双生児対でそれぞれ別々に発症することがあれば，自閉症とSLIが併発することもある（Bishop and Norbury 2002）．SLIは言語の理解と表出に関する障害であり，自閉症児によくみられる独特な言い回しや言葉の意味の取り違えとは一線を画す．SLIと自閉症状を併発した小児を追跡した調査によると，成長に伴っていずれかの徴候に著しい改善を認めることがあるという．このため，経過中に一方から他方に診断が変わることもある．遺伝的背景を有する発達障害の場合，複数の脳システムにまたがる問題を認めたとしても，成長とともに改善したり「回復」したりする可能性を秘めているのである．

　最後に，発達障害の症状は年齢とともに改善することがあるので，自閉症状はいかなる場合も生涯にわたり続くとみなすべきではない．このことは生後間もない時期に包括的に評価した自閉症児の追跡研究によって実証されていて，改善の可能性はその表現型に関与している生物学的要因によって異なってくるのである（Helt Molly et al. 2008）．

小児てんかん

　てんかんは非誘発性反復性発作と定義されているが，これには実にさまざまな生物学的基盤（神経伝達物質，イオンチャネル，細胞代謝など）が関与し，さまざまな年齢層のさまざまな脳領域にさまざまな伝播様式（神経回路網の性質に従う）で脳の興奮性を変化させる．動物実験による知見ではあるが，発達途上にある中枢神経系に持続的な電気生理学的異常が加わると，正常な神経接続の形成が妨げられ，永続的な機能不全や機能異常が生じることが明らかにされている（Grigonis and Murphy 1994）．ヒトでも同じことが生じていると推測するに十分な根拠も存在する（Khan et al. 2010）．

　てんかんは慢性的な認知行動障害をも引き起こす．しかも，こうした変化は明らかな臨床発作がなくても生じることがある．この場合，診断の手がかりは脳波所見しかない．その典型例はLandau-Kleffner症候群とその類縁疾患である徐波睡眠時持続性棘徐波 continuous spike-waves during sleep（CSWS）を伴う特発性局在関連てんかんである（Deonna and Roulet-Perez 2005）．いわゆる「cognitive epilepsy」は認知機能障害や行動障害を主たる臨床症状とし，その原因がおそらくてんかんであるものを指す術語として使われてきた（Deonna and Roulet-Perez 2005）．多くの研究者はこれを「てんかん性脳症 epileptic encephalopathy」の一型とみなしている．てんかん性脳症は顕著な認知機能障害を示すてんかんを広く意味するが，Dravet症候群のような重篤なてんかん発作が頻発する上に永続的な認知機能障害を呈するものに対して用いることが多い．

　こうした新たな視点に後押しされて，特定の認知領域を選択的に障害し，特異な臨床像を呈するてんかん症例が相次いで報告されるようになった．特に進歩が目覚ましいのは言語と記憶の領域である．生後間もない時期に発症した場合，当初は原因不明の発達障害とみなされてしまうこともある（Mayor Dubois et al. 2004）．なお，可逆性「てんかん性脳症」によって社交・情動領域だけが選択

的に損なわれうることも困難の末に実証されている（Gillberg and Schaumann 1983；Deonna and Roulet-Perez 2005）．

結節性硬化症

　強力なてんかん原性を有し，ASDを併発しやすい先天性脳障害のなかでも結節性硬化症tuberous sclerosisは特筆に値する．というのも，てんかんとASDの因果関係を結節性硬化症が浮き彫りにするからである．結節性硬化症の一部にしか自閉症が現れないという事実を踏まえると，自閉症の発症には脳奇形の性状や部位，あるいはほとんど常に併発するてんかんが関与しているのではないかと考えることができる．

　この分野ではMRIの登場によって重要な知見が次々に明らかにされてきた．結節性硬化症児53名について結節tuberの出現部位とASDの関連性を調査したBoltonら（2002）によると，ASD併発群では19名中17名が側頭葉内に結節を有していたのに対し，非ASD群では34名中14名にすぎなかったという．しかも側頭葉結節を認めたASD併発群では全例が側頭葉のてんかん焦点を示唆するなんらかの脳波所見を示し，一部は乳児スパズムの既往を有していた．したがって，側頭葉内に結節を有するだけでなく，側頭葉を巻き込むてんかんを併発していることがASD発症の決め手になるのではないかと推測することができる．

　てんかんの発症あるいは悪化に伴ってASDを発症したと考えられる複数の症例が報告されているが，後方視的な検討であった（Hunt and Dennis 1987）．筆者らの結節性硬化症児2名の追跡調査では，1名がてんかん発症後にASDを発症していた（Deonna et al. 1993）．最近ではHumphreyら（2006）の貴重な症例報告がある．その結節性硬化症児は生後13カ月から24カ月まで正常な発達を遂げた後，てんかんの発症とともに自閉症的退行が現れたという．抗てんかん薬による治療を開始した後の12カ月間の経過観察では明らかな改善を認めなかった点についてはさまざまな解釈が可能だが（Deonna et al. 2007），てんかんの発症と一致して退行したということは直接的な因果関係が存在することを強く示唆する．現在では出生時だけでなく出生前であっても結節性硬化症の診断が可能となり，てんかんを発症する前に脳波で追跡することもできる．自閉症的退行の早期発見および早期治療だけでなく，てんかんに伴う永続的な後遺症の予防も可能となるかもしれない（Bombardieri et al. 2010）．

自閉症的退行

　過去20〜30年の間に，ASD児ではてんかんの既往がなくても，てんかん様脳波異常を認めることが多いという知見が積み上げられてきた（Ballaban-Gil and Tuchman 2000）．この脳波異常が睡眠中に出現しやすいことも繰り返し確認されている（Chez et al. 2006）．てんかん様脳波異常の意義については議論が続いており，単なる脳機能異常の指標にすぎないとする意見もあれば，自閉症発症に直接関わっているとする意見もある．ASD児の25〜30％は1〜2歳までの間に言語発達とコミュニケーション発達の退行が生じるので，「隠れたてんかん」が退行に関わっているのかもしれない．この考え方は獲得性てんかん性失語ともよばれる極めて特殊なてんかん症候群であるLandau-Kleffner症候群（LKS）によく当てはまる．LKSでは早期に自閉症状が現れるため，原発性自閉症と見誤ることがある．LKSは臨床発作がなくても

発症することがあり，その場合はてんかん様放電の存在が診断につながる．抗てんかん薬またはステロイドによってこのてんかん様放電を抑制すると，言語機能が顕著に回復することがある．早発型のLKSと自閉症的退行の重複（Stefanatos et al. 2002）については後述する．

原発性自閉症については，たとえ退行を認めたとしても，てんかんあるいはてんかん様脳波異常が原因ではないというのが25年以上にわたる研究によって得られた結論である（Baird et al. 2006；Tuchman et al. 2010a）．

自閉症状を引き起こすてんかん（表4.4）

辺縁系はASDとも関わっている構造体だが，てんかん原性を有しやすく，幼児期早期に発症するてんかんの発作焦点となることも少なくない（図4.1）．

ここでは自閉症状を惹起するてんかんを取り上げ，ASDが実際にどの程度生じるのかを検証していく．また，ASDを併発したてんかん児，特にてんかん発作が活発になったときに自閉症状が出現あるいは悪化したてんかん児の臨床特徴を探っていく．そうすることによって，ASDに対するてんかんの直接的影響を明らかにできるかもしれない．

乳児スパズム（West症候群）

自閉症の心因論が盛んに唱えられていた時代に自閉症とWest症候群の関係が見出され，自閉症を神経生物学的疾患と考える嚆矢となった．多くはないものの無視できない割合の自閉症児が乳児スパズムinfantile spasmの既往を有していたのである（Taft and Cohen 1971）．こうした自閉症児では学習障害も認める（Riikonen 2001）．PET研究によれば，乳児スパズムの既往と学習障害のある自閉的児では両側側頭葉の代謝低下を認めることがあるという（Chugani et al. 1996）．この脳領域が自閉症と関連していることを考えると，興味深い結果である．

West症候群の発症初期には周囲への関心の欠如，易刺激性，睡眠障害，そして目が見えないのではないかと疑いたくなるような視覚性注意の動揺性減弱を認めることが多い．こうした症状を的確とはいえないが自閉症的とよぶこともある．いわゆるhypsarrhythmiaは持続性のてんかん活動を反映していて，一種の「認知機能のてんかん重積状態」ともいえる．この状態ではすべての上行性入力が途絶しているようにみえ，自発性や感情表出に欠け，外見上は自閉症のようにみえる．後部皮質領域の機能不全による中枢性視覚障害によって情動発達に不可欠な視覚情報の認識が妨げられているのである．

表4.4 自閉症状を呈することのあるてんかん症候群

・乳児スパズム，遅発性てんかんスパズム
・早発型複雑部分発作（前頭葉あるいは側頭葉）
・CSWSを伴った前頭葉てんかん（獲得性てんかん性前頭葉症候群）*
・獲得性てんかん性失語（Landau-Kleffner症候群）*
・特殊な病態　　結節性硬化症（てんかん原性を有する側頭葉結節） 　　　　　　　　視床下部過誤腫（早期発症，重症てんかん発作；Deonna and Ziegler 2000）

*本文参照

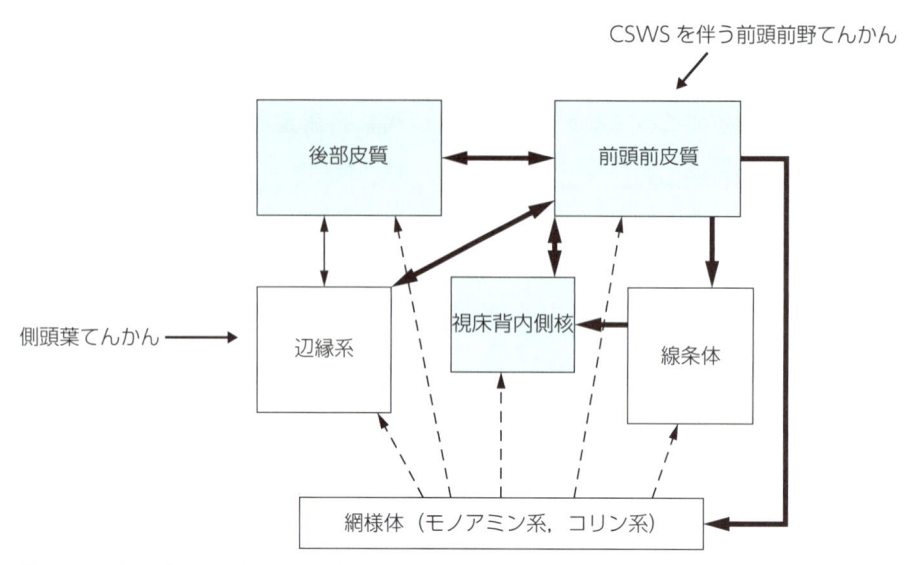

図4.1 自閉症と関連する脳構造とその接続
これらの構造体はてんかん原性を有しやすく，小児てんかんの発作焦点となることが多い．
(CSWS, continuous spike-waves during sleep. Robbins（1999）より許可を得て引用)

遅発性てんかんスパズム late epileptic spasm

　1〜3歳に達してからてんかん性スパズムを発症した場合，認知機能，情動，社会性がかなりの段階にまで発達した後に退行が生じるので，評価は容易である．この場合の退行も自閉症状が特徴的であり，発作が軽減した後も持続する．とはいえ，長期的にみれば改善が得られるものである．言語的・非言語的コミュニケーション能力は退行しても視空間認知などの認知機能は退行しないことから，この退行が特殊なものだということがわかる（Deonna and Roulet-Perez 2005）．

　遅発性てんかんスパズムでは，全般性放電が減弱した後に前頭あるいは前頭側頭領域に焦点性放電がみられるようになる．

早期発症の難治性側頭葉てんかん

　側頭葉てんかん児が高い割合で行動異常を呈することは種々の発達障害が類型化されるかなり以前から知られていた（Lindsay et al. 1979）．とはいえ，その症状は興味深い例外を除いてASDの症状ではなかった．その例外とは側頭葉の腫瘍あるいは皮質異形成の小児例で，てんかん発作の発症あるいは増悪に伴って自閉症性の退行が生じたものの，発作の抑制とともに改善したという報告である（Hoon and Reiss 1992）．難治性側頭葉てんかんの外科治療が小児でも広く行なわれるようになると，手術前後の精神症状を体系的に評価する研究も始まった（McLellan et al. 2005；Danielsson et al. 2009）．そして，自閉症状を認める場合，術後に症状が改善することがほとんどであり，悪化することはまずないことが明らかとなった．ただし，こうした改善例ではその自閉症状がてんかん発症と同時に出現していたのか，あるいはてんかん発症後に生じていたのかはわからず，また，どのような症状が改善するのかもよくわかっていない．神経病理所見やてんかん原性領域の個人差，てんかん発症年齢，手術時年齢，短い追跡期間（最長で5年間）を考えれば，

自閉症状の重症度と転帰がさまざまであっても当然だろう．とはいえ，てんかんがASDの発症に直接関与している可能性を検証するためにはこうした研究が不可欠である．次の症例からはてんかんとASDの関係の複雑さを知ることができる．

> **症例**
> Eは中等度自閉症の16歳の少年である．海馬硬化症のために生後13カ月時に難治性の複雑部分発作を発症した．6歳時に右側頭葉切除術を受けたところ，発作は消失し，9歳時には薬物治療も終了した．6歳から8歳にかけて詳細な神経心理検査を受けた．術前のChildhood Autism Rating Scale (CARS) 得点は36点だったが，術後には26点となり，明らかな改善を認めた．ただし，自閉症に特異的な下位項目よりも「変化への順応」「活動性レベル」「欲求不満耐性」の改善のほうが顕著だった（Mayor 1999）．
> Eは6歳まで言葉をほとんど話さなかったが，8歳から16歳にかけてゆっくりと話せるようになっていった．自閉症状は明らかに改善し続けたものの，社会適応には至らなかった．なお，術前までの詳細な観察記録がないためにてんかんの部分症状として自閉症を発症したのかどうかはわからない．また，話し言葉が改善したのと同じように社会適応面もまだこれから改善する余地があるのかは不明である．

CSWSを呈する特発性部分てんかん（早発型獲得性てんかん失語）

LKSでは聴覚失認が生じるが，早発型の場合は発達性言語能力障害を呈し，自閉症状が現れることもある．小児特発性局在関連てんかんではさまざまな認知行動症状を伴うことがあるが，その最重症型がLKSであると考えられている．そして，その対極（軽症）には発症頻度の高いRolandoてんかんが位置している．最近の研究によると，Rolandoてんかんであっても認知行動面の発達に軽微な問題が生じることがあり，場合によっては一過性に悪化する．こうした発達障害の程度とタイプはSylvius裂周辺領域から生じるてんかん性放電の局在や拡延の仕方と相関する（Deonna and Roulet-Perez 2010）．自閉症状を認める場合，睡眠時には徐波睡眠時持続性棘徐波 continuous spike-waves during sleep (CSWS) とよばれる局在性あるいは全般性の棘徐波複合が連続することが多い．自閉症状はてんかん発作が生じる前から存在することもある．このように早期から自閉症状や退行が生じている場合，Sylvius裂の外側に位置し，社会認知や情動に関わる領域のてんかん活動を反映しているのだろう（Nass et al. 1998）．

脳波，脳磁図，家系，遺伝子，治療（抗てんかん薬やステロイド）に関する複数の臨床研究によって示唆されていることだが，言語発達の遅れが疑われたり，早期に言語が失われている場合，自閉症状の有無にかかわらず，その言語発達障害はてんかん放電によって直接引き起こされている可能性がある（Lewine et al. 1999；Rejnö-Habte et al. 2010）．抗てんかん薬によってどの自閉症状がどの程度消失するのかはよくわかっていない．とはいえ，原発性自閉症児をLKSの枠組みで治療した場合に症状が消失したという報告は目にしたことがない．

前頭前野てんかん

「獲得性てんかん性前頭葉症候群 acquired epileptic frontal syndrome」ともよばれる前頭前野てんかんの臨床症状はおそらく小児てんかんでみられる精神症状の中で最も劇的で

重篤なものだろう（Roulet Perez et al. 1993）．3〜5歳から退行が始まり，コミュニケーション障害，言語発達障害，固執，保続などの自閉症状を呈することがある．てんかんを発症するまでの発達は正常である．情動能力は保たれているのに，思考障害や作話が生じるところは精神病によく似ている（Roulet Perez et al. 1993；Kyllerman et al. 1996）．未出版の追跡調査（Seegmuller）によると，成人に達すると精神症状は劇的に改善するか消失する．実行機能や認知機能に症状が多少残ることはあっても，反社会性や自閉症状は消失する．

自閉症児のてんかん診療

てんかん診断とその鑑別

てんかん以外にもさまざまな発作性神経疾患が存在し，てんかんと見誤ることもある．てんかんの診断がすでについている自閉症児に新たな発作エピソードを認めた場合，それをてんかん発作だと即断してしまうこともあるだろう．しかし，どんな小児であっても今までとは違う発作が生じた場合には同じように分析すべきであり，そうしないかぎり誤診する可能性がつきまとう．自閉症児ではてんかん発作時あるいは発作後に体験する感覚症状（恐怖，自律神経症状，倦怠感）によって激しい情動反応（パニック，退行，攻撃性，易刺激性）が引き起こされることがある．しかもその反応は発作自体よりも激越なことがある．さらに，診断につながる発作症状（感覚症状，自律神経症状，運動症状）を自閉症児は説明することができない．また，知的障害やコミュニケーション障害がある場合にはてんかん発作症状として意識減損，動作停止，発語停止，認知機能の一過性低下を呈したとしても気づかれにくい．検査するのも一苦労であり，脳波検査はてんかん診断に極めて重要だが，睡眠記録や閃光刺激なしの不完全な脳波ですら記録できないこともある．

自閉症でよくみられる常同症状はてんかん発作でも生じうる．とはいえ，両者はまったくの別物である．自閉症の常同症状と見誤りやすいのは前頭葉と側頭葉起源の複雑部分発作であり，発作時にみられる常同運動（手叩き，旋回など）はてんかん性自動症あるいはてんかん性常同症とよばれる（Deonna et al. 2002；Fohlen et al. 2004）．

息を吸った後に呼吸を止めるValsalva強迫も一種の常同症であり，失神あるいは失神前駆症状を呈する．この自己誘発性失神では一瞬の意識消失と脱力の後に奇妙な姿勢を呈したり，けいれん性失神に至ることもある．こうした自閉症児ではてんかんも併発していることがあるので，てんかん発作との鑑別は極めて難しい（Gastaut et al. 1982）．

てんかん発作であると断定できたのであれば，さらに発作型の特定，既知のてんかん症候群との照合，ASDの原因となっている脳障害とてんかんの関連性の評価を進めていく．特発性てんかん（小児欠神てんかん，Rolandoてんかん，若年ミオクロニーてんかんなど）は有病率が高く，自閉症児に偶発することもありうる．こうした検討は予後の予測や治療薬の選択にもつながる．

薬物療法の注意点

自閉症児は新奇で新しい環境に適応することが苦手なために，てんかん発作自体に戸惑うだけでなく，診察や脳波などの検査にも耐えられず，問題行動がさらに悪化してしまうことがある．自閉症では思春期あるいは成人

期までに自立することを目指すことが重要だが，てんかん発作が頻発すれば，両親や介護者による自立の促しも停滞してしまう．

　自閉症であっても，てんかん治療の原則，すなわち初発発作に対して薬物治療を開始すべきか否か，どの薬剤を選択すべきかについては，他の小児となんら変わらない．しかし，自閉症児にかぎった注意点もないわけではない．これまでにてんかん発作を1回しか起こしていないとしても，潜在する脳障害によって発作を繰り返す可能性が高いと考えるかもしれない．しかし，自閉症児では，発作頻度が低かったり，必ずしも深刻な発作ではなかったり，あるいは発作閾値が低下する状況でのみ発作が生じることがあるので，必ずしも継続的な治療が必要とはかぎらない．問題行動に対して処方される抗精神病薬（リスペリドンなど）によっててんかんを発症したり，発作が悪化するのではないかという心配は杞憂にすぎない（Gonzalez-Heydrich et al. 2004；Holzhausen et al. 2007）．

　てんかん自体が自閉症状を悪化させることもある．すでに機能不全が重度の場合はさらに悪化してもすぐには気づけないかもしれないが，QOLや情動面がさらに損なわれることがある．

　自閉症児には脳機能に余裕がないため，抗てんかん薬によって認知面や行動面の副作用が生じやすい．ところが，そうした変化は副作用以外でも説明がついてしまうことがあり，薬剤性であると気づきにくい．難治性てんかんの場合，併用療法を余儀なくされるが，発作が抑制できるとはかぎらない．過剰治療は百害あって一利なしだが，こうした問題は施設で発生しやすい（Pellock and Hunt 1996）．

　抗てんかん薬が発作の抑制にとどまらず，自閉症状をも改善させることがある．これが抗てんかん作用による直接的なものなのか，あるいは一部の抗てんかん薬にみられるような向精神作用によるものなのかはわからない（Tuchman et al. 2010b）．

　発作管理が特に難しいのは両親と同居していない自閉症児である．この場合，治療効果を判定するには，毎回同じ施設職員と情報交換を続ける必要がある．受診を怖がる場合は脳波検査や血液検査は必要最小限に留めたほうがよい．こうした場合であっても，施設看護師と連携を図ることによって治療の質を高めることができる．

高機能自閉症とてんかん

　Asperger症候群などの高機能自閉症に併発したてんかんの長期予後についてはほとんど調査されていない．また，てんかんがASDの各症状にどのような影響を与えるのかもわかっていない．ところで，高機能自閉症者はてんかん発作をどのように体験しているのだろうか．発作に関連して生じる精神症状をどのように感じ伝えるのか，発作前，発作中，発作後の生理的変化は外界・内界の知覚，不安のレベル，コミュニケーションにどのような影響を及ぼすのだろうか．Warwickら（2007）の症例を紹介しよう．患者はAsperger症候群の23歳男性で，1歳になる前に難治性側頭葉てんかんを発症していた．迷走神経刺激によって発作頻度が月80回から30回に低下すると，非言語的コミュニケーションと情動面の問題が明らかな改善を示した．両親いわく「今までになく良い状態」であり，こうした変化は評価尺度によっても裏付けられた．残念ながら，両親からみた改善の度合いや自閉症状に関する病識の変化については記されていない．自閉症では病識と自

己認識に欠け，情報の共有は困難とみなされがちだが，結論が得られているわけではない．この症例は側頭葉てんかんの改善に伴ってAsperger症候群に関わる脳システムの機能が改善することを例証しているのである．もちろん，発作減少に伴う非特異的な変化にすぎないのかもしれない．こうした症例の検討は，てんかん活動によって自閉症状がどのように変化（発現，悪化，改善）するのかを探るうえで役に立つ．

精神医学とてんかん学の間には大きな間隙がある．これを埋めることができれば，こうした得難い症例報告も増えるに違いない．本書がその一助となることを願うばかりである．

自閉症と「潜在性てんかん」

言語・行動面の自閉症性退行を認め，てんかんの併発が疑われたり，あるいは臨床発作はなくてもてんかん性放電を認める場合には，積極的に病因を検索すべきである．まれだが代謝性疾患の中には神経学的徴候や身体徴候を伴わずに自閉症性退行を呈するものがある．Rett症候群は非定型的な経過（たとえば，手指の運動性保続や常同症の遅発）を示すことがあるので常に鑑別診断に加えておく．また，てんかん発作が目立たないために見過ごされていたり，臨床発作はないもののてんかん性放電が持続している場合もある．特に退行が2歳以降に始まる場合や経過が典型的でなかったり，変動を示す場合はLKSまたはCSWSを伴う前頭葉てんかんの可能性がある．行動面よりも先に言語面が退行（聴覚失認）を示したり，アイコンタクトや言語機能は保たれているのに重度の不注意，思考障害，常同行為などがみられたのなら，

それは非典型的な経過といえる．LKSやCSWSであれば，抗てんかん薬やステロイドを積極的に用いて，てんかん発作およびてんかん性放電の抑制を図る．

退行を伴わないASDに発作性放電を認めたとしても，それは発達障害の原因となった脳障害を反映したものにすぎない．もちろん，神経学的にも正常で，奇形を認めず，脳損傷もないのにてんかん性放電が顕著な場合には，てんかん性放電によって早くから言語と社会技能の発達が阻害されていたのかもしれない．しかし，この解釈は推測の域を出ず，少なくとも筆者らが知るかぎり，こうした症例の縦断研究はなく，未解決のままである．こうした患児に抗てんかん薬を試してもよいが，神経心理検査と脳波検査を繰り返し実施し，治療効果については批判的に判断すべきである（Roulet-Perez and Deonna 2006）．

予後と治療終結について

小児てんかんでは若干の例外はあるものの，発作は寛解するか，発作頻度も重症度も著明に改善するのが一般的である．とはいえ，予後はてんかん症候群の種類や病因によって大きく異なる．発作消失後の薬物治療終結の見込みについては個々の症例について症候性か特発性かなどを考慮して判断すべきだろう．学習障害や自閉症の原因となる局所性あるいはびまん性脳損傷によっててんかん発作が生じている場合は抗てんかん薬治療を生涯にわたって続ける必要があるという前時代的な考えは明確に否定されている．脳性麻痺や精神遅滞の長期追跡研究によれば，5年間てんかん発作が生じていなければ，少なくとも半数の症例で完全寛解が望めるのである．

120名の自閉症児を13～22年間追跡した

地域研究によれば，16%でてんかんが寛解したという（Danielsson et al. 2005）．しかも，この研究では「高機能自閉症」やAsperger症候群は除外し，重症例のみを追跡しているのである．

小児てんかんによる自閉症的退行の長期経過

小児期早期に重症てんかんを発症し，自閉症的退行を呈しても，「回復」することがある．とはいえ，長期の転帰まで詳述している報告はほとんどない．次に紹介する症例は長期に追跡しえた自験例（Deonna and Roulet-Perez 2005）である．

症例（図4.2）

少年ABは13カ月の時にてんかんと診断され，追跡調査を受けることになった．てんかん発作は少なくともその3カ月前から生じていた．発作は突然だるくなり，目をこすり，動作が停止するもので，脳波は全般性不規則棘徐波を示した．バルプロ酸で治療を始めると，全般性棘徐波は消失し，左前頭側頭部焦点の間欠性放電が明らかとなった．脳MRIは正常だった．中等度の発達遅滞が発作抑制後に回復するかどうかが追跡調査された．最初の数カ月は著明な改善を示したものの，その後はコミュニケーションや遊戯面でやや悪化を示した．両親と家庭訪問した専門家は「自分にかかりっきりで，他人には目もくれず，遊び方はますます規則的になり，自閉症そっくりになった」と報告した．25カ月頃になると退行が急激に進行し，典型的な自閉症状を呈するようになったが，この時期にてんかん性常同症（この用語の詳細についてはDeonna et al 2002を参照）と遅発性てんかんスパズムを発症していた．最悪時は不活発というよりは過活動気味だった．それでもブロックを簡単にはめ込むことはできたので，視空間能力とコミュニケーション能力の乖離は明らかだった．コミュニケーション能力はプレドニゾロンによって急速に改善した．この退行は予想外ではあったが，「われわれの監視下」にあったので経過を追うことができた．

その後の定期観察でも認知機能は順調に発達していた．コミュニケーション能力も10歳から14歳にかけて改善し続けた．しかし，問題がなくなったわけではなかった．13歳時のAsperger症候群質問紙の得点は17点だったが，これはカットオフ値ぎりぎりの得点であった．曖昧な表現や比喩的な表現は言葉どおりの意味にしか理解できず，十分な理解を伴わないままに知識だけが積み上り，単調で抑揚のない話し方をした．視空間機能は言語機能よりも優れていて，認知機能は乖離したままだった．儀式的行動を呈することはなく，こだわりによって生活に悪影響が及ぶこともなかった．

*コメント：
このコミュニケーション領域の残遺症状（ASDと同質）はおそらくてんかんあるいはその原因となった脳損傷によるものだろう．ASDの家族歴は認めなかった．この症例の思春期の行動表現型が高機能自閉症（Asperger症候群）のそれと類似していたという点は極めて興味深い．

まとめ

ASDではてんかんあるいはてんかん様脳波異常を高率に認めることが広く理解されてきた．また，てんかんと自閉症状を併発する遺伝疾患も新たに発見されているし，自閉症状を引き起こす脳障害の理解が

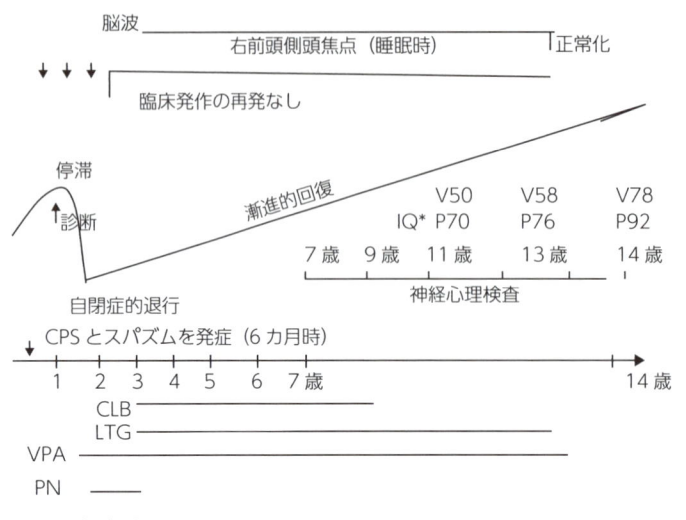

図 4.2 前向き調査を始めた 13 カ月から 14 歳までの少年 AB の経過の要約

てんかん発作の経過と 9 歳から 13 歳までの IQ の変化を示す．9 歳以前では行動障害が著しく，再現性のある IQ を測定することはできなかった．

↓↓↓：てんかん発作
CPS：complex partial seizures
IQ* = WISC-IV
CLB：クロバザム；VPA：バルプロ酸；LTG：ラモトリギン；PN：プレドニゾン

深まることが期待されよう．さらに自閉症状と発作症状についての杓子定規的な見方にも変化が生じてきている．そして，情動やコミュニケーション能力の発達を支える脳領域や回路網に影響を与え，ASDの発症にも関与する早発型てんかんに対する考え方も変わりつつある．

自閉症児の診療について述べるなら，他の障害児と同じ原則に従うとはいえ，ASDにだけみられる症状もあり，診療には独自の配慮も必要である．

文献

Abrahams BS, Geschwind DH. Connecting genes to brain in the autism spectrum disorders. Arch Neurol 2010；67：395-9.

Adolphs R. The social brain：neural basis of social knowledge. Annu Rev Psychol 2009；60：693-716.

Bailey A, Parr J. Implications of the broader phenotype for concepts of autism. Novartis Found Symp 2003；251：26-35.

Baird G, Robinson RO, Boyd S, et al. Sleep electroencephalograms in young children with autism with and without regression. Dev Med Child Neurol 2006；48：604-8.

Ballaban-Gil K, Tuchman R. Epilepsy and epileptiform EEG：association with autism and language disorders. Ment Retard Dev Disabil Res Rev 2000；6：300-8.

Bishop DV, Norbury CF. Exploring the borderlands of autistic disorder and specific language impairment：a study using standardised diagnostic instruments. J Child Psychol Psychiatry 2002；43：917-29.

Bolton PF, Park RJ, Higgins NP, et al. Neuro-epileptic determinants of autism spectrum disorders in tuberous sclerosis complex. Brain 2002；125：1247-55.

Bombardieri R, Pinci M, Moavero R, et al. Early control of seizures improves long-term outcome in children with tuberous sclerosis complex. Eur J Paediatr Neurol 2010；14：146-9.

Brooks-Kayal A. Epilepsy and autism spectrum disorders：are there common developmental mechanisms? Brain Dev 2010；32：731-8.

Chez MG, Chang M, Krasne V, et al. Frequency of epileptiform EEG abnormalities in a sequential screening of autistic patients with no known clinical epilepsy from 1996 to 2005. Epilepsy Behav 2006；8：267-71.

Chugani HT, Da Silva E, Chugani DC. Infantile spasms：III. Prognostic implications of bitemporal hypometabolism on positron emission tomography. Ann Neurol 1996；39：643-9.

Danielsson S, Gillberg IC, Billstedt E, et al. Epilepsy in young adults with autism：a prospective population-based follow-up study of 120 individuals diagnosed in childhood. Epilepsia 2005；46：918-23.

Danielsson S, Viggedal G, Steffenburg S, et al. Psychopathology, psychosocial functioning, and IQ before and after epilepsy surgery in children with drug-resistant epilepsy. Epilepsy Behav 2009；14：330-7.

DeLong GR, Heinz ER. The clinical syndrome of early life

bilateral hippocampal sclerosis. Ann Neurol 1997；42：11-7.

DeLong GR, Bean SC, Brown FR. Acquired reversible autistic syndrome in acute encephalopathic illness in children. Arch Neurol 1981；36：191-4.

Deonna T, Roulet-Perez E. Cognitive and Behavioural Disorders of Epileptic Origin in Children. London：MacKeith Press 2005.

Deonna T, Roulet-Perez E. Early onset acquired epileptic aphasia（Landau-Kleffner syndrome, LKS）and regressive autistic disorders with epileptic EEG abnormalities：the continuing debate. Brain Dev 2010；32：746-52.

Deonna T, Ziegler AL. Hypothalamic hamartoma, precocious puberty and gelastic seizures：a special model of "epileptic" developmental disorder. Epileptic Disord 2000；2：33-7.

Deonna T, Ziegler AL, Moura-Serra J, et al. Autistic regression in relation to limbic pathology and epilepsy：report of two cases. Dev Med Child Neurol 1993；35：166-76.

Deonna T, Fohlen M, Jalin C, et al. Epileptic stereotypies in children. In：Guerrini J, Aicardi J, Andermann F, Hallett M（eds）Epilepsy and Movement Disorders. Cambridge：Cambridge University Press 2002：319-32.

Deonna T, Roulet-Perez E, Chappuis H, et al. Autistic regression associated with seizure onset in an infant with tuberous sclerosis. Dev Med Child Neurol 2007；49：320.

Duchowny M. Clinical, functional, and neurophysiologic assessment of dysplastic cortical networks：implications for cortical functioning and surgical management. Epilepsia 2009；50（Suppl 9）：19-27.

Fohlen M, Bulteau C, Jalin C, et al. Behavioural epileptic seizures：a clinical and intracranial EEG study in 8 children with frontal lobe epilepsy. Neuropediatrics 2004；35：336-45.

Frith U, Happé F. Autism spectrum disorder. Curr Biol 2005；15：R786-90.

García-Peñas JJ. Autism, epilepsy and mitochondrial disease：points of contact. Rev Neurol 2008；46（Suppl 1）：S79-85.

Gastaut H. Syncopal attacks compulsively self-induced by the Valsalva manoeuver in children with mental retardation. Electroencephalograph Clin Neurophysiol 1982；35：323-9.

Gillberg C, Schaumann H. Epilepsy presenting as infantile autism? Two case studies. Neuropediatrics 1983；14：206-12.

Gonzalez-Heydrich J, Pandina GJ, Fleisher CA, et al. No seizure exacerbation from risperidone in youth with comorbid epilepsy and psychiatric disorders：a case series. J Child Adolesc Psychopharmacol 2004；14：295-310.

Grigonis AM, Murphy EH. The effects of epileptic cortical activity on the development of callosal projections. Brain Res Dev 1994；77：251-5.

Gurrieri F, Battaglia A, Torrisi L, et al. Pervasive developmental disorder and epilepsy due to maternally derived duplication of 15q11-q13. Neurology 1999；52：1694-7.

Halász P, Kelemen A, Clemens B, et al. The perisylvian epileptic network：a unifying concept. Ideggyogy Sz 2005；58：21-31.

Happé F, Ronald A, Plomin R. Time to give up on a single explanation for autism. Nat Neurosci 2006；9：1218-20.

Helt Molly M, Kelley E, Kinsbourne M, et al. Can children with autism recover? If so, how? Neuropsychol Rev 2008；18：339-66.

Holzhausen SP, Guerreiro MM, Baccin CE, et al. Use of risperidone in children with epilepsy. Epilepsy Behav 2007；10：412-6.

Hoon AH Jr, Reiss AL. The mesial-temporal lobe and autism：case report and review. Dev Med Child Neurol 1992；34：252-9.

Humphrey A, Neville BG, Clarke A, et al. Autistic regression associated with seizure onset in an infant with tuberous sclerosis. Dev Med Child Neurol 2006；48：609-11.

Hunt A, Dennis J. Psychiatric disorder among children with tuberous sclerosis. Dev Med Child Neurol 1987；29：190-8.

Jambaque I, Mottron L, Ponsot G, et al. Autism and visual agnosia in a child with right occipital lobectomy. J Neurol Neurosurg Psychiatry 1998；65：555-60.

Kanner AM. Commentary：the treatment of seizure disorders and EEG abnormalities in children with autistic spectrum disorders：are we getting ahead of ourselves? J Autism Dev Disord 2000；30：491-5.

Khan OI, Zhao Q, Miller F, et al. Interictal spikes in developing rats cause long-standing cognitive deficits. Neurobiol Dis 2010；39：362-71.

Kyllerman M, Nyden A, Prauin N, et al. Transient psychosis in a girl with epilepsy and continuous spikes and waves during slow sleep（CSWS）. Eur Child Adolesc Psychiatry 1996；5：216-21.

Leppänen JM, Nelson CA. Tuning the developing brain to social signals of emotions. Nat Rev Neurosci 2009；10：37-47.

Lewine JD, Andrews R, Chez M, et al. Magnetoencephalographic patterns of epileptiform activity in children with regressive autism spectrum disorders. Pediatrics 1999；104：405-18.

Lindsay J, Ounsted C, Richards P. Long-term outcome in children with temporal lobe seizures. I：social outcome and childhood factors. Dev Med Child Neurol 1979；21：285-98.

Matsuo M, Maeda T, Sasaki K, et al. Frequent association of autism spectrum disorder in patients with childhood onset epilepsy. Brain Dev 2010；32：759-63.

Mayor C. Dynamique de développement pré-linguistique et linguistique apres lobectomie temporale droite pour épilepsie réfractaire：analyse de 2 cas. Diplome d'Etudes Supérieures de Psychologie Cognitive Expérimentale. Geneva：University of Geneva 1999.

Mayor Dubois C, Gianella D, Chaves-Vischer V, et al. Speech delay due to a prelinguistic regression of epileptic origin. Neuropediatrics 2004；35：50-3.

McLellan A, Davies S, Heyman I, et al. Psychopathology in children with epilepsy before and after temporal lobe resection. Dev Med Child Neurol 2005；47：666-72.

Minshew NJ, Keller TA. The nature of brain dysfunction in autism：functional brain imaging studies. Curr Opin Neurol 2010；23：124-30.

Nass R, Gross A, Devinsky O. Autism and autistic epileptiform regression with occipital spikes. Dev Med Child Neurol 1998；40：453-8.

Olsson I, Steffenburg S, Gillberg C. Epilepsy in autism and autistic like conditions：a population-based study. Arch Neurol 1988；45：666-8.

Pavone P, Incorpora G, Fiumara A, et al. Epilepsy is not a prominent feature of primary autism. Neuropediatrics 2004；35：207-10.

Pellock JM, Hunt PA. A decade of modern epilepsy therapy in institutionalized mentally retarded patients. Epilepsy Res 1996；25：263-8.

Rapin I. Autistic children：diagnosis and clinical features. Pediatrics 1991；87：751-60.

Rejnö-Habte SG, Hedström A, Viggedal G, et al. Speech, language and cognitive dysfunction in children with focal epileptiform activity：a follow-up study. Epilepsy Behav 2010；18：267-75.

Riikonen R. Long-term outcome of patients with West syndrome. Brain Dev 2001；23：683-7.

Robbins TW. The neurobiology of autism. Integrating the neurobiological and neuropsychological dimensions of autism. In：Russell J（ed）Autism as an Executive Disorder. Oxford：Oxford University Press 1999：21-56.

Roulet-Perez E, Davidoff V, Despland PA, et al. Mental and behavioural deterioration of children with epilepsy and CSWS：acquired epileptic frontal syndrome. Dev Med Child Neurol 1993；35：661-74.

Roulet-Perez E, Davidoff V, Mayor-Dubois C, et al. Impact of severe epilepsy on development：recovery potential after successful early epilepsy surgery. Epilepsia 2010；51：1266-76.

Roulet-Perez E, Deonna T. Autism, epilepsy and EEG epileptiform activity. In：Tuchman R, Rapin I（eds）Autism：A Neurological Disorder of Early Brain Development. London：MacKeith Press 2006：174-88.

Scheffer IE, Turner SJ, Dibbens LM, et al. Epilepsy and mental retardation limited to females：an under-recognized disorder. Brain 2008；131：918-27.

Stefanatos GA, Kinsbourne M, Wasserstein J. Acquired epileptiform aphasia：a dimensional view of Landau-Kleffner syndrome and the relation to regressive autistic spectrum disorders. Child Neuropsychol 2002；8：195-228.

Taft L, Cohen H. Hypsarrhythmia and infantile autism：a clinical report. J Autism Child Schizophr 1971；1：337-49.

Tuchman R. Autism：A Neurological Disorder of Early Brain Development. Tuchman R, Rapin I（eds）London：MacKeith Press 2006.

Tuchman R, Cuccaro M, Alessandri M. Autism and epilepsy：historical perspective. Brain Dev 2010a；32：709-18.

Tuchman R, Alessandri M, Cuccaro M. Autism spectrum disorders and epilepsy：moving towards a comprehensive approach to treatment. Brain Dev 2010b；32：719-30.

Turk J, Bax M, Williams C, et al. Autism spectrum disorder in children with and without epilepsy：impact on social functioning and communication. Acta Paediatr 2009；98：675-81.

Vasconcellos E, Wyllie E, Sullivan S, et al. Mental retardation in pediatric candidates for epilepsy surgery：the role of early seizure onset. Epilepsia 2001；42：268-74.

Volkmar FR, Nelson DS. Seizure disorder in autism. J Am Acad Child Adolesc Psychiatry 1990；29：127-9.

Warwick TC, Griffith J, Reyes B, et al. Effects of vagus nerve stimulation in a patient with temporal lobe epilepsy and Asperger syndrome：case report and review of the literature. Epilepsy Behav 2007；10：344-7.

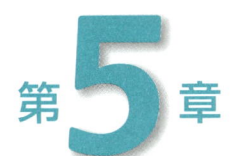

第5章 てんかん発作に伴う認知行動障害

Frank M. C. Besag

てんかんでは認知面や行動面の問題が少なからず発生する．複数の疫学研究が示しているように，てんかん児の約50％はなんらかの就学上の問題を抱えている．英国の小児発達調査によると，11歳時点で普通学校に通学中のてんかん児は67％にすぎなかった（Ross et al. 1980）．この指標は大まかではあるが就学問題の深刻さを端的に表している．イタリアの調査（Pazzaglia and Frank-Pazzaglia 1976）でもてんかん児の大半が成績不振に陥っていることが裏付けられているし，フィンランドの疫学調査（Sillanpää 1992）ではてんかん児の精神遅滞併発率は31.4％に及んでいた．最近実施された英国の住民調査ではてんかん児の37％が精神障害を併発していることが明らかとなっている（Davis et al. 2003）．

ランベス・ロンドン特別区のてんかん児127名を調査したBesagら（1999）によると，65％の両親が就学上の問題や学習障害があると認識していたという．また，Rutter行動尺度では48％に問題行動が検出され，そのうち62％はQOLを著しく損なうレベル，35％は中等度から重度のレベルにあった．この結果が示すとおり，てんかん児にとって就学・行動面の困難は主要な問題である．しかし，その原因となると，小児においても成人においても，不明な点が多い．

認知行動障害の体系的な鑑別法

筆者はかねてから，てんかん患者の行動面の変化に気づいた場合，その原因を特定するために体系的な鑑別手順を踏むことを推奨してきた（Besag 2002）．この鑑別体系では行動面に影響を与える要因を5つに分けて扱う．すなわち，てんかん自体，てんかんの治療，てんかんに対する心理的反応，脳損傷・脳機能障害，非特異的で一般的な原因である．てんかん自体によるものには発作周辺期の現象（前駆症状prodrome，前兆，自動症，発作後症状），発作間欠期精神病，焦点性放電，欠神発作の頻発がある．ただし，これがすべてではない．

見逃しようのない行動面の変化については他書（Besag 2002）に譲り，本章ではてんかんによる認知・行動面の「気づきにくい変化」を取り上げる．この「気づきにくい変化」とはそれがてんかん発作によるものなのかを即断できないという意味であり，必ずしも「気づきにくいてんかん発作」を意味するとはかぎらない．たとえば，前駆期の気分変化に引き続いて強直間代発作が生じた場合，てんかん発作に伴う「気づきにくい変化」とみなされるが，てんかん発作自体は明確である．その一方で，てんかん発作によって認知・行動面に軽微な変化が生じることもある．この場合の「気づきにくい変化」とは，すぐにはてんかん発作だとはわからない発作自体を指す．一過性に認知機能が損なわれる欠神発作と一部の複雑部分発作がこの分類に属すだろう．前頭葉の高頻度放電が顕著な社会的脱抑制と行動異常を引き起こすこともある．症例を示そう．

> **症例**
> その10代の若者は目に余る行動上の問題を長年抱えていた．脳波では左前頭領域に1秒ごとに出現する非常に活発な放電を認めていた．左前頭葉切除術によっててんかん性放電が消失すると，問題行動もなくなり，病前の明朗な性格に戻った．

左側頭葉の高頻度放電も攻撃性と関連することがある．左側頭葉切除術後に発作の抑制とともに問題行動が改善した側頭葉てんかんの若年例が報告されている（Falconer 1973；van Elst et al. 2000）．

次節では，目立たず「気づきにくいてんかん発作」による認知・行動面の変化の実例を紹介する．

状態依存性認知機能障害

認知機能障害には永続的なものと状態依存的なものがある．永続的な認知機能障害は胎生期，周産期，出生後に生じた永続的な脳損傷または脳機能不全によるものであり，理解するのはたやすい．一方，状態依存的な認知機能障害はあまり知られていない（Besag 1994）．

状態依存的な認知機能障害とは何か．これは患者が現在置かれている状態によって生じる認知機能障害であり，抗てんかん薬やてんかん性活動によっても生じ，可逆的で治療も可能である．状態依存的な認知機能障害を見逃せば，患者に適切な医療を提供できなくなる．つまり，ここは専門家の腕の見せ所といえるだろう．

状態依存的な認知機能障害を上手に扱うために最初になすべきことは診断の見直しである．残念ながら，専門家でもこの段階でミスを犯すことがあり，見逃したり，治療し損なってしまうことがある．状態依存的な認知機能障害は抗てんかん薬に起因するものとてんかん自体に起因するものに大別できる．前述したように，てんかん自体による場合の発現機序はさまざまである．

欠神発作の頻発

以前であれば，欠神発作が認知や行動に甚大な影響を与えるとは考えも及ばなかっただろう．ところが，欠神てんかんの児童69名を研究したCaplanら（2008）によれば，高い割合で認知面と行動面が損なわれているのである．特に欠神発作が頻発している場合，アウェアネスの一時的遮断が繰り返し生じるために認知機能が損なわれてしまう．場合によっては引きこもりや思考の寸断を呈し，精神病性障害や注意欠如多動性障害と見誤ることもある．また，発作頻度が変動する場合，「気を引こうとしている」などと誤解されてしまうこともある．これは欠神発作の頻発から開放されたときに悪ふざけとして現れやすい．欠神発作が頻発しているときには悪ふざけができないために「失われた時間を埋め合わせている」かのようにもみえる．

欠神発作の頻発がついには非けいれん性発作重積nonconvulsive status epilepticusに至ることもある．この場合，欠神発作が途切れることなく続くために事実上周辺環境から遮断されてしまう．複雑部分発作重積でも同様である．Elliottら（2009）は発作時精神病状態における内側側頭葉由来の複雑部分発作重積の役割についてまとめている．

欠神発作の頻発が行動面に多大な影響が及ぼすことは明らかだが，単に観察しているだけでは欠神発作を把握することはできない．

この問題を解決するために，自動棘徐波監視記録装置Monologが開発されている（Besag et al. 1989）．この監視装置を用いれば，1日に数百回どころか数千回も発作エピソードが出現していることがわかるし，治療反応性を確認することもできる．

症例

13歳の少年．目立ったてんかん発作はほとんど生じていなかったので，発作はもはや問題ではないと考えられていた．しかし，引きこもりがちで，みんなと一緒に遊ぼうとはせず，部屋の隅で指をしゃぶっていることが多かった．診察した医師はその子供が反応するまで名前をよび続けた．最初の3回は反応しなかったが，4回目にはすぐに反応した．反応がなかったのは目立たない欠神発作のために一時的に意識が損なわれていたためで，発作が消退するや，医師が要求したどんな課題も積極的に遂行することができた．長時間脳波検査では1日あたり約3,000回の棘徐波群発が出現していることがわかった．治療にはよく良く反応した．

欠神発作が生じるてんかんの中には強直間代発作や強直発作などの目立つ発作を伴うものもある．抗てんかん薬によって目立つ発作だけでなく，気づきにくい発作も消失することもあるだろう．たとえ，目立つ発作を抑制できなくても，目立たない発作を抑制できれば，快活で機敏となり，生活管理もよくなるだろう．

専門外来では患者に発作表をつけることを勧め，発作回数の把握に努めている．そして，目立つ発作が減らない場合には抗てんかん薬を変更していく．しかし，この場合，目立たない欠神発作に効果を発揮していた抗てんかん薬までも中止してしまう可能性がある．その一例を示そう．図5.1の症例（患者A）ではラモトリギンの追加によって目立つ発作も棘徐波の数もともに減少している．一方，図5.2の症例（患者B）ではラモトリギンの追加によって目立つ発作の頻度は変わらないものの，棘徐波は1日あたり2,000回以上も減っている．この10代の少年はとても機敏になり，周囲への反応も著しく改善し，両親はこの変化を大いに喜んだ．治療薬によっては目

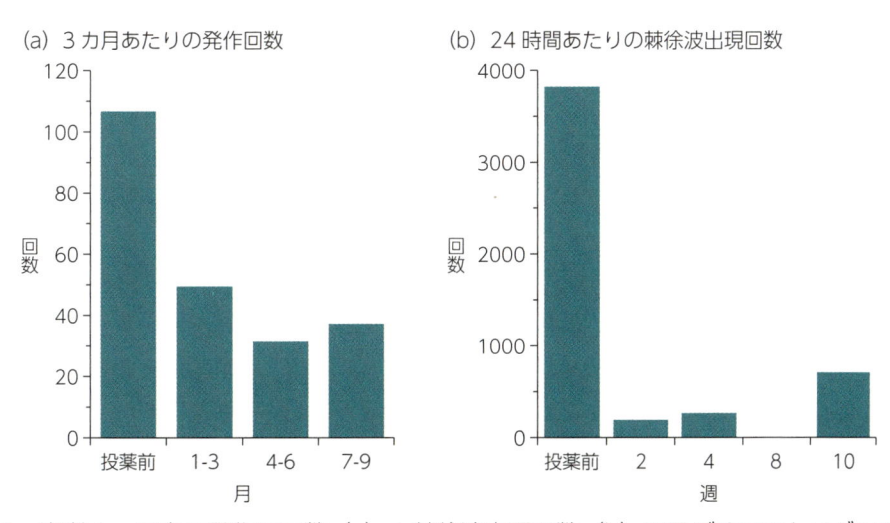

(a) 3カ月あたりの発作回数

(b) 24時間あたりの棘徐波出現回数

図5.1 患者A．目立つ発作の回数（a）と棘徐波出現回数（b）に及ぼすラモトリギンの効果

(a) 3カ月あたりの発作回数

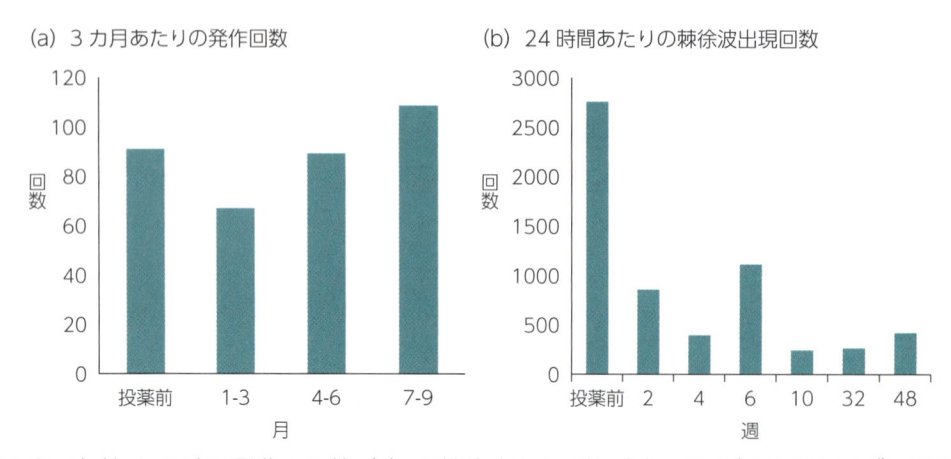

(b) 24時間あたりの棘徐波出現回数

図5.2 患者B．目立つ発作の回数（a）と棘徐波出現回数（b）に及ぼすラモトリギンの効果

立つ発作は抑制できなくても，目立たない発作には効果を発揮していることがある．この場合の薬剤変更には慎重さが求められる．

一過性認知障害

Binnieらの研究グループ（Aarts et al. 1984；Marston et al. 1993）は一過性認知障害 transitory cognitive impairment とよぶ現象を繰り返し報告している．その基本概念は，てんかん発作が生じているようにはみえないてんかん性放電であっても認知障害を一過性に引き起こすことがあるというものである．左半球の放電では言語能力が損なわれ，右半球の放電では視空間能力が損なわれる可能性がある．しかし，捉えやすい症状を呈するとはかぎらない．たとえば，本を読み上げているときにてんかん性放電が出現した場合，読み上げを中断してしまうこともあれば，読み間違いながら早口で読み上げることもある．

Binnieらはてんかん性放電が減少することによって心理社会的機能が改善することがあると報告しているが，てんかん性放電だけでなく，実際のてんかん発作も改善していたので結果の解釈は難しい（Marston et al. 1993）．一過性認知障害のある患者のビデオ記録をみるかぎり，課題遂行中にうっかり間違えていることに気づいて，苛立っていることに疑う余地はなく，この現象によって自尊心や自信が損なわれていることがよくわかる．この現象自体は一過性ではあるが，態度や行動に悪い影響を与え続けている可能性がある．

この一過性認知障害と区別しなくてはならないものにてんかん性健忘 transient epileptic amnesia がある（Butler et al. 2009）．てんかん性健忘は一過性の物忘れを繰り返すもので，長期にわたる忘却加速と自伝的遠隔記憶の障害を伴う（訳注：海馬硬化症などでみられる持続的な前向性健忘．記銘した後に忘却加速が生じる）．

高頻度局所性放電

前頭葉あるいは左側頭葉に頻発する放電によって問題行動が生じることについてはすでに紹介した．これとは別に，頻発する局所性放電によって認知機能が持続的に損なわれてしまうこともある．

> **症例**
> 左側頭葉に良性腫瘍のある少女．左側頭葉由来のてんかん性放電が頻発していた．13歳の時に左側頭葉切除術を受け，てんかん性放電は消失した．その1年後，言語機能は4歳の水準から7歳の水準まで改善した．残存脳が頻発するてんかん性放電から解放され，急速な発達が促されたのである．

高頻度半球性放電

　一側半球の異常によっても高頻度放電が生じることがある．高頻度半球性放電は片側巨脳症，孔脳症，片側大脳萎縮を伴うRasmussen脳炎など，さまざまな病態でみられる．こうした病態では半球切断術が著効することがあり，てんかん発作とてんかん性放電が消失するだけでなく，行動面の問題も改善する（Goodman 1986）．高頻度てんかん性放電を伴う粗大病変に対しては早期に外科治療を考慮したほうがよい．先天性孔脳症など低年齢から問題化する病変の場合，術後経過はおおむね良好である．

　手術時期の判断が難しいのは進行性脳萎縮をきたすRasmussen脳炎である．手術が遅れれば，患側半球の機能はさらに悪化し，健側半球による機能の代償も期待できなくなってしまう．かといって，半球切断術を実施すれば，対側手指の残存機能が失われてしまう．現状では，手指の機能喪失を待って手術することが多く，術後に機能がさらに悪化することはない．

　しかし，手術時期を遅らせることは得策なのだろうか．脳の可塑性は年齢が若いほど高いので，早期に手術を実施すれば，健側半球による機能の代償の期待が高まる．目下議論されているのは，こうした進行性病変に対しては早期に外科治療を実施すべきではないかという点である．

発作後にみられる認知機能障害

　発作後の認知機能障害をここで取り上げることに訝しがる読者もいるに違いない．しかし，発作後の認知機能障害だからといって一目瞭然であるとはかぎらない．

> **症例**
> その10代の少年は自分の居場所もわからぬまま体を揺らしながら椅子に腰掛けていた．日常的な活動はおろか簡単な会話さえもできず，どうみても認知症にしか見えなかった．彼はてんかん児向けの特別療育センターで生活を始めていたが，何も覚えることができなかったので，施設職員は彼を受け入れるべきではなかったと感じていた．この頃の発作頻度は1日に3～5回であった．その後，薬物調整によって発作は完全に抑制された．すると，見当識は完全に回復し，教育プログラムにも参加できるようになった．これには両親も施設職員も大喜びで，彼を迎え入れたことに不平をいう職員もいなくなった．職員は彼の認知機能障害は治らないと考えていたが，症状の大部分は実際には発作後の状態依存的なものにすぎず，治療可能で可逆的なものだった．発作後の認知機能障害から回復する前に次から次へと発作が生じていたために，発作後状態が途切れることなく続いていたのである．この状態から抜け出した少年は急速に回復し，学習もできるようになった．

　このように，永続的にみえる認知機能障害であっても，てんかん発作が頻発している場

合には可逆的で状態依存的な発作後状態である可能性があり，このことに気づくことが大切である．この場合，発作頻度が減少すれば，認知機能も顕著に改善するはずである．

夜間に発作が頻発していることが終夜ビデオ脳波によってはじめて明らかになることもある．こうした発作は音も立てずに短時間で終結するので，夜勤者でさえ気づかない．15名の患者を対象とした筆者らの調査でも，ビデオ脳波に記録された夜間発作の大半に夜勤者は気づいていなかった．一晩に200回以上の短い強直発作（訳注：躯幹型とよばれる軽度の強直発作では頭部前屈と開瞼だけが生じ，数秒以内に終結する）が記録されていた患者もいた．発作によって覚醒することもある．夜間の発作頻発は日中の活動性の低下を招くが，これには発作後という直接的な要因だけでなく，発作による睡眠の分断も関わっている．学習には良質な睡眠が不可欠であり，夜間に発作が頻発する患者に学習困難を認めたとしても驚くには当たらない．

徐波睡眠時てんかん放電重積

獲得性てんかん性失語ともよばれるLandau-Kleffner症候群（Landau and Kleffner 1957；Beaumanoir 1992）は以前から徐波睡眠時てんかん放電重積electrical status epilepticus of slow wave sleep（ESES）と関連付けられてきた（訳注：徐波睡眠時持続性棘徐波と同義）．しかし，筆者らが実施したESES 6名の調査では必ずしも言語機能が損なわれているとはかぎらなかった．ESESでは言語障害を伴う場合と伴わない場合がある．

症例

先天性右孔脳症と左片麻痺のあるその少年は脳波上ESESを呈していた．言語能力は良かったが，視空間能力が徐々に低下し，自宅の寝室から浴室までの行き方がわからなくなっていた．外科治療の結果，視空間能力は著しく改善した．

Landau-Kleffner症候群は状態依存性認知機能障害のモデルとして最適である．古い教科書には，抗てんかん薬はてんかん発作に対してのみ有効であり，認知機能障害には無効であると記述されている．おそらくこれは回復が見込めない「燃え尽き」例を取り上げたものだろう．Landau-Kleffner症候群の認知機能障害は積極的な早期治療によって改善することがあり，永続的な認知機能障害を残さずにすむ．

バルプロ酸，ラモトリギン，高用量ベンゾジアゼピン，ステロイドなどの薬物療法のほか，上述した症例のように外科治療も実施されている．特にMorrell（1989）の開発した軟膜下皮質多切術multiple subpial transection（MST）は有効であり，ESESの消失と言語機能の回復が期待できる．かつては治療によって言語機能を回復させることはできないと考えられていたが，MSTはこの考えが誤りであることを明らかにしたのである．繰り返すが，早期治療は機能の回復に役立つだけでなく，永続的な認知機能障害をも予防しうる．

ESESの治療反応性を踏まえると，包括的な評価によっても言語機能障害の原因がみつからない場合，終夜脳波を測定すべきである．なお，Landau-Kleffner症候群の約25％は明確なてんかん発作の既往がないので，注意を要する（Beaumanoir 1992）．

まとめ

認知・行動面の問題を体系的に評価することは，原因の究明や対処法の検討に役立つ．その際，状態依存的な認知機能障害である可能性も忘れてはならない．特に獲得した技能を喪失した患児では注意すべきである．明らかな原因が見当たらない場合には，終夜脳波検査を実施するとよい．そして，高頻度てんかん様放電を認めた場合には早期に積極的な治療を開始する．早期治療によって機能障害の改善が得られるだけでなく，認知機能とコミュニケーション能力の永続的な障害を回避することができる．

文献

Aarts JH, Binnie CD, Smit AM, et al. Selective cognitive impairment during focal and generalized epileptiform EEG activity. Brain 1984；107：293-308.

Beaumanoir A. The Landau-Kleffner Syndrome. In：Roger J, Bureau M, Dravet C, et al．（eds）Epileptic Syndromes in Infancy, Childhood and Adolescence. London：John Libbey 1992：231-43.

Besag FM. Epilepsy, education and the role of mental handicap. In：Ross EM, Woody RC（eds）Epilepsy. London：Bailliere Tindall 1994：561-83.

Besag FM. Childhood epilepsy in relation to mental handicap and behavioural disorders. J Child Psychol Psychiatry 2002；43：103-31.

Besag FM. Cognitive and behavioral outcomes of epileptic syndromes：implications for education and clinical practice. Epilepsia 2006；47（Suppl 2）：119-25.

Besag FM, Mills M, Wardale F, et al. The validation of a new ambulatory spike and wave monitor. Electroencephalogr Clin Neurophysiol 1989；73：157-61.

Besag FM, O'Neill C, Ross E. A comparison between children with epilepsy in an inner-city region and those within a special centre, using measures of educational difficulty, behavioural problems and quality of life. Epilepsia 1999；40：243.

Butler CR, Bhaduri A, Acosta-Cabronero J, et al. Transient epileptic amnesia：regional brain atrophy and its relationship to memory deficits. Brain 2009；132：2-6.

Caplan R, Siddarth P, Stahl L, et al. Childhood absence epilepsy：behavioral, cognitive, and linguistic comorbidities. Epilepsia 2008；49：1838-46.

Davies S, Heyman I, Goodman R. A population survey of mental health problems in children with epilepsy. Dev Med Child Neurol 2003；45：292-5.

Deonna T. Cognitive and behavioral disturbances as epileptic manifestations in children：an overview. Semin Pediatr Neurol 1995；2：254-60.

Elliott B, Joyce E, Shorvon S. Delusions, illusions and hallucinations in epilepsy：2. Complex phenomena and psychosis. Epilepsy Res 2009；85：172-86.

Falconer MA. Reversibility by temporal-lobe resection of the behavioral abnormalities of temporal lobe epilepsy. N Engl J Med 1973；289：451-5.

Goodman R. Hemispherectomy and its alternatives in the treatment of intractable epilepsy in patients with infantile hemiplegia. Dev Med Child Neurol 1986；28：251-8.

Landau WM, Kleffner FR. Syndrome of acquired aphasia with convulsive disorder in children. Neurology 1957；7：523-30.

Marston D, Besag FM, Binnie CD, et al. Effects of transitory cognitive impairment on psychosocial functioning of children with epilepsy：a therapeutic trial. Dev Med Child Neurol 1993；35：574-81.

Morrell F, Whisler WW, Bleck TP. Multiple subpial transection：a new approach to the surgical treatment of focal epilepsy. J Neurosurg 1989；70：231-9.

Pazzaglia P, Frank-Pazzaglia L. Record in grade school of pupils with epilepsy：an epidemiological study. Epilepsia 1976；17：361-6.

Ross EM, Peckham CS, West PB, et al. Epilepsy in childhood：findings from the National Child Development Study. Br Med J 1980；280：207-10.

Sillanpaa M. Epilepsy in children：prevalence, disability, and handicap. Epilepsia 1992；33：444-9.

van Elst LT, Woermann FG, Lemieux L, et al. Affective aggression in patients with temporal lobe epilepsy：a quantitative MRI study of the amygdala. Brain 2000；123：234-43.

第6章 認知症

Bernd Pohlmann-Eden, Marie-Aline Eden

　高齢者では認知症だけでなくてんかんもよくみられる．高齢化が急速に進行している現在，認知症とてんかんには今まで以上に目を向けていく必要がある．とはいえ，認知症とてんかんの因果関係について言及できるような体系的な縦断研究は存在しない．認知症の原因は単一ではないので，認知症のタイプによっててんかんの発症率も大きく異なるに違いない．さらに認知症とてんかんを併発している場合，その因果関係を解きほぐす作業も複雑になる．というのも，てんかん発作閾値を低下させるさまざまな要因を考慮しなくてはならず，これには脳血管障害，無症候性の外傷性瘢痕，代謝障害，発作を惹起しうる薬剤などがある．

　認知症併発てんかんに関する神経病理学的知見はほとんどない．したがって，てんかんの有病率，発作型，経過，病態生理，治療法に関する一致した見解がないとしても不思議ではない．本章ではAlzheimer病とてんかん発作の関係に焦点を当てていく．その理由としては，①てんかんを併発している認知症の大半がAlzheimer病であると考えられる，②Alzheimer病では大規模かつ詳細な臨床研究および神経病理学研究の知見が揃っている，③Alzheimer病の認知機能の低下を引き起こしている病態生理がてんかん発作にも関与していることを示す実験データが増えているからである（Larner 2010）．

認知症とてんかんの疫学

　認知症とてんかんの有病率は年齢とともに上昇する．まずは認知症と高齢初発てんかんの疫学を概観し，次に認知症とてんかんの併発率に関する研究を紹介する．

認知症

　疫学研究によれば，66歳以上の4〜12％がなんらかの認知症に罹患しており，軽度のものまで含めれば15％に達するという（Henderson 1990；Fillenbaum et al. 1998）．また，ヨーロッパでの調査では86歳以上の20〜30％がなんらかの認知症に罹患していた（Ramaroson et al. 2003；De Ronchi et al. 2005；Helmer et al. 2006）．MendezとLim（2003）の総説によれば，一般論ではあるが，61歳以上もしくは66歳以上では5歳ごとに認知症の有病率が倍になるという．この総説によると，認知症のうち55〜70％は純粋なAlzheimer病もしくは脳血管性障害との「混合型」であり，25％は脳血管性，15％はLewy小体病だという．

高齢初発てんかん

　神経細胞の発作的な過剰放電の臨床表現がてんかん発作である．てんかん発作では運動症状，感覚症状，精神症状などさまざまな臨床症状とあらゆる段階の意識減損が生じる．老化した脳にてんかん発作が生じやすいのは当然のことだろう．単発の発作とてんかん（訳注：てんかんと診断するためには非誘発性発作を2回以上繰り返していることが必要）の有病率と発症率は成人期を通じてほぼ一定だが，55歳前後から上昇し始め，60歳を超えると急激に高まる（Pohlmann-Eden

2005).

　Hauserら（1993）によると，初回発作の発症率は40〜59歳では10万あたり50だが，60歳を超えると127に上昇する．てんかんの有病率も同じ傾向を示す．55歳前後から上昇傾向を示し，86歳以上（1.2〜2.0％）では一般人口（0.5〜1.0％）の2倍を超える（Sanders and Murray 1991；Tallis et al. 1991；De la Court et al. 1996）．老人ホームの入所者ではてんかんの有病率が8％に達するという（Chandler and Chandler 1998）．

　高齢者のてんかんに最もよくみられる病理所見は脳血管障害であり，その割合は25〜30％と報告されている（Pohlmann-Eden et al. 1997；Pohlmann-Eden 2005）．高齢発症のてんかん発作は潜在性脳血管障害の存在を暗示していることも多く，後に脳卒中を生じるリスクが上昇し，致死的なことも少なくない（Cleary et al. 2004）．脳血管障害以外の原因としては低血糖，全身性疾患，代謝障害，中毒，頭部外傷，脳腫瘍，認知症，中枢神経系の感染症などをあげることができる（Sanders and Murray 1991；Stephen and Brodie 2000）．広く用いられている薬剤の中には発作閾値を下げ，発作を引き起こしうるものがあり，これにはテオフィリン，tramadol，駆虫剤，ある種の抗菌剤，抗うつ薬，抗精神病薬などがある．高齢者では薬剤排出能力が損なわれていたり，発作閾値が低下しているために，薬剤誘発性の発作が特に生じやすい（Stephen and Brodie 2000）．

認知症とてんかん

　興味深いことに，Alzheimer自身が記したAlzheimer病の主要徴候の中にてんかん発作は含まれていない．

　てんかんの発症と認知症の因果関係を評価するには，術語の定義と調査方法を研究者間で統一しなくてはならない．しかし，研究の大半は①横断研究あるいは後ろ向き調査であり，②さまざまな認知症を含み，③単発の発作とてんかんの区別が曖昧で，④血管性認知症やAlzheimer病などの鑑別に必要な画像検査が不十分で，⑤神経病理学的データを欠き，⑥神経心理検査が統一されていないのである．

　てんかん発症に関わる認知症の役割を明らかにするには神経病理所見と画像を用いた病因検索が不可欠である．特に血管病変の検索は重要である．たとえば，高齢者によくみられる皮質下血管性脳症 subcortical vascular encephalopathy は認知症の原因として2番目に多いと考えられている．初期の皮質下血管性脳症はCTでは検出することはできないので，高解像度のMRI（**図6.1**）を撮像する必要がある．皮質下血管性脳症や微小血管ラクナ梗塞は発作閾値の低下やてんかん発作の発症に関連していることが少なくない（Schreiner et al. 1995）．

　報告されている認知症のてんかん有病率は5〜64％にわたり，実にさまざまである（Romanelli et al. 1990；Hauser 1992；Mendez et al. 1994；Volicer et al. 1995；Amatniek et al. 2006）．このばらつきの大きさは調査対象の不均質性を反映しているとしか考えられない．Alzheimer病とはいっても血管病変や重度の皮質下血管性脳症を伴っていることもある．論点を明確にするには以下の研究報告が役立つだろう．

　症例対照研究によると，Alzheimer病を含む認知症と診断されている場合，非誘発性発作のリスクが6倍高くなる（Hessdorfer et al. 1996）．Alzheimer病患者の10〜22％は最低1回の非誘発性発作を経験している（Romanelli et al. 1990；Hauser 1992；

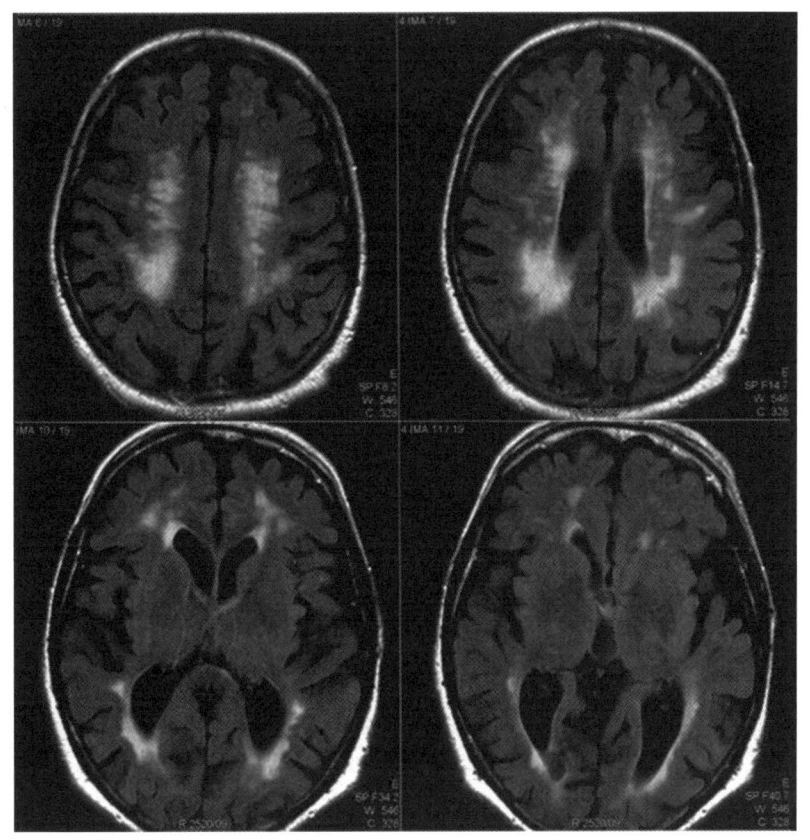

図 6.1 強直間代発作を繰り返す認知症患者の MRI
進行した皮質下血管性脳症を認める.

Mendez et al. 1994；Volicer et al. 1995；McAreavey et al. 1992). 軽症 Alzheimer 病患者の追跡研究によると, 非誘発性発作の累積発症率は7年間で約8％であった (Mendez et al. 1994). 剖検によって Alzheimer 病と確定診断された446名では17％にてんかん発作を認めた (Mendez et al. 1994). つまり, 病理診断例では臨床診断例よりもてんかん発作を生じる危険性が高いと考えることができる (Larner 2010).

　最近になり, ようやく多施設追跡研究が報告された (Scarmeas et al. 2009). この研究ではてんかんの発症率および発症危険因子を決定するために, Alzheimer 病臨床診断例453名を1992年から追跡した. 52名でてんかん発作が疑われたが, 裏付けがとれたのは7名にすぎなかった (全体の1.5％). Alzheimer 病はてんかんの発症危険因子ではあるものの, Alzheimer 病に非誘発性発作が生じることはまれだというのがこの厳密な基準を用いた研究の結論である. 危険因子として同定されたのは Alzheimer 病の若年発症だけであった. 著者らは, この大規模調査の方法論的問題として, 対照群を欠くこと, てんかん発作の診断に必要な信頼できる情報が明らかに不足していること, 脳波検査を実施していないことをあげている.

その他の認知症

神経病理研究によると，Lewy小体病はAlzheimer病に比べてんかん発作の頻度が高い（Weiner et al. 2003）.

表6.1には認知症類型別のてんかん発作の推定発症危険度を示す．表に示したように，認知症の類型が異なれば，てんかん発作の頻度も大きく異なる．Creutzfeldt-Jakob病はまれな疾患だが，てんかん原性を伴う変性過程を反映して，てんかん発作がよくみられる．前頭側頭型認知症ではまれである（Caramelli and Castro 2005）.

発作型，発作重症度，時間経過

ほとんどの研究がAlzheimer病では全般発作が多いと報告している（Heyman et al. 1987；Hauser 1992；McAreavey et al. 1992；Mendez et al. 1994；Scarmeas et al. 2009）．しかし，そのほとんどは後ろ向き調査であり，軽微な焦点性発作徴候や複雑部分発作は見逃されている可能性がある．このことは特に軽度の認知症患者に当てはまるだろう（Mendez and Lim 2003）．認知症患者では局在性脳損傷を背景として焦点性発作が生じやすいと考えられる．Mayoクリニックで最近実施された後ろ向き研究によると，Alzheimer病患者1,738名のうち39名に明らかなてんかん発作の併発を認め，その72％は複雑部分発作であった（Rao et al. 2009）．そして，発作が部分起始性であることを説明しうる脳梗塞や脳出血などのMRI所見をてんかん併発群の36％に認めたという．なお，まれだが，Alzheimer病に非けいれん性発作重積が生じることもある（Armon et al. 2000）.

健忘発作のような珍しいタイプのてんかん発作が生じることもある（Larner 2010）．高齢のDown症候群では若年ミオクロニーてんかんに似たlate-onset myoclonic epilepsy in Down's syndrome（LOMEDS）が報告されている（Genton and Paglia 1994；Li et al. 1995）.

てんかん発作の発症時期についてはAlzheimer病発病後平均6年という報告が大半である（Hauser et al. 1986；Risse et al.

表6.1 認知症の分類とてんかん発作の発症危険度

認知症分類	認知症全体に占める割合（％）	てんかん発作の発症危険度*
Alzheimer病（Lewy小体病を含む）	50〜70	中
重症白質病変を伴う認知症（血管性認知症）	15〜30	中
神経変性運動疾患（多系統萎縮症，Parkinson病，Huntington病）	5〜10	低
前頭側頭型認知症，Pick病	5〜10	低
中毒代謝性疾患（橋本脳症を含む）	<2	中
Creutzfeldt-Jakob病，プリオン病	<2	高
中枢神経系感染症（HIV，ライム病，慢性髄膜炎）	<2	中
正常圧水頭症	<2	中
その他	<2	低

* 低：2％未満，中：2〜15％，高：15％以上
（Mendez and Lim（2003）を一部改訂）

1990；Romanelli et al. 1990；Mendez et al. 1994). 中央値については3.3年という疫学報告がある（Hessdorfer et al. 1996).

まれだが，Alzheimer病と診断されて間もない時期にてんかん発作が生じることもある（Lozsadi and Larner 2006). こうした例外は常染色体優性遺伝形式を示し，presenilinあるいはアミロイド前駆蛋白の遺伝子変異によって発症する早発型家族性Alzheimer病でみられるようである（Ezquerra et al. 1999；Janssen et al. 2000；Takao et al. 2001；Velez-Pardo et al. 2004).

残念ながら，Alzheimer病にみられるてんかん発作の特徴は十分には論じられてこなかった．とはいえ，今までの報告を総合すると，Alzheimer病に併発する発作は他の局在関連てんかんのように慢性化したり頻度が増したりすることはほとんどないと考えられる．また，発作回数もせいぜい数回までのことがほとんどで，抗てんかん薬に対する反応も良好と考えられる．たとえば，Alzheimer病453名の前向き研究によると，てんかん発作を認めたのは7名であり，そのうち4名は1回しか生じていなかったという（Scarmeas et al. 2009).

Alzheimer病ではてんかん発作の出現に伴って悪化する臨床症状もある．てんかん発作を併発した患者では年齢と罹病期間を一致させた対照患者に比べて言語機能障害の進行が速くなることが報告されている（Volicer et al. 1995).

Alzheimer病におけるてんかん発作の病態生理

発作閾値を下げ，非誘発性発作を生じさせる機序については不明な点が多く，推論の域を出ていないのが現状である．

Alzheimer病にてんかん発作が生じる原因としては，神経変性の進行を背景として，これに別の疾患の併発，発作を惹起する薬剤の投与，加齢性変化が加わるためではないかと考えられてきたが，これを支持するデータは少ない．まず，てんかん発作の有無で神経病理所見を比較しても差は見当たらない．実際，神経細胞の脱落，神経原線維変化，ベータアミロイド斑の量や形態（Romanelli et al. 1990；Mendez et al. 1994；Armon et al. 2000) もLewy小体の数（Scarmeas et al. 2009) も変わらないのである．

側頭葉てんかんでは海馬硬化（訳注：神経細胞の脱落とグリアの増殖を背景とする海馬萎縮) がよくみられるが，Alzheimer病についてはどうだろうか．海馬硬化を伴う認知症は0.4％にすぎず（Ala et al. 2000)，てんかん発作を併発したAlzheimer病15例の剖検では海馬硬化は認められなかったことが報告されている（Scarmeas et al. 2009). 一方，Alzheimer病56例を対象とした組織病理研究では，てんかん発作を併発していた6例では頭頂領域と海馬領域の錐体細胞数が有意に減少していたという（Forstl et al. 1992).

Larnerら（2010) の総説によると，Alzheimer病におけるてんかん発作の病態生理学的機序として可能性があるのは①アミロイド関連物質の蓄積，②神経細胞の変化，③潜在性脳血管病変の3つであるという．

てんかん発作発症の脆弱性に遺伝子が関与している場合もあるかもしれない．14番染色体上のpresenilin-1（PSEN1) 遺伝子の突然変異はAlzheimer病の若年発症だけでなく，てんかん発作の発症リスクも高めることが報告されている（Larner and Doran 2006). 21番染色体のトリソミーであるDown症候

群ではbeta-amyloid（Aβ）が過剰に発現しており，50歳前からAlzheimer病を発病することが少なくない．この場合，認知症の進行は早く，てんかん発作も生じやすい（Puri et al. 2001）．Apolipoprotein E4は孤発性Alzheimer病の最大の遺伝性危険因子だが，この保因者では認知症を伴わなくてもてんかん様脳波異常を示すことがある（Palop and Mucke 2009）．

実験研究もこの仮説を支持している．脳内のAβ濃度を高くした遺伝子改変マウスではAlzheimer病に似た病理所見と認知機能の低下を示すだけでなく，皮質と海馬の組織切片が自発発作活動を示す（Palop and Mucke 2009）．別の動物モデルではAβによって神経細胞の過剰興奮とてんかん発作が惹起されている（Minkeviciene et al. 2009）．てんかん原性とAβには特別なつながりがあるのかもしれない．Larner（2010）が指摘しているように，神経変性モデルだけではAlzheimer病のてんかん原性を説明することはできない．というのも，核上性麻痺，大脳皮質基底核変性症，認知症を伴うパーキンソン病などのAβを認めない神経変性疾患ではてんかん発作はほとんど生じないのである．

Forstlら（1992）はてんかん発作を併発したAlzheimer病では不均一な神経細胞変性がみられると報告しているが，神経細胞の発芽（訳注：軸索が伸長し，シナプスを新たに形成すること）やジストロフィー性神経突起（訳注：膨張，歪曲した神経突起．異常tau蛋白が沈着している）の伸展などの神経細胞異常がAlzheimer病のてんかん原性獲得に重要な役割を担っているのかもしれない．神経突起の伸展異常と結合異常は側頭葉てんかんの典型的な組織病理所見としても知られている（Palop and Mucke 2009；Larner 2010）．

近年，神経細胞の発芽制御における抑制性分子の役割に関する研究が進んでいるが，それによると，collapsin-response mediator protein 2（CRMP2）は樹状突起再生の促進に重要な役割を演じているという（Larner 2010）．新世代抗てんかん薬のlacosamideがCRMP2と結合することを考えると，この研究結果は興味深い（Beyreuther et al. 2007）．

Pohlmann-Edenら（1997）は神経細胞の過剰興奮性とてんかん発作の病態生理に関する総説の中で，動物とヒトの両方において脳血管病変が重要な役割を演じていることを指摘している．認知症では脳虚血がよくみられるのに，発作閾値の低下原因を検証するための認知症と脳血管病変を組み合わせた動物モデルが作製されてこなかったことには驚かされる．

診断戦略

てんかんを併発した認知症患者では病歴，既往歴，診察，神経心理検査，睡眠脳波，高分解能MRIなどによって系統的に評価する．心電図と血液検査（電解質，肝酵素，腎機能，血算）もルーチン検査として必要だろう．

正確な診断には何よりも臨床所見が重要である．繰り返し指摘されているように，高齢者や認知症患者の「発作」を的確に診断することは難しい（Mendez and Lim 2003）．高齢者のてんかん発作症状は若年成人とは多少とも異なるようにみえる（Ramsay et al. 2004）．高齢者の発作ではもうろう，思考力低下，記憶障害，失神様症状が多く，行動面の変化は目立たない（Pohlmann-Eden 2005）．脳卒中後のてんかんではTodd麻痺がよくみられるが，この発作後麻痺は一過性脳虚血や再梗塞と間違えやすく，救急搬送さ

れてしまうことがある．発作症状が非特異的なために発作を見落としたり，誤診してしまうこともあるだろう（Ramsay et al. 2004）．認知症に併発したてんかん発作の診断は特に難しく，発作症状の症候学はいまだに確立していない．

認知症に併発したてんかんでは脳波検査もあまり期待できない．Alzheimer病で最もよくみられるのは基礎活動の全般性徐化である（Mendez and Lim 2003）．Alzheimer病患者453名の前向きコホート研究（Scarmeas et al. 2009）によれば，てんかん発作が疑われた52名のうち脳波所見が活用できたのは21例にすぎなかった（なお，てんかん発作と確定診断できたのは52例中7例のみだった）．その内訳は正常脳波38％，汎性徐化38％，局所性徐化20％，てんかん様活動16％であった（てんかん様活動の詳細や分類についての記載はない）．認知症併発てんかん29名の後ろ向き研究によれば，発作間欠期にてんかん様活動を認めたのは38％であり，一側性あるいは両側性の鋭波が多かったという（Rao et al. 2009）．

Alzheimer病に併発したてんかん発作では脳波は感度も特異度も低く，脳波検査の意義はCreutzfeldt-Jakob病や単純ヘルペス脳炎などの特異的な脳波所見を呈する疾患の除外と局所的機能変化の検知に限定され，仮にそのような所見が得られれば，さらに詳細な神経画像検査を実施する．

高齢初発てんかんではMRIは極めて重要な検査であり，発作の原因となった脳障害が局在性かびまん性かを判断することができる（Pohlmann-Eden and Newton 2008）．Alzheimer病との鑑別が常に問題となる脳血管性認知症を見逃すわけにもいかない．**図6.1**は認知症とてんかんを併発した皮質下血管性脳症のMRIである．Alzheimer病併発てんかんの場合，そのてんかん原性に脳血管障害が関与していることがあるが，これについては脳波所見（発作間欠期てんかん様放電）で評価するしかない．

治療戦略

まずは現在服薬中の薬剤を把握することから始める．広く用いられている薬剤の中には発作誘発作用を有し，発作閾値を下げ，発作を引き起こすものがある．たとえば，テオフィリン，tramadol，駆虫剤，抗菌剤の一部，抗うつ薬，抗精神病薬の他，コリンエステラーゼ阻害薬などの抗認知症薬がこれにあたる（Pohlmann-Eden 2005；Caramelli and Castro 2005）．高齢者では薬物代謝が損なわれていたり，発作閾値が低下しているために，こうした発作誘発作用を被りやすい（Stephen and Brodie 2000）．

薬剤誘発性の発作が除外できたのなら，抗てんかん薬の投与を慎重に検討する．高齢者においても抗てんかん薬はてんかん治療の要ではあるが，2回の非誘発性発作を確認してから投与を開始するのが原則である．処方する際には治療によって得られる利益と長期に及ぶ副作用による不利益を天秤にかける必要がある．

今のところ，発作閾値を上げるだけでなく，認知症自体にも効果を発揮する抗てんかん薬はみつかっていない．仮説の域を出てはいないが，新世代薬のlacosamideは発芽に関わるCRMP2と結合するため，てんかん発作の抑制と認知症の進行予防の両方に効果があるのではないかと期待されている（Larner 2010）．

抗てんかん薬は種類が豊富だが，日常臨床

の原則に基づいて個別に最適な薬剤を選択する（Mendez and Lim 2003；Pohlmann-Eden 2005；Hommet et al. 2008）．抗てんかん薬治療を始める際には，加齢に伴う薬物代謝の変化，薬物相互作用，神経毒性に細心の注意を払う．高齢者では胃腸，腎臓，肝臓の機能が低下しているため，消化管からの薬物吸収も肝腎からの排泄も滞りやすい．どの抗てんかん薬であっても認知機能に悪影響を与えることがあるので，認知症が悪化する可能性もある（Mendez and Lim 2003）．われわれの知るかぎり，認知症併発てんかんを対象とした抗てんかん薬の比較対照試験は実施されていない．高齢者を対象とした臨床試験の結果は参考程度に留めるべきである．

従来薬の副作用についてはかなり詳しく研究されている．カルバマゼピン，フェノバルビタール，フェニトイン，プリミドンに関しては，部分発作および二次性全般化発作をもつ成人患者600名以上を対象とした大規模二重盲検試験によってその有効性と安全性が評価されている（Mattson et al. 1985）．この試験によると，4剤とも忍容できない副作用が生じ，脱落率はカルバマゼピンで12％，プリミドンでは33％に達していた．脱落は主に過鎮静，認知機能低下，抑うつによるものだった．

副作用のほか，従来薬でしばしば問題になるのはさまざまな肝酵素の誘導である．これによって薬物相互作用のリスクが増大し，骨代謝にも悪影響を及ぼすので，高齢者では特に注意しなくてはならない（Stephen and Brodie 2000；Ramsay et al. 2004）．たとえば，ビタミンDや性ホルモンの代謝酵素を誘導する抗てんかん薬では長期投与によって骨密度が低下し，骨粗鬆症や骨折のリスクが高まったり，テストステロン欠乏による勃起障害が生じることがある（Ramsay et al. 2004；Pack et al. 2003）．高齢者にはバルプロ酸を除き，従来薬はあまり勧められない．

新世代薬の中には従来薬の欠点（肝酵素の誘導，薬物相互作用，低忍容性）を克服しているものがあり，高齢者向けの第一選択薬として新世代薬を推奨している専門家もいる（Stephen and Brodie 2000；Ramsay et al. 2004；Pohlmann-Eden 2005）．ただし，処方に際しては腎機能に注意する必要がある（訳注：ガバペンチンとレベチラセタムは腎排泄）．腎不全や腎機能障害を認める場合はむしろ従来薬の適応である．

高齢のてんかん患者を対象として，新旧抗てんかん薬の有効性と安全性を比較した臨床試験は4件報告されているが，二重盲検比較は2件にすぎない（Brodie et al. 1999；Rowan et al. 2005）．この二重盲検比較試験によると，新世代薬の有効性は従来薬と比べて少なくとも同等であり，忍容性の高さが治療継続率の高さにつながっていた．

高齢者には安全性が高く，薬物相互作用の少ない抗てんかん薬が求められる．とはいえ，高齢者推奨薬（新世代薬3種とバルプロ酸）にもそれぞれ長所と短所がある（**表6.2**）．

ガバペンチンは忍容性が高く，薬物相互作用やアレルギー反応が生じない反面，発作抑制作用が弱い．このため，適応は良性てんかんや薬物相互作用や薬物代謝が懸念される状態（全身性エリテマトーデスに併発した発作など）に限られる．

レベチラセタムは有効性と安全性が高いだけでなく，薬物相互作用も生じない．したがって，バランスの良い薬剤といえるが，高齢者での使用経験に関する報告はわずかしかない（Ferrendelli et al. 2003）．

ラモトリギンは十分研究されており，認知

表 6.2 高齢者向きの抗てんかん薬

抗てんかん薬	長所	短所	投与回数
ガバペンチン	薬物相互作用なし 忍容性が高い 迅速に増量できる	抗てんかん作用が弱い 腎機能に依存	2～3回/日
レベチラセタム	抗てんかん作用が強い 薬物相互作用なし 忍容性が高い 迅速に増量できる	まれに不眠，精神症状	2回/日
ラモトリギン	実績がある 認知機能障害が少ない	増量に日数を要する アレルギー反応 薬物相互作用あり	2回/日
バルプロ酸	用量調節しやすい 適応が広い 酵素誘導なし	蛋白結合率90% 酵素阻害作用あり 振戦，血小板減少症	1回/日*

*徐放剤の場合

表 6.3 高齢者における抗てんかん薬の推奨用量

抗てんかん薬	初期用量（mg/日）	増量幅（mg）	増量間隔（日）	最終用量（mg/日）
ガバペンチン	400	400	1	1200～1800
レベチラセタム	500	500	1～3	1000～2000
ラモトリギン	12.5～25	12.5～25	14	100～200
バルプロ酸	300	300	2～3	600～1500

機能に対する影響が少なく，認知症患者にも使いやすい．ただし，増量に時間がかかり，薬物相互作用の問題がある．

バルプロ酸は高齢者にも第一選択薬として推奨できる唯一の従来薬である．短期間で増量できて，心毒性を有さず，カルバマゼピン，フェニトイン，フェノバルビタールに比べて鎮静作用が弱い．一方，振戦，血小板減少症，薬物相互作用（訳注：CYP2C9とグルクロン酸転移酵素を阻害する）が生じることがある．

トピラマートは認知機能や言語機能に悪影響を及ぼすため，認知症患者には推奨しない．特に1日200 mg以上では副作用が生じやすくなる（Fritz et al. 2005）．

各抗てんかん薬の推奨用量を**表 6.3** にまとめた．できるだけ単剤で治療すること，ゆっくり増量すること，できるだけ低用量に抑えることが原則である（Mendez and Lim 2003；Pohlmann-Eden 2005）．認知症併発てんかんを対象とした比較試験は実施されていないが，エビデンスレベルIVにおける治療反応性は良好である（Mendez and Lim 2003；Rao et al. 2009）．

まとめ

認知症とてんかんが併発することは決してまれではない．しかし，認知症とてんかんの併発に関する体系的な縦断研究がほとんどないために，その因果関係も疫学も

不明な点が多い．臨床評価，画像検査，神経病理検査によって積極的に病因を検索することが重要である．

診療にあたっては，まずは発作閾値を低下させている要因を除外することに努める．これには脳血管障害，無症候性外傷瘢痕，薬物，代謝異常などがある．

Alzheimer病のてんかん発作は診断確定後3～6年目に生じることが多く，3～10％に生じる．大半は全般性強直間代発作である．焦点性発作の場合は脳血管障害の併発を疑う．また，健忘発作のような珍しい発作症状を呈することも少なくない．

最近の研究によると，Alzheimer病併発てんかんでみられる主な組織病理所見はアミロイド関連病変，神経細胞の構造変化，脳血管障害であった．また，てんかん原性の獲得には神経細胞の発芽やジストロフィー性神経突起の伸展が重要であると考えられている．さらに14番染色体上のPSEN1遺伝子が突然変異しているAlzheimer病ではてんかん発作の発症リスクが高く，遺伝的機序が重要な役割を演じている可能性もある．

Alzheimer病併発てんかんの臨床データが乏しいのは，発作はせいぜい数回しか生じず，経過が良好であることを反映しているのだろう．治療反応性も良好である．

新世代抗てんかん薬は鎮静作用が弱いこと，認知機能障害が生じにくいこと，酵素を誘導せず相互作用（性ホルモン，ビタミンD，併用薬）が生じにくいことから従来薬に比べて使い勝手がよい．

本章で述べたとおり，今まさに求められているのは，臨床，病態生理，実験の各分野で厳密に定義された集団を対象とした体系的な研究である．臨床研究では臨床転帰および発作転帰を明確に定義したうえで，発症早期から詳細な画像検査と脳波検査によって追跡することが必要である．動物研究からは過剰興奮性（発作閾値の低下），認知機能の低下，認知症の発症には共通項が存在することが示唆されている．こうした知見は認知症とてんかんの両方に有効な薬物の開発につながる可能性をも秘めている．

謝辞：本稿の執筆にあたり貴重な意見と教示をいただいたDalhousie大学Kenneth Rockwood教授とKathryn Allen Weldon教授に深謝する．

文献

Ala TA, Beh GO, Frey WH. Pure hippocampal sclerosis：a rare cause of dementia mimicking Alzheimer's disease. Neurology 2000；54：843-8.

Amatniek JC, Hauser WA, DelCastillo-Castaneda C, et al. Incidence and predictors of seizures in patients with Alzheimer's disease. Epilepsia 2006；47：867-72.

Armon C, Peterson GW, Liwnicz BH. Alzheimer's disease underlies some cases of complex-partial status epilepticus. J Clin Neurophysiol 2000；17：511-8.

Beyreuther BK, Freitag J, Heels C, et al. Lacosamide：a review of preclinical properties. CNS Drug Rev 2007；13：21-42.

Brodie MJ, Overstall PW, Giorgi L. The UK Lamotrigine Elderly Study Group：multi centre, double-blind, randomised comparison between lamotrigine and carbamazepine in elderly patients with newly diagnosed epilepsy. Epilepsy Res 1999；37：81-7.

Caramelli P, Castro LHM. Dementia associated epilepsy. Intern Psychogeriatr 2005；17：S195-S206.

Chandler JD, Chandler JE. The prevalence of neuropsychiatric disorders in a nursing home. J Geriatr Psychiatry Neurol 1988；1：71-6.

Cleary P, Shorvon S, Tallis R. Late-onset seizures as a predictor of subsequent stroke. Lancet 2004；363：1184-6.

De la Court A, Breteler MMB, Meinardi H, et al. Prevalence of epilepsy in the elderly：the Rotterdam study. Epilepsia 1996；37：141-7.

De Ronchi D, Berardi D, Menchetti M, et al. Occurrence of cognitive impairment and dementia after the age of 60：a population-based study from Northern Italy. Dement Geriatr Cogn Disord 2005；19：97-105.

Ezquerra M, Camero C, Blesa R, et al. A presenilin 1 mutation（Ser169Pro）associated with early-onset AD and myoclonic seizures. Neurology 1999；52：566-70.

Ferrendelli JA, French J, Leppik I, et al. Use of levetiracetam in a population of patients aged 65 years and older : a subset analysis of the KEEPER trial. Epilepsy Behav 2003 ; 4 : 702-9.

Fillenbaum GG, Heyman A, Huber MS, et al. The prevalence and 3-year incidence of dementia in older Black and White community residents. J Clin Epidemiol 1998 ; 51 : 587-95.

Forstl H, Burns A, Levy R, et al. Neurologic signs in Alzheimer's disease : results of a prospective clinical and neuropathologic study. Arch Neurol 1992 ; 49 : 1038-42.

Fritz N, Glogau S, Hoffmann J, et al. Efficacy and cognitive side effects of tiagabine and topiramate in patients with epilepsy. Epilepsy Behav 2005 ; 6 : 373-81.

Genton P, Paglia G. Epilpesie myoclonic senile? Myoclonies d'apparition tardive dans le syndrome de Down. Epilepsies 1994 ; 1 : 5-11.

Hauser WA. Seizure disorders : the changes with age. Epilepsia 1992 ; 33（Suppl 4）: S6-14.

Hauser WA, Moriis ML, Heston LL, et al. Seizures and myoclonus in patients with Alzheimer's disease. Neurology 1986 ; 36 : 1226-30.

Hauser WA, Annegers JH, Kurland LT. The incidence of epilepsy and unprovoked seizures in Rochester, Minnesota : 1935-1984. Epilepsia 1993 ; 34 : 453-68.

Helmer C, Peres K, Letenneur L, et al. Dementia in subjects aged 75 years or over within the PAQUID cohort : prevalence and burden by severity. Dement Geriatr Cogn Disord 2006 ; 22 : 87-94.

Henderson AS. Epidemiology of dementia disorders. Adv Neurol 1990 ; 51 : 15-25.

Hessdorfer DC, Hauser WA, Annegers JF, et al. Dementia and adult-onset unprovoked seizures. Neurology 1996 ; 46 : 727-30.

Heyman A, Wilkinson WE, Hurwitz BJ, et al. Early onset Alzheimer's disease : clinical predictors of institutionalization and death. Neurology 1987 ; 37 : 980-4.

Hommet C, Mondon K, Camus V, et al. Epilepsia and dementia in the elderly. Dement Geriatr Cogn Disord 2008 ; 25 : 293-300.

Janssen JC, Hall M, Fox NC, et al. Alzheimer's disease due to an intronic presenilin-l（PSENI intron 4）mutation : a clinicopathological study. Brain 2000 ; 123 : 894-907.

Larner AJ. Epileptic seizures in AD patients. Neuromolecular Med 2010 ; 12 : 71-7.

Larner AJ, Doran M. Clinical phenotypic heterogeneity of Alzheinler's disease associated with mutations of the presenilin-l gene. J Neurol 2006 ; 253 : 139-58.

Li LM, O'Donoghue MF, Sander JW. Myoclonic epilepsy of late onset in trisomy 21. Arquivos de Neuropsiquiatrica 1995 ; 53 : 792-4.

Lozsadi DA, Larner AJ. Prevalence and causes of seizures at the time of diagnosis of probable Alzheimer's disease. Dement Geriatr Cogn Disord 2006 ; 22 : 121-4.

Mattson RH, Cramer JA, Collins JF, et al. Comparison of carbamazepine, phenobarbital, phenytoin, and primidone in partial and secondarily generalized tonic-clonic seizures. N Engl J Med 1985 ; 313 : 145-51.

McAreavey MJ, Ballinger BR, Fenton GW. Epileptic seizures in elderly patients with dementia. Epilepsia 1992 ; 33 : 657-60.

Mendez MF, Lim GTH. Seizures in elderly patients with dementia. Drug Aging 2003 ; 20 : 791-803.

Mendez MF, Catanzaro P, Doss RC, et al. Seizures in Alzheimer's disease : clinicopathologic study. J Geriatr Psychiatry Neurol 1994 ; 7 : 230-3.

Minkeviciene R, Rheims S, Dobszay MB, et al. Amyloid-beta-induced neuronal hyperexcitability triggers progressive epilepsy. J Neurosci 2009 ; 29 : 3453-62.

Pack AM, Olarte LS, Morrell MJ, et al. Bone mineral density in an outpatient population receiving enzynle-inducing antiepileptic drugs. Epilepsy Behav 2003 ; 4 : 169-74.

Palop JJ, Mucke L. Epilepsy and cognitive impairment in Alzheimer disease. Arch Neurol 2009 ; 66 : 435-40.

Pohlmann-Eden B. Issues when treating epilepsy in the elderly. Acta Neurol Scand 2005 ; 112（Suppl 181）: 40-6.

Pohlmann-Eden B, Newton M. First Seizure : EEG and neuroimaging following an epileptic seizure. Epilepsia 2008 ; 49（Suppl l）: 19-25.

Pohlmann-Eden B, Cocruus JI, Hoch BD, et al. Stroke and epilepsy : risk factors, pathophysiology and overlap syndromes. Cerebrovasc Dis 1997 ; 7 : 2-9.

Puri BK, Ho KW, Singh I. Age of seizure onset in adults with Down syndrome. Intern J Clin Pract 2001 ; 55 : 442-4.

Ramaroson H, Helmer C, Barberger-Gateau P, et al. Prevalence of dementia and Alzheimer's disease among subjects aged 75 years or over : updated results of the PAQUID cohort. Rev Neurol 2003 ; 159 : 405-11.

Ramsay RE, Rowan I, Pryor FM. Special considerations in treating the elderly patient with epilepsy. Neurology 2004 ; 62（Suppl 2）: S24-S29.

Rao SC, Dove G, Cascino GD, et al. Recurrent seizures in patients with dementia : frequency, seizure types, and treatment outcome. Epilepsy Behav 2009 ; 14 : 118-20.

Risse SC, Lampe TH, Bird TH, et al. Myoclonus, seizures and paratonia in Alzheimer's disease. Alzheimer Dis Assoc Disord 1990 ; 4 : 217-25.

Romanelli MF, Morris JC, Ashkin K, et al. Advanced Alzheimer's disease is a risk factor for late-onset seizures. Arch Neurol 1990 ; 47 : 847-50.

Rowan AJ, Ramsay RE, Collins JF, et al. VA Cooperative Study 428 Group. New onset geriatric epilepsy : a randomized study of gabapentin, lamotrigine, and carbamazepine. Neurology 2005 ; 64 : 1868-73.

Sanders KM, Murray GB. Geriatric epilepsy : a review. J Geriatr Psychiatry Neurol 1991 ; 4 : 98-105.

Scarmeas N, Honig LS, Choi H, et al. Seizures in Alzheimer Disease : who, when, and how common? Arch Neurol 2009 ; 66 : 992-7.

Schreiner A, Pohlmann-Eden B, Schwartz A, et al. Epileptic seizures in subcortical vascular encephalopathy. J Neurol Sci 1995 ; 130 : 171-7.

Stephen LJ, Brodie MJ. Epilepsy in elderly people. Lancet 2000 ; 355 : 1441-6.

Takao M, Ghetti B, Murrell JR, et al. Ectopic white matter neurons, a developmental abnormality that may be caused by the PSEN1 S169L mutation in a case of familial AD with myoclonus and seizures. J Neuropathol Exp Neurol 2001 ; 60 : 1137-52.

Tallis R, Hall G, Craig I, et al. How common are epileptic seizures in old age? Age Ageing 1991 ; 20 : 442-8.

Velez-Pardo C, Arellano JI, Cardona-Gomez P, et al. CAl hippocampal neuronal loss in familial Alzheimer's disease presenilin-1 E280A mutation is related to epilepsy. Epilepsia 2004 ; 45 : 751-6.

Volicer L, Smith S, Volicer BJ. Effect of seizures on progression of dementia of the Alzheimer type. Dementia 1995 ; 6 : 258-63.

Weiner MF, Hynan LS, Parikh B, et al. Can Alzheimer's disease and dementia with Lewy bodies be distinguished clinically? J Geriatr Psychiatry Neurol 2003 ; 16 : 245-50.

第7章 発作周辺期精神症状
Andres M. Kanner

　てんかんに伴う精神症状は発作との時間的関係性に従って発作間欠期精神症状と発作周辺期精神症状peri-ictal psychiatric symptomに大別される．発作間欠期症状は発作とは無関係に生じる．一方，発作周辺期症状は発作と同期して生じるもので，発作前pre-ictal，発作後post-ictal，発作時ictalに分けられる．発作時精神症状とは言うまでもなく発作症状そのものである．発作前後に精神症状が出現することはかなり以前から知られていた．19世紀にはすでにGowers（1881）やHughlings Jackson（1931）による記述がみられるし，Kraepelin（1923）の教科書にも記載されている．

　発作周辺期症状は単一症状（幻聴や易刺激性など）のこともあれば，複数の症状から成り，うつ病，不安障害，精神病と区別がつかないこともある．また，認知症状や神経症状を伴うこともある．発作周辺期症状は比較的よくみられる症状だが，見逃されることが多く，体系的に研究されているとは言いがたい．そのうえ，症状が発作と同期していることに気づかずに，誤診してしまうこともある．本章では発作周辺期症状の特徴について解説する．

発作前精神症状

　発作が差し迫っていて，数時間から2日以内に生じることを予知できる患者が少なからず存在する．また，親によっては子供の態度や行動が発作の前日から変化することに気づいていることがある．実際，発作の数時間前ないしは3日前から精神症状が生じることがある．こうした発作前症状に本人や家族が少なからず気づいているにもかかわらず，その実際の出現率は不明で，研究もわずかである．Mulaら（2008）によると，てんかん患者143名のうち9名で発作前に不快気分症状を認めたという．BlanchetとFrommer（1986）は発作前精神症状を体系的な手法を用いて研究している．かれらはてんかん患者27名の精神症状を56日間にわたり評価尺度を用いて観察し続けたのである．22名は発作の3日前から不快気分を示し，この気分変化は発作の24時間前になるとさらに強まった．ただし，解釈には注意する必要がある．というのも，患者の5～11％は発作前症状として頭痛を自覚するが，この頭痛によって精神症状が増悪している可能性がある（Yankovsky et al. 2005；Cai et al. 2008）．

発作時精神症状

　発作時精神症状には不安感，悲哀感，多幸感などがあるが，これはいわゆる「前兆」に他ならない．前兆の25％は精神症状であり，その60％が恐怖あるいは不安，15％が気分症状である（Williams 1956；Weil 1955；Daly 1958）．

　発作時精神症状のなかでもパニック症状は診断が難しく，パニック障害と誤診されてしまうことが多い．たとえば，Sazgarら（2003）によると，右側頭葉由来の発作症状として発作時恐怖を体験していた5名が過去にパニック障害と診断されていたという．したがって，パニック発作panic attackと発作時パニック

ictal panic を鑑別するためには詳細な病歴聴取が不可欠である．典型的な発作時パニックの場合，持続は30秒以内と短く，症状は毎回同じで，一連の症状の中で生じる．発作が複雑部分発作に発展した場合にはパニック症状に続いてもうろう状態（持続時間はさまざま），流涎などの特徴的な自律神経症状，自動症（程度はさまざま）が出現するだろう．恐怖感自体もパニック発作のように強まることはまずない．一方，パニック発作の場合「死の恐怖」と表現されるような強烈な恐怖感が5〜20分間持続する．場合によっては数時間も続くことがある．パニック発作でも発作時恐怖と同様に頻脈，発汗，頻呼吸など，さまざまな自律神経症状を伴うが，流涎は伴わない．パニック発作では発作症状に完全に飲み込まれてしまって，周囲で何が起きているのかわからなくなることもある．とはいえ，複雑部分発作のようにもうろう状態や意識喪失を呈することはない．なお，パニック障害では広場恐怖を併発することが多いが，発作時パニックでは広場恐怖を伴うことはまずない（Spitz 1991）．もちろん，発作間欠期にパニック障害を併発していれば，このかぎりではない．

発作時恐怖と発作間欠期パニック障害が併発することもありえる．MintzerとLopez（2002）は発作時恐怖が生じる側頭葉てんかん12名の発作間欠期精神障害を調査し，4名はパニック障害，2名はその他の不安障害，8名はうつ病性障害を併発していたと報告している．

発作時恐怖をパニック障害と誤診してしまう原因として以下の3項目が考えられる．

1. 不正確で不完全な病歴聴取．
2. 扁桃体が発作焦点である場合，そのてんかん性放電が形成する電場は極めて狭く，発作間欠期の頭皮上脳波ではてんかん性活動を検知できない（訳注：扁桃体では神経細胞が円形に配列しているため，互いの信号を打ち消し合う閉電場を形成する）．この場合，ビデオ脳波記録によって実際の発作を捕捉する必要がある．また，前兆の発作時放電を検知するために透視下で蝶形骨電極を挿入することもある．
3. 発作時恐怖は劣位半球由来の部分発作で生じることが多い．この場合，複雑部分発作であっても反応性が保たれていることがあり，たとえ発作を目撃できたとしても注意深く観察していないかぎり，もうろう状態やアウェアネスの喪失に気づかないことがある．

発作時恐怖は外科治療後に気分障害を発症する指標になるかもしれない．Kohlerら（2001）は側頭葉前部切除術を受けた側頭葉てんかんの1年後の気分障害と不安障害の有病率を調査し，発作時恐怖を体験していなかった群では術後に気分障害と不安障害が減少していたが，発作時恐怖を体験していた群では減少していなかったことを報告している．

発作時抑うつは発作時恐怖に次いで多い症状である．典型例であれば，抑うつ状態の持続は短く，症状は毎回同じで，一連の症状の中で生じ，その他の発作症状を伴う．よくみられる症状はアンヘドニア，罪悪感，自殺念慮である．

まれだが，精神症状が非けいれん性発作重積nonconvulsive status epilepticus（NCSE）の症状として現れることがある（Kaplan 2002）．これは欠神発作重積，単純部分発作

重積，複雑部分発作重積のいずれでも生じうる．欠神発作重積では指示に従えたり，意識も清明にみえることが多い．言語機能も比較的良好に保たれているが，そっけなく，ゆっくりと同じ返事を繰り返すことがある．欠神発作重積ではこうした認知機能の変化だけでなく，さまざまな精神症状を伴うことがあり，場合によっては抑うつ，焦燥，ときには敵意を表出することもある．欠神発作重積では主観的症状を体験していることが多く，これには以下のような症状がある．「何か別なものを通して世界を見ている感覚」「みんなと同じ世界にいない感覚」「考えが止まらず，押し寄せくる感覚」「自分を見失い，制御できない恐怖感」「親密な感覚」「うまく言い表せない奇妙な感覚」「自分でないような奇妙な感覚」「心配でいらいらして落ち着かない」「性格が完全に変わってしまって，すごくいらいらする，頭痛もひどい」「この世のものとは思えない感覚」など（Agathonikou et al. 1998）．

前頭葉起源のNCSEではもうろう状態を伴わずに精神症状を呈することが多い．たとえば，Rohr-Le Flochら（1998）はNCSEを呈した患者60名のうち57.5％がもうろう状態を伴わない前頭葉起源であったと報告している．多幸的色彩の精神症状を呈しやすく，思考は途切れがちで，その場にそぐわない笑いや保続を呈することが多い．一方，ほぼ同じ割合の患者が「無関心」にみえる状態を呈する．Thomasら（1997, 1999）は前頭葉起源のNCSEの患者10名を研究し，2種類に分類できると報告している．まず，タイプ1では明らかな意識減損は呈さず，軽躁状態あるいは無関心状態となり，7名で観察された．軽躁状態では脱抑制，多弁，なれなれしい態度を示し，無関心状態では無表情で，口数が減り，自発的な行動や感情の表出がなくなる．ほとんどの場合，重積中のエピソード記憶は保たれている．服を拾ったり，こすったり，引っ掻いたりする単純な動作の自動症を伴うことも多い．発作活動は全例で左右どちらかの前頭葉を巻き込み，その拡延は一側半球内に限局していた．タイプ2では時間と場所の見当識障害，粗大な運動症状，保続を伴ったもうろう状態が特徴的で，3名で観察された．発作時脳波については，2名が両側の前頭側頭領域を巻き込んだ発作放電の反復，1名が両側の前頭中心領域の発作放電であった．

幻視や幻聴も単純部分発作重積の症状となりうる．この場合，本人は幻覚が現実ではないことを自覚できている．

最後に，SeshiaとWieserの「持続性前兆 aura continua」を紹介したい．これは前兆とまったく同じ症状が遷延するもので，数時間から数日間続き，単純部分発作重積の症状のひとつと考えられている（Wieser et al. 1985；Seshia and McLachlan 2005）．たとえば，強烈な発作時恐怖と自律神経症状が遷延した症例が何例も報告されている（Zappoli et al. 1983；Wieser et al. 1985；Seshia and McLachlan 2005）．そして，そのほとんどは内側側頭葉に発作焦点を有していた．Zappoliら（1983）は側頭葉起源の単純部分発作と複雑部分発作が連なった発作重積を呈した女性を報告している．この発作重積の臨床症状と脳波所見は2つの位相からなっていた．第1相では強烈な恐怖感が長く続き，明らかな意識減損は認めず，左側頭葉にやや律動的な発作放電が続いた．第2相では左側頭葉の放電は全般化し，意識は減損した．Wieserら（1985）は側頭葉起源の単純部分発作重積を4例報告している．発作症状はさまざまな精神知覚症状と自律神経症状であ

り，新皮質と辺縁系内側基底部に発作放電を認めた．ある患者では味覚の前兆が数日にわたり続いたが，扁桃体海馬切除によって発作は消失した．SeshiaとMcLachlan（2005）は普段の複雑部分発作の前兆と内容は同じだが症状の軽い前兆が遷延した6名を報告している．その症状は2〜8年続いていたという．しかし，頭皮上電極でも硬膜下電極でも発作放電は確認されなかった．5名では外科治療後に「持続性前兆」が消失したこと，1名ではlozazepamの静注によって「持続性前兆」が一時的に消失したことから単純部分発作重積と診断することができたという．

発作後精神現象

発作後精神現象はさらに即時性と遅発性に二分できる．即時性発作後精神現象は発作直後から数分ないし2時間程度続くのが一般的だが，48〜72時間にわたり持続することもある．発作後認知機能障害と頭痛はこの時期によくみられる．発作後精神症状は遅発性に生じることが多い．発作後精神症状の特徴は発作後8時間から7日間にわたる無症候期（訳注：清明期lucid intervalともよばれる）を経てから生じる点にある．症状は12時間から7日間持続するが，場合によっては3カ月にわたり持続することもある．

発作後精神症状には複数の様式があり，①単一精神症状，②複数の症状からなる症状群（うつ病，不安障害，精神病に似たエピソード），③発作間欠期精神症状の発作後増悪，④発作間欠期精神症状の持続に分類できる．

発作後単一精神症状

発作後精神症状が知られるようになってから1世紀以上が経つ（Gowers 1881；Hughlings Jackson 1931）．しかし，発作後精神症状の出現率，持続期間，臨床特徴に関する体系的な調査はこれまでにたった1篇しか報告されていない．それは筆者ら（Kanner et al. 2004）によるもので，術前評価に必要なビデオ脳波を記録するために入院した治療抵抗性部分てんかん患者の調査である．発作後症状の評価には42項目からなる質問紙を用いた．この質問紙を用いることによって，30種類の精神症状（うつ症状，全般性不安，パニック発作，広場恐怖，強迫観念，強迫行為，精神病症状，神経植物症状など）と5種類の認知機能障害について，過去3カ月間の発作後と発作間欠期における症状の出現頻度と持続時間を評価することができる．「発作後」は発作終了後72時間までと定義し，「普段経験している」症状を反映させるために，発作の過半数で生じた症状だけを発作後症状とみなした．発作間欠期と発作後の両方で報告された症状については，発作後に明らかに増悪した症状だけを取り上げ，「間欠期精神症状の発作後増悪」として分類した．

「発作間欠期」精神障害の既往および現症を特定するために診断面接も実施した．調査対象は女性67名，男性47名の計114名であり，平均年齢は34.1±10歳，平均罹病期間は21.1±11.5年であった．このうち向精神薬服薬中の14名を除外したので，解析対象は100名となった．発作焦点は側頭葉75名，側頭葉外20名，多焦点5名であった．発作型は複雑部分発作のみと複雑部分発作および二次性全般化が半々であり，発作頻度は月1回以上が78名，月1回未満が22名だった．精神障害の既往を44名に認め，その内訳はうつ病，不安障害，注意欠如障害だった．11名は精神科入院を経験していた．

普段体験している発作後症状は平均8.8±

6.5種類であり，発作後認知症状は2.8±1.8種類，発作後精神症状は5.9±5.3種類であった．発作後精神症状を体験していた患者は74名で，このうち68名は発作後認知症状も体験していて，発作後精神症状のみの体験者は6名だった．残る26名のうち14名は発作後認知症状だけを体験しており，12名は発作後症状を体験したことがなかった．74名中60名（81％）は複数のカテゴリーに属する発作後症状を体験していた（訳注：原著では発作後症状を抑うつ，不安，軽躁，精神病，神経植物症状，疲労，発作後認知症状の7つのカテゴリーに分類している）．特に不安，抑うつ，神経植物症状の組み合わせを体験していることが多かった．カテゴリー別の発作後精神症状の出現率と持続時間を**表7.1**に示す．

1）発作後抑うつ症状

43名に発作後抑うつ症状を認めた．抑うつ症状の平均数は4.8±2.4．13名は発作後の自殺念慮を体験していたが，実際に企図したものはいなかった．

発作後抑うつの各症状の持続時間の中央値は発作後啼泣を除いて24時間だったが，32名では抑うつ症状のすべてが消失するまでに24時間以上を要していた．18名では6種類以上の抑うつ症状が24時間以上持続し，「発作後うつ病エピソード」の定義を満たしていた．

発作間欠期気分障害の既往を25名に，不安障害の既往を11名に認めた．これらの患者では発作後抑うつの症状数が有意に多かった．さらに発作後自殺念慮は大うつ病エピソードの既往および精神科入院歴と明らかに関連していた．

2）発作後不安症状

発作後に不安症状を認めたのは45名（平均症状数2±1）．注目すべきは29名が発作後に広場恐怖を体験していたことである．しかも18名（62％）はこの恐怖症状が発作の群発とはまったく関係がないにもかかわらず，広場恐怖を発作再発の恐怖によるものと解釈していたのである．

各不安症状の持続時間の中央値は6〜24時間．発作後抑うつと同様に30名では1種類以上の不安症状が24時間以上続き，15名（33％）では4種類の不安症状が24時間以上持続した．また，不安障害と気分障害の既往のある患者では発作後不安の症状数が明らかに多かった．

3）発作後軽躁症状

活力亢進や競合思考（訳注：観念奔逸の主観的体験．いくつもの考えが競い合っている体験）は22名が体験していた．競合思考15名，活力亢進9名であり，両方を認めたのは2名だけだった．発作後抑うつ・不安とは対照的に，持続時間は平均2時間と短く，24時間以上持続したのは6名にすぎなかった．発作間欠期精神障害との関連は認められなかった．

4）発作後精神病症状

体験者は7名（平均症状数0.6±1.1）．症状別にみると，注察念慮または関係念慮5名，幻聴2名，被害妄想4名，宗教妄想3名，幻視1名であった．各症状の持続時間の中央値は0.2〜36時間．4名では症状が24時間以上持続し，2名は1〜23時間，残る1名は1時間以内だった．発作間欠期に精神病エピソードを体験しているものはいなかった．精神障害の既往は発作後精神病症状の危険因子ではなかったが，不安障害の既往を認めた患者では症状数が有意に多かった．

表 7.1 発作後精神症状の出現率と持続時間

発作後症状	出現率（%）	持続時間の中央値（幅）
抑うつ症状，いずれか	43	
易刺激性	30	24 （0.5〜108）
欲求不満耐性の低下	36	24 （0.1〜108）
アンヘドニア	32	24 （0.1〜148）
絶望感	25	24 （1.0〜108）
無力感	31	24 （1.0〜108）
号泣	26	6 （0.1〜108）
自殺念慮	13	24 （1.0〜240）
自己評価の低下	27	24 （1.0〜120）
罪業感	23	24 （0.1〜240）
神経植物症状，いずれか	62	
入眠困難	11	―
中途覚醒	13	―
早朝覚醒	11	―
日中の眠気	43	24 （2〜72）
食欲低下	36	24 （2〜148）
食欲亢進	10	15 （0.5〜48）
性欲低下	26	39 （6〜148）
不安症状，いずれか	45	
全般性不安	33	24 （0.5〜108）
パニック	10	6 （0.1〜148）
広場恐怖	29	24 （0.5〜296）
発作再発の恐怖	20	―
強迫観念	10	15 （0.1〜72）
自意識過剰	26	6 （0.05〜108）
精神病症状，いずれか	7	
関係念慮	5	15 （0.1〜108）
幻聴	2	6.0 （0.1〜108）
被害妄想	4	0.2 （0.1〜0.25）
宗教妄想	3	6.0 （0.1〜108）
幻視	1	36 （6〜48）
軽躁症状，いずれか	22	
活力亢進	9	2 （0.15〜48）
競合思考	15	2 （0.1〜24）

5）発作後神経植物症状

62名が体験していた（平均症状数2.3±1.1）．12名は神経植物症状だけを体験していた．発作後に入眠困難，中途覚醒，早朝覚醒，食欲亢進が生じることは少ないようである．各神経植物症状の持続時間の中央値は15〜39時間だった．

発作後の抑うつ，不安，神経植物症状の間には高い相関を認めた．精神病症状を体験していた7名は全例が抑うつと不安も体験していた．軽躁症状は精神病症状とだけ相関していた．注目すべきは，発作後抑うつの体験者

では発作後認知障害の項目数が有意に多く，両者が関連していた点である．

6）発作間欠期精神症状の発作後増悪

発作間欠期の不快気分症を記述したKraepelin（1923）は，間欠期精神症状が発作後にも持続することを述べているが，発作後の増悪については明確には言及していなかった．Kannerら（2008）の報告によれば，発作間欠期精神症状の体験者38名（抑うつ症状24名，不安症状4名，両症状6名）のうち36名（94％）で発作後に症状の増悪を認めた．したがって，間欠期精神症状のほとんどが発作後に増悪していたことになる．そのうち19名は症状のすべてが増悪したと回答したが，17名は症状が増悪することもあれば，しないこともあると回答した．さらに30名（83％）は発作後に発作間欠期とは異なる精神症状を新たに体験していた．そして，発作間欠期抑うつ・不安症状が発作後に増悪した患者では発作後に新たな抑うつ・不安症状を体験している割合が有意に多かった．Mulaら（2010）も発作間欠期症状が発作後に増悪することを確認している．

7）発作後抑うつ・不安症状と発作焦点

前述したとおり，この研究では対象者全員がビデオ脳波，高解像度MRI，神経心理検査による包括的な術前評価を受けている．そこで，発作時焦点の局在および側性やMRI所見と発作後症状との関連性も検討したのだが，関係する指標はみつからなかった．

8）発作後抑うつ・不安症状とQOL

発作後抑うつ・不安がQOLに悪影響を及ぼすだろうことは想像に難くない．ところが，この問題を扱った研究はこれまでに報告されていない．われわれが現在進めている治療抵抗性てんかん50名の調査では，発作後抑うつ・不安症状とQOL in Epilepsy Inventory-89（QOLIE-89）得点の悪化が関係していることを示している．

発作後精神症状群

上述したように，発作後精神症状では複数の症状が同時に生じ，うつ病エピソード，精神病エピソード，不安障害と区別がつかないことがある．ここでは発作後うつ病エピソードと発作後精神病エピソードを紹介したい．

発作後うつ病エピソード

発作後うつ病エピソードの有病率はよくわかっていない．筆者らの研究（Kanner et al. 2004）では，18名の患者が6項目以上の発作後抑うつ症状を24時間以上体験していた．この症状構成は大うつ病エピソードと瓜二つだが，大うつ病エピソードと診断するためには症状が2週間以上持続していなくてはならない．ところが，患者によってはこのエピソードが1～3週間にわたり持続することがある．

筆者らは大うつ病と区別のつかない発作後うつ病エピソードが24時間以上続いた難治性部分てんかん患者20名と年齢を一致させた対照患者20名の術前所見を比較したことがある（未発表）．その結果，発作時と発作間欠時のデータ，MRI，神経心理評価に差は認められなかったが，発作後うつ病エピソード群では精神症状の既往を有することが多かった．

現状では発作後うつ病エピソードや発作後抑うつ症状を予防するには発作を抑制する他にない．筆者の経験ではあるが，抗うつ薬によって発作間欠期の抑うつ症状は軽快したに

もかかわらず，発作後うつ病エピソードが生じたことがあった（未発表）．

発作後精神病エピソード

ビデオ脳波が記録できるようになり，発作周辺期精神症状群のなかでも特に理解が深まったのが発作後精神病エピソードである．てんかんでみられる精神病性障害の約25％が発作後精神病エピソードであり，その有病率は6〜10％と考えられている（Dongier 1959）．ビデオ脳波記録を用いた研究によれば，部分てんかん患者の発作後精神病エピソードの発症率は6.4％であった（Kanner et al. 1996）．1988年にLogsdailとTooneが提唱した発作後精神病エピソードの診断基準は今でも広く受け入れられている．

発作後精神病エピソード診断基準

1. 発作後に精神状態が一見正常に戻ってから1週間以内に生じるもうろう状態・精神病状態
2. 持続期間は1日〜3カ月
3. 以下の精神症状を呈する
    (a) 意識混濁，見当識障害，せん妄
    (b) 意識晴明下での幻覚，妄想
    (c) (a) と (b) の混合状態
4. 以下の問題が否定できること
    (a) 抗てんかん薬中毒
    (b) 発作間欠期精神病の既往
    (c) 発作重積（脳波）
    (d) 頭部外傷，アルコール依存，薬物依存の最近の既往

こうした特徴は複数の症例研究によって確認されている（Drake 1987；Savard et al. 1991；Devinsky et al. 1995；Umbricht et al. 1995；Kanner et al. 1996；Kanemoto et al. 1996a，1996b，1999；Fukuchi et al. 2002；Kanner and Ostrovskaya 2008a；Alper et al. 2008）．とはいえ，これらの症例研究では実にさまざまな症状が記述されている．LogsdailとToone（1988）の報告では一次妄想と思考障害を認めたのは1例のみで，9例は病的気分，6例は被害妄想であった．幻覚では幻視と幻聴が多かった．Kannerら（1996）の報告ではほとんどの症例に病的気分も認め，90％はうつ状態，70％は躁うつ混合状態を呈していた．また，70％に焦燥感を認め，20％は自殺念慮を抱いていた．さらに90％に妄想（被害，誇大，心気，宗教）を認め，40％は幻覚（主に幻聴）を体験していた．全例で時間，場所，人物の見当識は保たれていた．Kanemotoら（1996a）は宗教妄想，誇大妄想だけでなく，性的逸脱行為と突然の理由なき攻撃行動が生じた複数例を報告している．Fukuchiら（2002）によると，発作後精神病エピソードでは宗教妄想を25％に認めたのに対し，発作間欠期精神病では2％にしか認めなかったという．Savardら（1991）は9名中7名で被害妄想を中核とした妄想状態を認めたと報告している．Devinskyら（1995）は発作後精神病エピソードではせん妄，被害妄想，幻覚，情動変化がさまざまに組み合わされると述べている．

発作後精神病エピソードでは攻撃性が表出されることがある．Kanemotoら（1999）によれば，発作後精神病エピソード57件のうち13件（23％）に暴力行為を認めたが，発作間欠期精神病では62件中3件（5％）にすぎなかったという．発作後精神病エピソードでみられる衝動行為は，発作直後のもうろう状態とは異なり，意識清明あるいはほぼ清明な状態で生じている．したがって，発作後精神病エピソードは危険であり，てんかんの自

殺率を押し上げている要因のひとつと考えられる.

その他,注目すべき特徴として以下の点をあげることができよう（Logsdail and Toone 1988；Savard et al. 1991；Devinsky et al. 1995；Umbricht et al. 1995；Kanner et al. 1996；Kanemoto et al. 1996a, 1996b, 1999）.①精神病症状が顕現する8〜24時間前に前兆として不眠や焦燥が出現する.②10年の治療歴のある難治性てんかんに生じる.③低用量の抗精神病薬やベンゾジアゼピンによって症状は速やか消失する.④二次性全般化発作（多くは群発）の後に生じる.

発作後精神病エピソードでは珍しい精神症状を認めることもある.Capgras症候群（Drake 1987；Kim 1991）も報告されているし,Klüver-Bucy症候群類似の症状（Anson and Kuhlman 1993）も報告されている.後者は左側頭葉切除後に発作が遷延し,その後に精神症状が現れたという.

発作後精神病エピソードではさまざまな臨床因子との関連性が報告されており,この点で発作後うつ病エピソードとは対照的といえる.まず,発作間欠期あるいは発作時に左右半球それぞれに独立した焦点を認めることが多い（Logsdail and Toone 1988；Savard et al. 1991；Devinsky et al. 1995；Umbricht et al. 1995；Kanner et al. 1996；Kanemoto et al. 1996a, 1996b, 1999；Kanner and Ostrovskaya 2008a；Alper et al. 2008）.発作後精神病エピソードの既往のある18名と既往のない36名の難治性部分てんかん患者を比較したKannerとOstrovskaya（2008a）によれば,発作後精神病エピソードでは89％の確度で両側性の発作焦点が予測されたという.また,対照群に比べて,脳炎の既往,大発作,側頭葉外焦点,局在不明瞭の発作焦点を認めることが多い（Alper et al. 2008）.誤解がないように述べるが,これらの結果は発作後精神病エピソードの既往がある場合は外科治療の適応がなくなることを意味するものではない.まず,発作後精神病エピソードのある患者だからといって必ずしも左右半球それぞれに発作焦点が捕捉されるわけではない.また,外科治療による発作消失率は両側に発作焦点が存在すると低下するのはたしかだが,片側だけに内側側頭葉硬化を認める場合,発作の大部分（80％以上）は萎縮側から始まっているので,術後の記憶障害リスクが高くないことが神経心理検査によって予測できる場合には姑息的手術の適応が考えられる.

発作後精神病エピソードと関連する因子は他にも報告されている.Alperら（2001）は気分障害の家族歴（第1度および第2度親族）によって発作後精神病エピソードが予測できると報告している.発作後精神病エピソードの既往のある6名と対照45名の高解像度MRIと組織病理所見を比較したBriellmannら（2000）は,側頭葉内の異形成が発作後精神病エピソードの危険因子であると報告している.なお,発作後精神病エピソードを呈した患者の海馬体積は正常範囲内であった.一方,側頭葉てんかん111名を調査したKanemotoら（1996b）は,発作後精神病エピソードと海馬萎縮は有意に関連していたと述べている.

発作後精神病エピソードの小児例はいずれもてんかん重積の後に生じている（Nissen-korn 1999；Joshi et al. 2006）.報告されているのは9歳と12歳の男児で,2例とも発作後に生じたことが脳波によって確認されている.

最後に,Kanemotoら（2001）は発作後精神病エピソードの既往があると,外科治療後

に気分障害が生じるリスクが有意に高くなることを報告している．発作後精神病の既往がある場合の術後気分障害の発症率（38％）は既往のない場合（7％）の5倍に及んでいた．

1）発作後精神病エピソードと発作間欠期精神病の関係

発作後精神病エピソードに引き続いて発作間欠期精神病を発病することがある．Tarulliら（2001）によると，発作後精神病エピソードの既往を認めた43例のうち6名は発作間欠期精神病の診断基準も満たしていた．このうち5名は精神病状態が慢性化する前に発作後精神病エピソードを繰り返し体験していて，最終エピソードの7～96カ月後に発作間欠期精神病を発病していた．しかも，5例では発作後と発作間欠期の精神病症状は同じか，酷似していた．KannerとOstrovskaya（2008b）によると，発作後精神病エピソード群では18名中7名が発作間欠期精神病を発病していたが，対照群では36名中1名にすぎなかったという．また，発作間欠期精神病の後に発作後精神病エピソードが生じることもある（Adachi et al. 2002, 2003）．

2）発作後精神病エピソードの治療

発作後うつ病エピソードとは対照的に，発作後精神病エピソードは予防も治療も可能である．ビデオ脳波で両側に発作焦点が捕捉されている場合や発作後精神病エピソードの既往がある場合，家族に最終発作の数日後に精神病エピソードが出現する危険性が高まること，精神病症状の前触れとして生じる不眠，易刺激性，焦燥に注意するよう説明しておくとよい．前駆症状が生じた場合，24時間以内に精神病症状が出現する可能性がある（Dongier 1959）．そして，予防的に少量の非定型抗精神病薬（リスペリドンやクエチアピン）を2～5日間内服させる．精神病症状が出現してしまった場合も非定型抗精神病薬を少量からはじめて，治療反応性と忍容性をみながら投与量を調整する．症状が完全に消失したならば，数日かけて漸減中止すればよい．

まとめ

治療抵抗性てんかんでは発作後精神症状が比較的よくみられる．発作後抑うつと発作後不安では気分障害と不安障害の既往あるいは現症を認めることが多い．また，発作後自殺念慮では入院治療を要するような重度の気分障害の既往を認めることがある．このように，発作後うつ病エピソード，発作後抑うつ，発作後不安に気づければ，精神障害の既往や現症にも気づけるのである．発作後抑うつは薬物治療に反応しないようにみえるが，この問題は未解決であり，前向き研究の結果を待たなくてはならないだろう．

発作後精神病エピソードを認めた場合，左右の大脳半球それぞれに独立した発作焦点が存在している可能性が高い．また，発作間欠期精神病とは区別して捉える必要がある．少量の向精神薬によく反応するので，投与期間も短くてすむ．発作後精神病エピソードが発作間欠期精神病に発展することもある．発作後精神症状について研究する際には認知機能や神経症状を含めた網羅的な発作後状態の評価が欠かせないだろう．

文献

Adachi N, Matsuura M, Hara T, et al. Psychoses and epilepsy：are interictal and postictal psychoses distinct clinical entities? Epilepsia 2002；43：1574-82.

Adachi N, Kato M, Sekimoto M, et al. Recurrent postictal psychosis after remission of interictal psychosis : further evidence of bimodal psychosis. Epilepsia 2003 ; 44 : 1218-22.

Agathonikou A, Panayiotopoulos CP, Giannakodimos S, et al. Typical absence status in adults : diagnostic and syndromic considerations. Epilepsia 1998 ; 39 : 1265-76.

Alper K, Devinsky O, Westbrook L, et al. Premorbid psychiatric risk factors for postictal psychosis. J Neuropsychiatry Clin Neurosci 2001 ; 13 : 492-9.

Alper K, Kuzniecky R, Carlson C, et al. Postictal psychosis in partial epilepsy : a case-control study. Ann Neurol 2008 ; 63 : 602-10.

Anson JA, Kulllinan DT. Postictal Kluver-Bucy syndrome after temporal lobectomy. J Neurol Neurosurg Psychiatry 1993 ; 56 : 311-3.

Blanchet P, Frommer GP. Mood change preceding epileptic seizures. J Nerv Ment Dis 1986 ; 174 : 471-6.

Briellmann RS, Kalnins RM, Hopwood MJ, et al. TLE patients with postictal psychosis : mesial dysplasia and anterior hippocampal preservation. Neurology 2000 ; 55 : 1027-30.

Cai S, Hamiwka LD, Wirrell EC. Peri-ictal headache in children : prevalence and character. Pediatr Neurol 2008 ; 39 : 91-6.

Daly D. Ictal affect. Am J Psychiatry 1958 ; 115 : 97-108.

Devinsky O, Abrahmson H, Alper K, et al. Postictal psychosis : a case control study of 20 patients and 150 controls. Epilepsy Res 1995 ; 20 : 247-53.

Dongier S. Statistical study of clinical and electroencephalographic manifestations of 536 psychotic episodes occurring in 516 epileptics between clinical seizures. Epilepsia 1959 ; 1 : 117-42.

Drake ME. Postictal Capgras syndrome. Clin Neurol Neurosurg 1987 ; 89 : 271-4.

Fukuchi T, Kanemoto K, Kato M, et al. Death in epilepsy with special attention to suicide cases. Epilepsy Res 2002 ; 51 : 233-6.

Gowers WR. Epilepsy and other Chronic and Convulsive Diseases. London : JA Churchill 1881.

Hughlings Jackson J. In : Taylor J, Holmes G, Walshe FMR (eds) Selected Writings of John Hughlings Jackson. London : Hodder and Stoughton 1931 : 119-34.

Joshi CN, Booth FA, Sigurdson ES, et al. Postictal psychosis in a child. Pediatr Neurol 2006 ; 34 : 388-91.

Kanemoto K, Kawasaki J, Kawai J. Postictal psychosis : a comparison with acute interictal and chronic psychoses. Epilepsia 1996a ; 37 : 551-6.

Kanemoto K, Takeuchi J, Kawasaki J, Kawai I. Characteristics of temporal lobe epilepsy with mesial temporal sclerosis, with special reference to psychotic episodes. Neurology 1996b ; 47 : 1199-203.

Kanemoto K, Kawasaki J, Mori E. Violence and epilepsy : a close relation between violence and postictal psychosis. Epilepsia 1999 ; 40 : 107-9.

Kanemoto K, Kim Y, Miyamoto T, Kawasaki J. Presurgical postictal and acute interictal psychoses are differentially associated with postoperative mood and psychotic disorders. J Neuropsychiatry Clin Neurosci 2001 ; 13 : 243-7.

Kanner AM, Ramirez L, Jones JC. The utility of placing sphenoidal electrodes under the foramen ovale with fluoroscopic guidance. J Clin Neurophysiol 1995 ; 12 : 72-81.

Kanner AM, Stagno S, Kotagal P, Morris HH. Postictal psychiatric events during prolonged videoelectroencephalographic monitoring studies. Arch Neurol 1996 ; 53 : 258-63.

Kanner AM, Soto A, Gross-Kanner H. Prevalence and clinical characteristics of postictal psychiatric symptoms in partial epilepsy. Neurology 2004 ; 62 : 708-13.

Kanner AM, Ostrovskaya A. Long-term significance of postictal psychotic episodes I. Are they predictive of bilateral ictal foci? Epilepsy Behav 2008a ; 12 : 150-3.

Kanner AM, Ostrovskaya A. Long-term significance of postictal psychotic episodes II : are they predictive of interictal psychotic episodes? Epilepsy Behav 2008b ; 12 : 154-6.

Kaplan PW. Behavioral manifestations of nonconvulsive status epilepticus. Epilepsy Behav 2002 ; 3 : 122-39.

Kim E. A postictal variant of Capgras' syndrome in a patient with a frontal meningioma : a case report. Psychosomatics 1991 ; 32 : 448-51.

Kohler CG, Carran MA, Bilker W, et al. Association of fear auras with mood and anxiety disorders after temporal lobectomy. Epilepsia 2001 ; 42 : 674-81.

Kraepelin E. Psychiatrie, 8th edn. Leipzig : Barth 1923.

Logsdail SJ, Toone BK. Postictal psychosis : a clinical and phenomenological description. Br J Psychiatry 1988 ; 152 : 246-52.

Mintzer S, Lopez F. Comorbidity of ictal fear and panic disorder. Epilepsy Behav 2002 ; 3 : 330-7.

Mula M, Schmitz B, Jauch R, et al. On the prevalence of bipolar disorder in epilepsy. Epilepsy Behav 2008 ; 13 : 658-61.

Mula M, Jauch R, Cavanna A, et al. Interictal dysphoric disorder and periictal dysphoric symptoms in patients with epilepsy. Epilepsia 2010 ; 51 : 1139-45.

Nissenkorn A, Moldavsky M, Lorberboym M, et al. Postictal psychosis in a child. J Child Neurol 1999 ; 14 : 818-9.

Rohr-Le Floch J, Gauthier G, Beaumanoir A. Confusional states of epileptic origin : value of emergency EEG. Rev Neurol 1988 ; 144 : 425-36.

Savard G, Andermann F, Olivier A, Remilliard GM. Postictal psychosis after complex partial seizures : a multiple case study. Epilepsia 1991 ; 32 : 225-31.

Sazgar M, Carlen PL, Wennberg R. Panic attack semiology in right temporal lobe epilepsy. Epileptic Disod 2003 ; 5 : 93-100.

Seshia SS, McLachlan RS. Aura continua. Epilepsia 2005 ; 46 : 454-5.

Spitz MC. Panic disorder in seizure patients : a diagnostic pitfall. Epilepsia 1991 ; 32 : 33-8.

Tarulli A, Devinsky O, Alper K. Progression of postictal to

interictal psychosis. Epilepsia 2001；42：1468-71.

Thomas P, Mottin Y. Simple partial frontal nonconvulsive status epilepticus. Rev Neurol 1997；153：421-6.

Thomas P, Zifkin B, Migneco O, et al. Nonconvulsive status epilepticus of frontal origin. Neurology 1999；52：1174.

Umbricht D, Degreef G, Barr WB, et al. Postictal and chronic psychosis in patients with temporal lobe epilepsy. Am J Psychiatry 1995；152：224-31.

Weil A. Depressive reactions associated with temporal lobe uncinate seizures. J Nev Ment Dis 1955；121：505-10.

Wieser HG, Hailemariam S, Regard M, et al. Unilateral limbic epileptic status activity：stereo EEG, behavioral, and cognitive data. Epilepsia 1985；26：19-29.

Williams D. The structure of emotions reflected in epileptic experiences. Brain 1956；79：29-67.

Yankovsky AE, Andermann F, Mercho S, et al. Preictal headache in partial epilepsy. Neurology 2005；65：1979-81.

Zappoli R, Zaccara G, Rossi L, et al. Combined partial temporal and secondary generalized status epilepticus：report of a case with fear bouts followed by prolonged confusion. Eur Neurol 1983；22：192-204.

第8章 発作後精神病
Kousuke Kanemoto

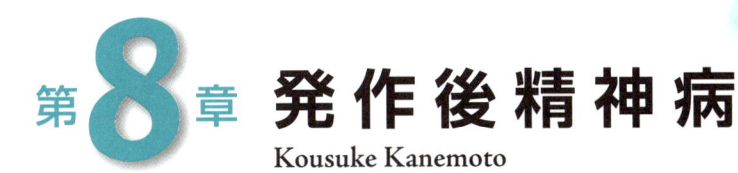

　本書の初版において筆者は21世紀を迎えるまでの発作後精神病postictal psychosisに関する研究を可能なかぎり詳細に振り返り，われわれの新たな知見も紹介した（Kanemoto 2002）．当時はてんかん発作活動と密接なつながりをもつこの特殊な精神状態が独立した臨床単位として一世紀ぶりに注目を集めた時期でもある．発作後精神病の再発見はLogsdailとToone（1988）の論文に始まるが，かれらの先駆的な研究もMichael Trimble（1991）がてんかん精神病に焦点を当てたモノグラフの中で取り上げなかったのなら，気づかれることなく，さらに数十年が経過しただろう．**表8.1**は発作後精神病の症例研究と比較対照研究の一覧である．世紀が変わる前までには発作後精神病の主要な臨床特徴のほとんどは明らかとなり（Mendez and Grau 1991；Savard et al. 1991；Devinsky et al. 1995；Umbricht et al. 1995；Kanemoto et al. 1996；Kanner et al. 1996），世紀が変わると，臨床研究のテーマはさらに深化していった（Lancman et al. 1994；Lui et al. 2001；Adachi et al. 2002；Kanemoto 2002；Oshima et al. 2006；Alper et al. 2008；Falip et al. 2009）．

　ここでは，まず発作後精神病の研究史を簡単に振り返り，その中核群の臨床像について述べた後，今世紀になり明らかとなった知見として，発作後精神病と発作間欠期精神病の関係，発作後精神病の画像所見，発症危険因子，関連する発作周辺期症状を紹介する．

表8.1 発作後精神病に関する症例研究，比較対照研究

報告者	症例数	研究手法	対象の特徴
LogsdailとToone（1988）	14	症例研究	
Savardら（1991）	7	症例研究	
MendezとGrau（1991）	2	症例研究	
Lancmanら（1994）	7	症例研究	再発例
Umbrichtら（1995）	8	比較対照研究	
Devinskiら（1995）	20	比較対照研究	ビデオ脳波記録
Kanemotoら（1996）	30	比較対照研究	間欠期精神病，慢性精神病との比較
Kannerら（1996）	10	比較対照研究	ビデオ脳波記録
Liuら（2001）	12	症例研究	
Kanemotoら（2002）	51	比較対照研究	1996年の研究対象を含む
Adachiら（2002）	36	比較対照研究	間欠期精神病との比較
Oshimaら（2006）	8	比較対照研究	
Alperら（2008）	59	比較対照研究	ビデオ脳波記録，部分てんかん
Falipら（2009）	5	比較対照研究	側頭葉てんかん

歴史的背景と定義

歴史的背景

　1839年に発刊されたEsquirolの教科書には，てんかん発作後数時間から数日間にわたって続く「憤怒」に関する短い記述がある．おそらくこれが最も古い発作後精神病の医学的記述だろう（Devinsky 2008）．1861年，フランスの精神科医Farletはてんかん精神病の体系的な分類を試み，一過性発作周辺期精神病，慢性精神病，真性てんかん精神病の3つに区分した．もちろん当時は発作前，発作時，発作後を厳密に区別することはできなかったので，Farletの分類法と現在の分類法とを単純に比較することはできない．とはいえ，一過性発作周辺期精神病は発作後もうろう状態と，慢性精神病はSlaterの精神病（訳注：統合失調症様てんかん精神病）と重なり合うようにみえる．一方，真性てんかん精神病は激しい精神運動興奮，攻撃性，自己破壊行為などの際立った特徴を有し，発作後精神病と多くの点で類似している．

　19世紀末にはSavageとCloustonによってFarletの記述した激しい情動暴発が発作後に生じやすいことが明らかにされた．John Hughlings Jacksonも発作後の行動変化に注目し，一連の報告を著している（Jackson and Stewart 1899；Jackson 1931）．当初，JacksonはFarletの真性てんかん精神病をてんかん性放電自体の直接的な反映であると考えていた．しかし，1889年にかけて徐々に考えを変え，この極めて多彩な精神病状態がてんかん性放電の余波として間接的に生じると考えるようになった．後述するように，このようなJacksonの相反する考えはいまだに重大な問題点として引き継がれている．すなわち，発作後精神病は「てんかん代理症」なのか，それとも激しい発作放電の余波によって神経回路網が奇妙に変化した状態なのかという議論である．

　ところが，Jacksonの登場と同時にFarletの真性てんかん精神病は医学界から忽然と姿をくらまし，20世紀初頭にはその他のてんかん精神病や単なる発作後もうろう状態と混同されるようになっていった．その後もFarletの唱えた精神病概念は誤解され続け（Kolb and Brodie 1982；Taylor 1972），ついには忘れ去られてしまったのである．たとえば，Levin（1952）の症例研究には発作後精神病の臨床像がありありと目に浮かぶほど秀逸な記述が盛り込まれているが，表題を「てんかん性混濁状態」と銘打ったがために，単なる発作後もうろう状態や発作間欠期精神病から際立っているその臨床像が覆い隠されてしまったのである．

定義

　発作後精神病はてんかん発作との時間的関係と精神病症状の特徴から二次元的に定義することができる．第1軸のてんかん発作との時間的関係については，LogsdailとToone（1988）が提案した基準が一般的であり，発作後精神病は最終発作後1週間以内に出現する精神病状態と定義される．この操作的診断基準は現実的というよりは合理的である．というのも，後述するようにほとんどの発作後精神病は最終発作後3日以内に生じるからである（Devinsky et al. 1995；Kanemoto et al. 1996）．もちろん，発作後精神病中核群の最たる特徴は最終発作後に意識清明期を経てから精神症状が出現することであり，これはそのまま単なる発作後もうろう状態との鑑別点になる．しかし，これまで大半の研究者はこ

の意識清明期の存在を重視してこなかった．仮に意識清明期を経ずに出現した精神症状も発作後精神病に含めてしまうと，理論的には発作周辺期精神病，発作時精神病（持続性前兆 aura continua），さらには発作前精神病（Shukla et al. 2008）までもがひとつながりの状態とみなされてしまうだろう．

第2軸の精神病状態の定義は研究者によってさまざまである．Logsdail と Toone の原案では意識清明下の幻覚あるいは妄想と定義されている．しかし，気分の激変を伴う重度の行動異常も発作後精神病の基本症状のひとつであることから，ICD-10 に基づいて精神病を定義する研究者もいる．これに従えば，発作後亜急性攻撃性亢進や発作後軽躁状態も発作後精神病に属すことになる．発作後抑うつは原則的に奇異な行動を伴わないので，かなり緩い基準でないかぎり発作後精神病には含まれない．図8.1は発作後精神病とその関連精神障害を意識清明期と精神病基準を軸として，二次元に展開したものである．

主要所見

発病率

筆者の所属していた関西てんかんセンターの患者2,905名のうち51名（1.7％）が発作の人工誘発によらない内発性の発作後精神病を体験していた（Kanemoto 2002）．しかし，この数値を諸外国の研究報告（Kanner et al. 1996；Alper et al. 2001, 2008；Falip et al. 2009）と単純に比較することはできない（**表8.2**）．というのも，ほとんどの報告は外科治療に備えた発作捕捉中の発病率を扱っているからである（訳注：発作捕捉中は抗てんか

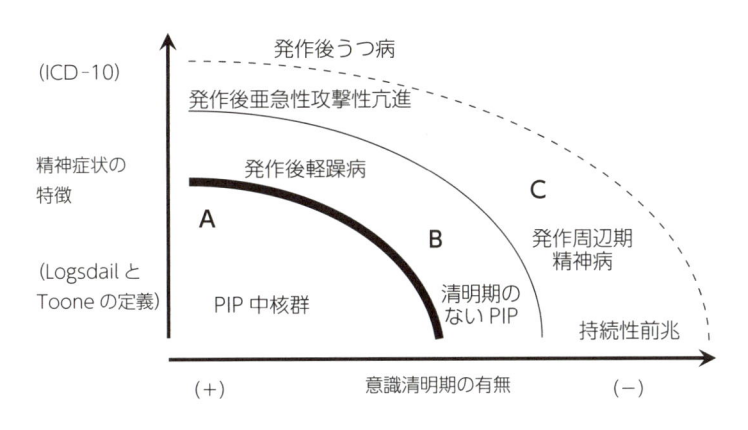

図8.1 発作後精神病 postictal psychosis（PIP）の定義と関連障害
A：厳密な定義，
B：一般的な定義，
C：緩い定義

表8.2 発作後精神病の発病率

著者	てんかん	部分てんかん	発作捕捉中
Kanner ら（1996）		3.6％（6/167）[a]	7.8％（13/167）
Alper ら（2001）			5.9％（29/622）[b]
Kanemoto ら（2002）	1.7％（51/2905）	3.8％（49/1279）	
Oshima ら（2006）		7.4％（8/108）[c]	
Alper ら（2008）			4.4％（59/1340）
Falip ら（2009）		5.5％（3/55）[c]	7.3％（4/55）[c]

[a] 発作を人工誘発する前に生じた発作後精神病のみ．[b] 複雑部分発作．[c] 側頭葉てんかんのみ．

ん薬を減量ないし中断することが多い).

　Kannerら（1996, 2004）によると，検査入院中の症候性部分てんかん患者の発作後精神病の年間発病率は7.8%（13/167）であった．この13名のうち7名では発作捕捉中にはじめて発作後精神病が生じ，残りの6名（3.6%）では人工誘発によらない内発性の発作後精神病が生じていた．われわれの調査でも対象を部分てんかんに限定すると発作後精神病の発病率は3.8%（49/1279）となり，Kannerらの結果とほぼ同じになる（Kanemoto 2002）.

　表8.3は筆者が経験したてんかん精神病200例の内訳である（Kanemoto et al. 2008）．約1/4は発作後精神病だったが，この割合はSchmitzとWolf（1991）の報告と一致し，spike-wave stupor（訳注：非けいれん性発作重積の一種）を除外したAdachiら（2002）の結果（20.8%, 58/282）よりは若干高い．発作間欠期精神病に対する発作後精神病の相対発病率は発作捕捉中に最も高くなり，治療抵抗性てんかんを長期にわたり診療している

てんかんセンターで最も低くなるが，これは当然のことだろう．

発病年齢

　Slaterら（1963）の画期的な論文以来，てんかんを発症してから精神病を発病するまでには平均15年という隔たりがあることが広く知られるようになった．そして，発作後精神病と発作間欠期精神病の両方が10年以上の潜伏期を経て発病すること，発作後精神病のほうが潜伏期間が長いことがその後の研究によって確認されている（Trimble 1991；Adachi et al. 2002；Kanemoto 2002）．図8.2は本邦における統合失調症，発作間欠期精神病，発作後精神病の発症年齢を比較したものだが，統合失調症が最も早く，発作後精神病が最も遅いことがわかるだろう（Kanemoto et al. 1996, 2002；Adachi et al. 2002, 2008；Tadokoro et al. 2007）．

意識清明期

　表8.4に意識清明期lucid intervalに関する報告をまとめた（Levin 1952；Logsdail and Toone 1988；Devinsky et al. 1995；Kanemoto et al. 1996；Lui et al. 2001）．これらの報告はすべて80%以上の症例で意識清明期の持続期間が発作後72時間以内であることを示している．なお，発作捕捉中の発作後精神病を除くと，意識清明期を確認できたのは半数にすぎなかった．

表8.3 てんかん精神病自験例の内訳（200例）

発作後精神病	26.5%	(53)
急性間欠期精神病を併発	2.0%	(4)
慢性精神病に発展	1.0%	(2)
急性間欠期精神病	52.0%	(104)
慢性精神病に発展	11.5%	(23)
慢性精神病	29.5%	(59)
その他	5.0%	(10)

(Kanemoto et al. 2008)

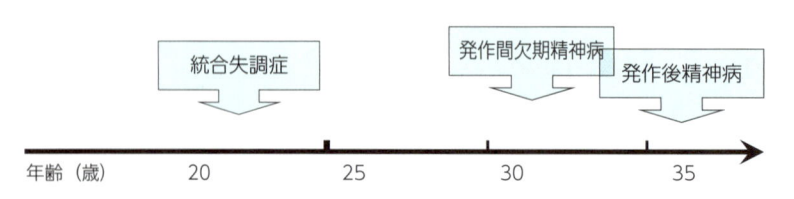

図8.2 統合失調症，発作間欠期精神病，発作後精神病の発症年齢
(Kanemoto et al. 1996, 2002；Adachi et al. 2002, 2008；Tadokoro et al. 2007)

表8.4 意識清明期の持続期間

報告者	＜24時間	＜2日	＜3日	＜1週	LI/PIP*
Levin (1952)	17 (74%)	4 (17%)		2 (9%)	23/52 (44%)
LogsdailとToone (1988)	8 (67%)		2 (17%)		12/14 (85%)
Devinskyら (1995)	11 (58%)	4 (21%)	4 (21%)	0 (0%)	19/20 (95%)
Kanemotoら (1996)	4 (27%)	5 (33%)	4 (27%)	2 (13%)	15/30 (50%)
Liuら (2001)	平均3.5日				12/12 (100%)

*LI/PIP：発作後精神病（PIP）のうち意識清明期（LI）を確認できた割合

表8.5 発作後精神病の持続期間

報告者	＜24時間	≦7日	＞7日	総数
LogsdailとToone (1988)	7%	50%	43%	14
Devinskyら (1995)[a]	16%	74%	11%	20
Kanemotoら (1996)	11%	47%	42%	30
Kannerら (1996)[a]	10%	90%		10
Liuら (2001)	8%	67%	17%	12
Adachiら (2007)	37〜66%[b]		34〜63%[b]	58

[a] 発作捕捉中に生じた発作後精神病，[b] 37%は5日以内，66%は10日以内に軽快．

持続期間

発作後精神病の持続期間は発作間欠期精神病に比べると明らかに短い．Adachiら（2008）によると，発作後精神病48例のうち95％は1カ月以内に軽快していた．別の研究でも，発作後精神病初発エピソード58例の平均持続期間は10.5日であった（Adachi et al. 2007）．表8.5に示したように，発作捕捉中に生じた発作後精神病のほとんどは1週間以内に軽快するが（Devinsky et al. 1995；Kanner et al. 1996），後ろ向き研究の場合は1週間以上が1/3を超える（Logsdail and Toone 1988；Kanemoto et al. 1996；Adachi et al. 2007）．発作捕捉中の発作後精神病であれば，速やかに治療が開始されるだろうから持続期間が短くなるのかもしれない．

再発について

発作後精神病は再発を繰り返しやすく，これも特徴のひとつといえるだろう（Lancman et al. 1994）．その割合は49〜60％と報告されている（Logsdail and Toone 1988；Kanemoto et al. 1996；Kanner et al. 1996；Lui et al. 2001）．

特徴的な精神症状

繰り返し報告されているように，発作後精神病の情動関連症状には特徴がある．表8.6にまとめたように，情動的色彩を帯びた精神症状は2/3以上の症例で認められ，躁状態も1/5〜1/4に生じる（Logsdail and Toone 1988；Devinsky et al. 1995；Kanner et al. 1996；Lui et al. 2001；Kanemoto 2002）．また，半数に軽躁傾向を認めたという報告もある（Kanner et al. 1996；Kanemoto 2002）．

Gerardら（1998）も指摘しているが，発作後精神病の経過中には暴力行為に及ぶこともある．表8.6に示したように，発作後精神病の1/4〜1/3が亜急性の攻撃性を示すこと

表 8.6 発作後精神病でみられる情動関連症状

報告者	情動関連症状	躁症状[a]	暴力	自殺
LogsdailとToone（1988）	64%	21%		
Devinskiyら（1995）				32%[b]
Kannerら（1996）	80%	20%（40%）	30%	20%[c]
Liuら（2001）	42%	25%		
Kanemotoら（2002）	77%	（49%）	28%	8%[d]

[a] 括弧内は軽躁症状の割合，[b] 自殺企図，[c] 自殺念慮，[d] 自殺完遂．

を複数の研究者が見出している（Devinsky et al. 1995；Kanemoto et al. 1996, 2002；Kanner et al. 1996）．特に目立つのはささいな挑発に対して激しい攻撃性を示す点である．発作後躁状態や軽躁状態と同様に，この攻撃性に転ずる気分の易変性も発作後精神病に特徴的な症状である．われわれは発作後精神病，発作間欠期精神病，側頭葉てんかんの複雑部分発作直後のもうろう状態における突発的暴力を比較したことがあるが，先行研究でも指摘されているように，発作後もうろう状態では切迫した危険性を伴った激しい対人暴力行為はほとんどみられなかった（Kanemoto et al. 1999）．一方，発作後精神病では暴力行為を呈する傾向が明らかだった．逆方向の攻撃性の表出である自殺企図も発作後精神病で認めることが多い（Devinsky et al. 1995；Kanner et al. 1996；Kanemoto et al. 1999, 2002；Fukuchi et al. 2002）．

過剰宗教性hyper-religiosityや精神性複視mental diplopiaも発作後精神病の特徴である（Jackson 1888）．DevinskyとLai（2008）は，発作後精神病では宗教的恍惚体験を伴うことから，てんかん患者にみられる帰依（訳注：神を信じ，その力にすがること）に発作後精神病が重要な役割を果たしていると述べている．かれらによると，側頭葉てんかんの2.2%が神秘体験をしているという．Trimble

表 8.7 発作後精神病でよくみられる症状[a]

症状	発作後精神病（45例）	間欠期精神病（126例）
幻視	9	2
誇大妄想	12	1
宗教妄想	10	3
談話心迫	22	1
親近性の錯覚	13	1
精神性複視	8	1

[a] 有意差を認めた症状のみを示す．
（Kanemoto（2003）を一部修正）

（2007）も脳と精神世界を扱った著作の中で，発作後精神病の最中にかなりの患者が神秘的な体験をしていることを指摘している．

1世紀以上も前にJacksonとStewart（1899）は夢様状態dreamy stateの三徴として親近性に関わる錯覚（訳注：既視感など），精神性複視，死の切迫感を取り上げている．親近性に関する錯覚と精神性複視はもっぱら発作後精神病でみられる症状であり，発作後精神病周辺群とも関わりが深い．Jacksonのいう精神性複視とは意識の流れが2つに分かれ，対立し合っている感覚である．Kishiら（2003）が報告した男性例は発作後精神病が生じるたびに典型的な軽躁エピソードの前に二重意識を自覚していた．そして，強烈な神秘的感覚が精神性複視と結びついていた．

発作後精神病でよくみられる精神症状を**表**

表 8.8 発作後精神病の側頭葉てんかん罹患率

報告者	パーセント	患者数
Logsdail と Toone (1988) [a]	79	11/14
Savard ら (1991)	100	9/9
Lancman ら (1994) [b]	100	7/7
Dvinsky ら (1995) [c]	90	18/20
Adachi ら (2002) [d]	75	27/36
Kanemoto ら (2008)	77	41/53
平均	81.2	113/139

[a] 部分てんかん，[b] 再発例のみ，[c] 発作捕捉ユニット，[d] 複雑部分発作を側頭葉てんかんとして計算．

8.7にまとめておく（Kanemoto 2002）．これ以外にも，Capgras症候群（Drake 1987；Kanemoto 1997），自己像幻視（Tadokoro et al. 2006），聴覚性保続（Di Dio et al. 2007）など，興味深い精神症状が報告されている．

側頭葉てんかんとの関連性

例外（Chakrabarti et al. 1999；Cutting et al. 2001）がないわけではないが，発作後精神病の前に生じる発作は複雑部分発作あるいは二次性全般化のどちらかであり，そのほとんどは群発であるというのが一致した見解である．また，**表8.8**に示したように，ほとんどの報告が発作後精神病では側頭葉てんかんが極めて多いことを見出しており，平均すると81.2％となる（Logsdail and Toone 1988；Savard et al. 1991；Lancman et al. 1994；Devinsky et al. 1995；Adachi et al. 2002；Kanemoto et al. 2008）．ところが，Alperら（2008）による最近の報告だけは結果が異なり，側頭葉てんかんの割合は42.2％（25/59）にすぎなかった．とはいえ，診断基準が同じではないので，これらの研究結果を比較することは難しい．発作後精神病と発作間欠期精神病を比較したわれわれの研究（Kanemoto 2002）では，発作後精神病はMRIで側頭葉に所見を認めることが多く，一方，間欠期精神病は全般性棘徐波複合を認めることが多かった（**表8.9**）．また，発作後精神病では間欠期精神病よりも側頭葉てんかんが多かった（77％と53％）．Adachiら（2002）も同様の結果（75％と63％）を報告している．

治療

発作後精神病の治療には予防と急性期の鎮静という二大戦略がある（Kanemoto 2002；Lancman et al. 1994；Devinsky 2008）．Landolt(1963)の交代性精神病とは対照的に，発作の抑制は発作後精神病の再発予防につながる．発作後精神病が生じてしまった場合は病期の短縮あるいは症状の軽減を目指す．発作後精神病の中核群は軽躁状態で発症する．この初期段階で鎮静に成功して入眠させることができれば，精神病症状の発現を阻止できる可能性がある．発作捕捉中であれば，精神科医がこの初期徴候にすぐ気づくことができるだろう．このような介入によって発作後精神病エピソードを中断させることが可能だが，例外がないわけではない（Christodoulou et al. 2002）．暴力を伴う激しい発作後精神病にはECTが有用なこともある（Pascual-Aranda et al. 2001）．

表 8.9 発作後精神病と間欠期精神病のてんかん学的特徴の比較

	発作後精神病 45 例	間欠期精神病 126 例	エピソードなし 2,728 例
【脳波所見】			
側頭葉焦点	73%	62%	
側頭葉外焦点	18%	12%	
側性（左/右）	24%/40%	34%/33%	
全般性棘徐波[b]	2%	17%	
【MRI 所見】			
側頭葉[a, b]	36%	20%	
側頭葉外[a]	9%	11%	
側性（左/右）	27%/20%	27%/16%	
【てんかん類型】			
特発性部分てんかん			27%
症候性部分てんかん			
側頭葉てんかん[b]	87%	59%	15%
側頭葉外てんかん	22%	28%	31%
特発性全般てんかん	—	4%	11%
てんかん脳症	—	6%	14%
その他	4%	9%	

[a] 側頭葉と側頭葉外両方に所見を認める例は除外, [b] 有意差あり（$p<0.05$）
（Kanemoto（2002）を一部修正）

新知見

発作後精神病と発作間欠期精神病の併発

　発作後精神病と発作間欠期精神病 interictal psychosis の併発様式には4種類ある．すなわち，①発作後精神病から慢性精神病への進展（Kanemoto 2002；Logsdail and Toone 1988；Tarulli et al. 2001；Adachi et al. 2002；Devinsky 2008），②発作後精神病から間欠期精神病への連続的な移行（Kwan and Su 2000；Akanuma et al. 2005），③発作後精神病と間欠期精神病の交代性出現，④間欠期精神病寛解後の発作後精神病発病（Adachi et al. 2003）がある．

　このうち最も多いのは発作後精神病から間欠期精神病への進展であり，報告例の大半を占める．とはいえ，併発例の1/3は逆の様式，すなわち間欠期精神病寛解後の発作後精神病発病である（Adachi et al. 2003）．まれだが，発作後精神病のエピソード中に強制正常化が確認されることがあり，KwanとSu（2000）の1例とAkanumaら（2005）の2例が報告されている．

発作後精神病のSPECT研究

　てんかん精神病を大脳の側性あるいは局在と関連付けることを目論んだFlor-Henry（1969）の試みは，いまだ論争のさなかにある．簡単に要約すると，Flor-Henryは一過性もうろう状態を右側頭葉と，統合失調症様精神病状態を左側頭葉と関連付けたが，この大胆な仮説を裏付ける証拠は今のところ十分に揃ってはいない．後者はSlater（1963）の慢

性精神病に合致するが，前者の臨床像は多くの点で発作後精神病に類似しているように思える．

SPECT研究はこの仮説の検証に役立つかもしれない（Jibiki and Yamaguchi 1994）．**図8.3**は4件の先行研究（Nissenkorn et al. 1999；Fong et al. 2000；Leutmezer et al. 2003；Nishida et al. 2006）とわれわれの共同研究(5症例)の結果をまとめたものである．この図からは，発作後精神病の発症には右側頭葉あるいは右前頭側頭葉の相対的過活動が中心的役割を演じているようにみえる．しかも，発作焦点の側性とは関係がなかった．とはいえ，この修正版Flor-Henry仮説も原著と同様に十分な裏付けがあるわけではなく，今後も検討を続けていく必要があるだろう．

最終発作からSPECT測定までの経過時間と高灌流部位の局在との間には興味深い関係があり，前頭葉に高灌流が限局している場合は側頭葉に限局している場合よりも平均経過時間が明らかに短かった．Nishidaら（2006）が指摘しているように，この早期の前頭葉過活動によって発作後精神病の初期症状である軽躁状態を説明できるかもしれない．

気分障害と発作後精神病

発作後精神病と気分障害には精神病理学的な特徴以外にもいくつかの関連性がある．Alperら（2001）によると，発作後精神病の発病リスクは精神病の家族歴を有していても高まらないが，第2度親族内に気分障害の家族歴を有していると3.9倍に高まったという．海馬硬化症があり，側頭葉切除術を受けた側頭葉てんかん52名のわれわれの調査でも，発作後精神病と気分障害との間に関連性を認めた（Kanemoto et al. 2001）．術前の間欠期急性精神病が術後の統合失調症様精神病と密接に関連するのに対し，術前に発作後精神病あるいは遷延性もうろう状態を経験していると術後に気分障害を発症する割合が明らかに高くなっていたのである．また，発作時恐怖と発作後精神病の関連性を指摘した報告も散見される（Savard et al. 1991；Kanemoto 2002）．Kohlerら（2001）によると，発作時恐怖を体験している場合，側頭葉切除後に気分障害または不安障害を発症する割合が高く

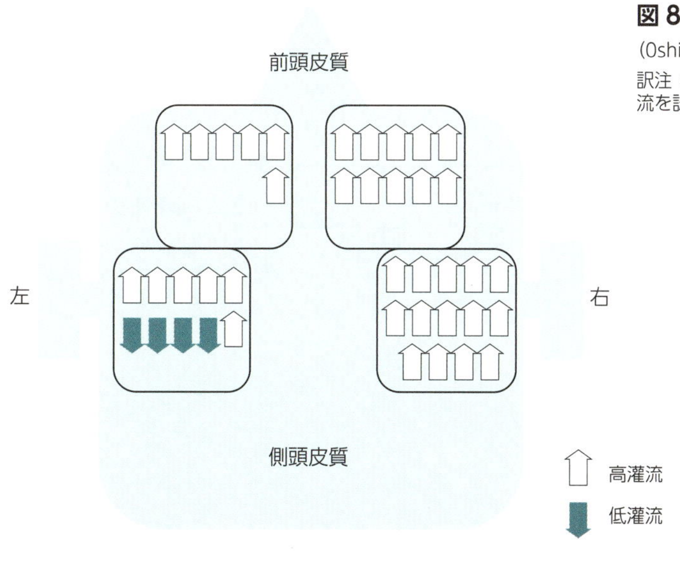

図8.3 発作後精神病のSPECT所見
（Oshima et al. 2011）
訳注：合計19例のうち各領域で高灌流あるいは低灌流を認めた数を示している．

なる傾向があるという（恐怖性前兆群55％，非恐怖性前兆群18％，前兆未経験群7％）．

発作後精神病の亜型と関連症状

SPECT研究と同様に発作後精神病の深部脳波研究も数えるほどしか報告されていないが，その結果は興味深く，発作後精神病に亜型が存在することを示唆している．Soら（1990）は発作後精神病のエピソード中に内側側頭領域の棘波が増加していたことを深部脳波によって確認している．しかし，これが精神病症状の直接的な原因であるとは断言できない．というのも，一般的に発作後には精神病状態を呈さなくても棘波は増えるものなのである．Mathernら（1995）の深部脳波記録では発作後の棘波増加は確認されなかった．一方，Wieserら（1985）の有名な症例報告では，離人感，精神性複視，既視感などの特異な精神症状に一致して辺縁系に発作放電を認めている．これまでに報告された発作後または発作周辺期の精神病エピソードの深部脳波所見を表8.10にまとめておく．整理すると，てんかん性放電を直接反映した精神症状（Wieser et al. 1985；Kanemoto 1997；Takeda et al. 2001）とてんかん発作の余波と考えられる精神症状（So et al. 1990；Mathern et al. 1995）に分けることができるだろう．

発作後精神病中核群と発作周辺期精神病の相互関係に関する私見を図8.4に示す．発作周辺期精神病はまさに「てんかん代理症 epileptic equivalent」であり，辺縁系発作重積によるものといえる（図8.5-b）．一方，発作後精神病中核群は辺縁系回路に生じた過剰な発作後抑制を反映したものといえる（図8.5-a）．この発作後抑制は単なる神経細胞の消耗

表8.10 精神病エピソード中の深部脳波記録

報告者	精神症状	深部脳波所見
Soら（1990）[a]	精神病性	両側側頭領域の棘波増加
Mathernら（1995）[a]	精神病性，攻撃性	変化なし
Wieserら（1985）[b]	不快気分，攻撃性	左辺縁系発作重積
Kanemoto（1997）[a,b]	Capgras症候群，恐怖	左辺縁系発作重積
Takedaら（2001）[b]	精神病性，恐怖	左扁桃体発作重積

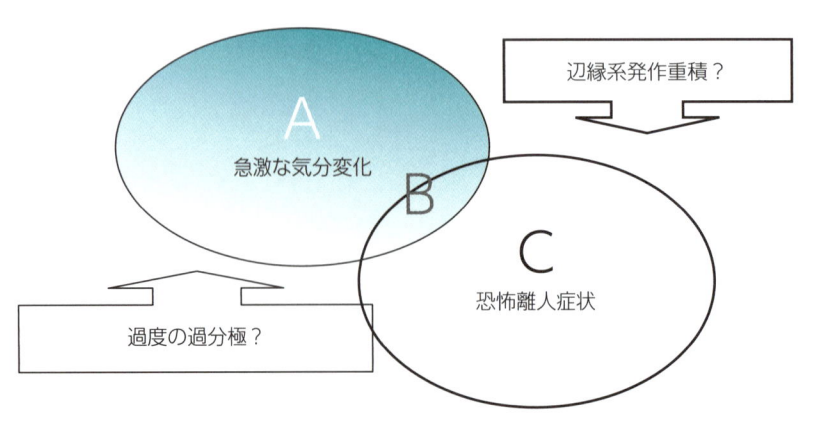

[a] 発作後精神病，[b] 持続性前兆

図 8.4 発作後精神病の亜型と関連症状

A：発作後精神病中核群，
B：発作後亜急性攻撃性亢進，
C：発作周辺期精神病

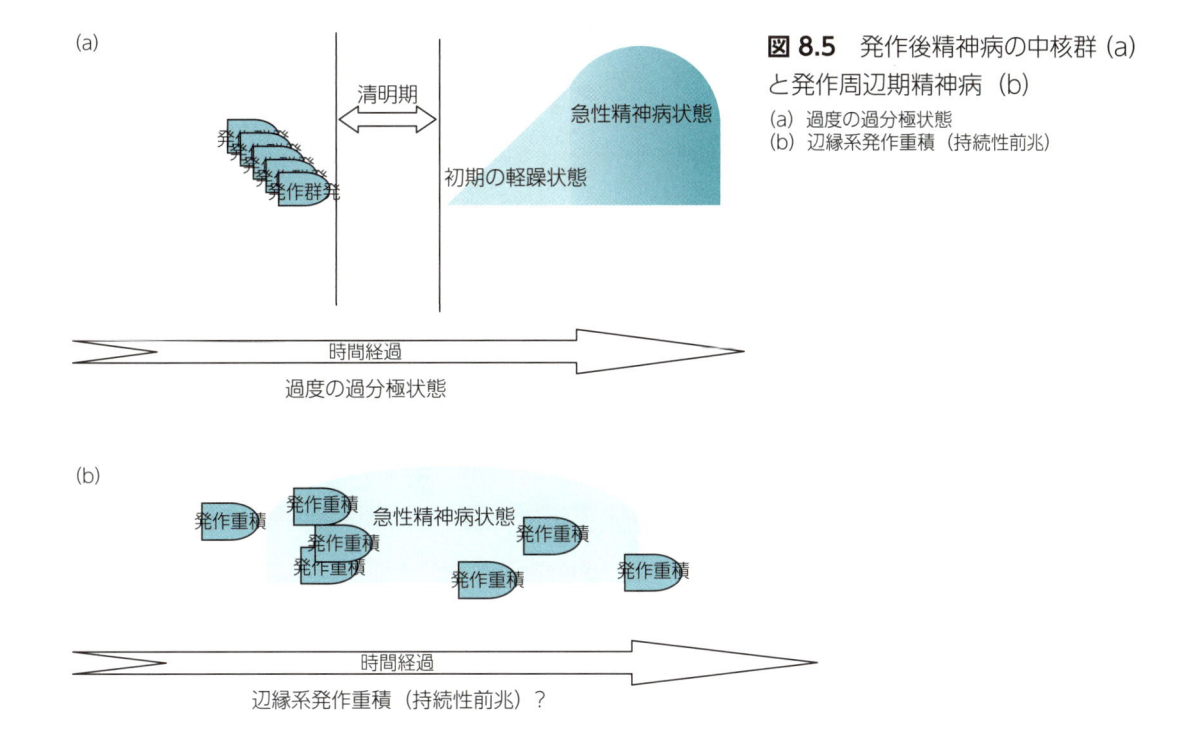

図8.5 発作後精神病の中核群（a）と発作周辺期精神病（b）
(a) 過度の過分極状態
(b) 辺縁系発作重積（持続性前兆）

ではなく，より活動的な過程と考えている．

ここで発作後精神病に関するJacksonの相反する2つの考えに立ち返ろう．一世紀もの間忘れ去られていた発作後精神病を再登場させたのと同じように，てんかんだけにみられるこの奇妙な精神状態はJacksonの発想に立ち返ることによってその理解が深まることだろう．

発作後精神病の発現機序

てんかん精神病の発現機序については2つの学説がある（Kanemoto et al. 2008）．一方は「てんかん精神病」なる状態は存在しないという極端な立場に立ち，精神病の発病素因を有している場合にてんかんが非特異的誘発因子として働き，精神病を発症すると考える．この考え方は「精神力動仮説」を唱えたPond（1957）にまで遡ることができる．この対極にあるのが「辺縁系発作重積」の症状自体が精神病である症例を最初に記したWieserら（1985）の考えである．当然ながら，てんかん活動が精神病の直接原因であるとみなす立場である．**図8.6**はてんかんでみられる精神病の諸型における精神病発病素因とてんかん活動の影響の程度を模式化したものである．

Sachdev（2007）はその総説の中で発作後精神病と交代性精神病を包含する概念を提案している．その説明に従えば，発作後精神病と交代性精神病は激しい発作活動に引き続く過剰な抑制反応の産物であり，辺縁系回路の不安定化を反映していることになる．この考えはStevens（1983）の過剰抑制仮説に遡ることができるが，発作後精神病と発作間欠期精神病では海馬におけるdynorphinの分泌量が増加しているという最近の知見（Bortolato and Solbrig 2007）によっても裏打ちされている．というのも，dynorphinにはオピオイド受容体の過剰刺激を介した精神症状誘発作

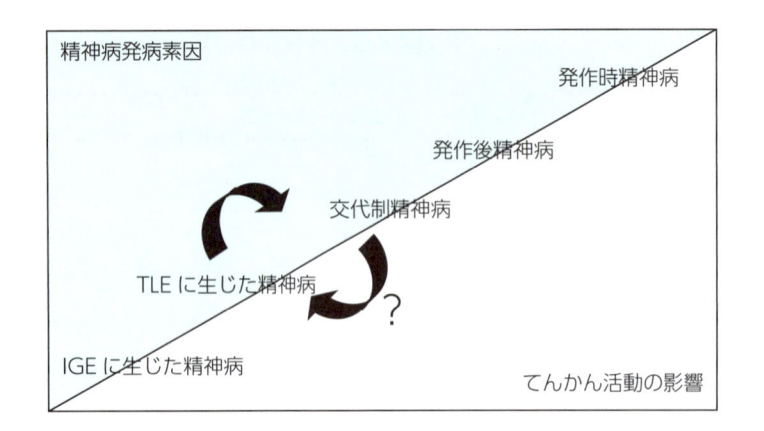

図 8.6 てんかん精神病なのか統合失調症の誘発なのか
IGE：特発性全般てんかん
TLE：側頭葉てんかん

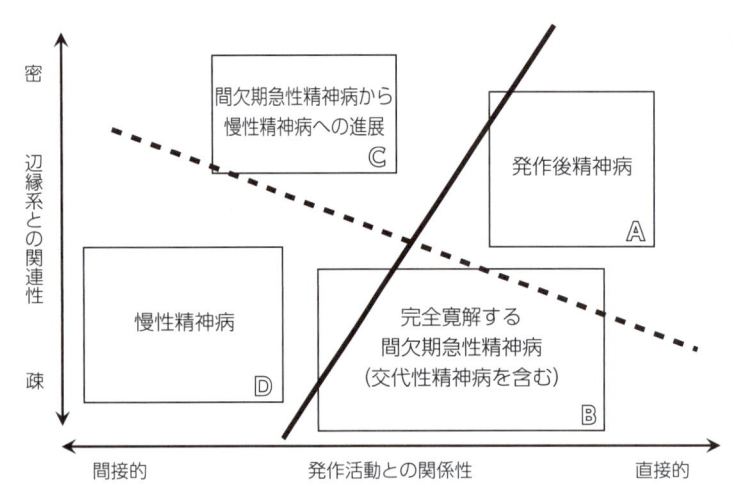

図 8.7 てんかん精神病における辺縁系と発作活動の役割

用がある（訳注：dynorphinはオピオイド受容体作動薬であり，抗てんかん作用と精神症状誘発作用を併せもつ．つまり，dynorphinの過剰分泌はてんかん発作を抑制する代わりに精神症状を惹起する可能性がある）．Sachdevによる一過性てんかん精神病という統合概念はてんかん活動との密接なつながりをもつ点から，交代性精神病の場合はてんかん活動との関係性が逆転しているとはいえ，Farlet（1860）の真性てんかん精神病と同じ概念とみなすこともできる．この点に注目すると，**図8.7**のように，てんかん精神病（A+B）と精神病発病素因を背景とした誘発性精神病（C+D）の間に実線で示した境界線を引くことができる．

一方，われわれは症例検討を通じて急性精神病エピソードから移行した慢性精神病では側頭葉てんかんとの関係性が強いことを突き止めた．さらにこの慢性精神病と発作後精神病はてんかん発症後長い年月を経てから発病するという共通点を有している．したがって，両者とも長期にわたる発作活動によって神経系が徐々に変化し，最終的に精神病の発病準備段階に至ったものと考えることができる．発作後精神病では外科治療の転帰が不良となりやすいが（Guarnieri et al. 2009），両側性発作焦点の形成は発作後精神病の発病危険因子でもある（Kanner and Ostrovskaya 2008）．この観点からすると，発作後精神病例も間欠期急性精神病から慢性精神病への移行例も同

類のてんかん精神病に属し，外科手術によって精神病症状の軽減が見込めるかもしれない．この場合，てんかん精神病（A+C）と誘発性精神病（B+D）との間に点線で示した境界線を引くことができる．

　これら2つの見地は排他的というよりもむしろ補完的である．個々の精神病エピソードの発現に関してはStevensの過剰抑制仮説のほうがうまく説明できる．一方，長い期間を経て精神病の発病準備性を獲得するという見地に立つと，われわれの考えのほうが妥当のように思える．発作後精神病の発現機序の解明に向けた取り組みによって精神病の生物学的基盤の理解はさらに深まることだろう．

　発作後精神病はてんかん学において臨床単位として広く認識されるようになった（DeToffol 2001；Gélisse et al. 2002；Baum et al. 2007；Elliott et al. 2009；Lambrey et al. 2009）．この分野が精神医学とてんかん学の橋渡しとなることを信じている．

　謝辞：文献検索を手伝ってくださったLumina Ogawa女史，興味深くもあまり知られていないこの分野を一緒に研究してきたTomohiro Oshima先生，Yukari Tadokoro先生，Naoto Adachi先生に深謝する．

文献

Adachi N, Matsuura M, Hara T, et al. Psychoses and epilepsy：are interictal and postictal psychoses distinct clinical entities? Epilepsia 2002；43：1574-82.

Adachi N, Kato M, Sekimoto M, et al. Recurrent postictal psychosis after remission of interictal psychosis：further evidence of bimodal psychosis. Epilepsia 2003；44：1218-22.

Adachi N, Ito M, Kanemoto K, et al. Duration of postictal psychotic episodes. Epilepsia 2007；48：1531-7.

Adachi N, Hara T, Oana Y, et al. Difference in age of onset of psychosis between epilepsy and schizophrenia. Epilepsy Res 2008；78：201-6.

Akanuma N, Kanemoto K, Adachi N, et al. Prolonged postictal psychosis with forced normalization（Landolt）in temporal lobe epilepsy. Epilepsy Behav 2005；6：456-9.

Alper K, Devinsky O, Westbrook L, et al. Premorbid psychiatric risk factors for postictal psychosis. J Neuropsychiatry Clin Neurosci 2001；13：492-9.

Alper K, Kuzniecky R, Carlson C, et al. Postictal psychosis in partial epilepsy：a case-control study. Ann Neurol 2008；63：602-10.

Baum P, Kopf A, Hermann W, et al. Postiktale paranoid-halluzinatorische Psychose bei kryptogener Epilepsie. Psychiatr Prax 2007；34：249-57.

Bortolato M, Solbrig MV. The price of seizure control：dynorphins in interictal and postictal psychosis. Psychiatry Res 2007；151：139-43.

Chakrabarti S, Aga VM, Singh R. Postictal mania following primary generalized seizures. Neurol India 1999；47：332-3.

Christodoulou C, Koutroumanidis M, Hennessy MJ, et al. Postictal psychosis after temporal lobectomy. Neurology 2002；59：1432-5.

Cutting S, Lauchheimer A, Barr W, et al. Adult-onset idiopathic generalized epilepsy：clinical and behavioral features. Epilepsia 2001；42：1395-8.

DeToffol B. Syndrome Epileptiques et Troubles Psychotiques. Paris：John Libbey Eurotext 2001.

Devinsky O. Postictal psychosis：common, dangerous, and treatable. Epilepsy Curr 2008；8：31-4.

Devinsky O, Lai G. Spirituality and religion in epilepsy. Epilepsy Behav 2008；12：636-43.

Devinsky O, Abramson H, Alper K, et al. Postictal psychosis：a case control series of 20 patients and 150 controls. Epilepsy Res 1995；20：247-53.

Di Dio AS, Fields MC, Rowan AJ. Palinacousis - auditory perseveration：two cases and a review of the literature. Epilepsia 2007；48：1801-6.

Drake ME Jr. Postictal Capgras syndrome. Clin Neurol Neurosurg 1987；89：271-4.

Elliott B, Joyce E, Shorvon S. Delusions, illusions and hallucinations in epilepsy：2. Complex phenomena and psychosis. Epilepsy Res 2009；85：172-86.

Falip M, Carreno M, Donaire A, et al. Postictal psychosis：a retrospective study in patients with refractory temporal lobe epilepsy. Seizure 2009；18：145-9.

Farlet J. De l'etat des epileptiques. Archives Generales de Medecine 1860；16：661-9, 1861；17：461-91, 1861；18：423-43.

Flor-Henry P. Psychosis and temporal lobe epilepsy：a controlled investigation. Epilepsia 1969；10：363-95.

Fong GC, Fong KY, Mak W, et al. Postictal psychosis related regional cerebral hyperfusion. J Neurol Neurosurg Psychiatry 2000；68：100-1.

Fukuchi T, Kanemoto K, Kato M, et al. Death in epilepsy with special attention to suicide cases. Epilepsy Res 2002 ; 51 : 233-6.

Gélisse P, Samuelian JC, Genton P. Les psychoses de l'epilepsie. Rev Neurol (Paris) 2002 ; 158 : 661-8.

Gerard ME, Spitz MC, Towbin JA, et al. Subacute postictal aggression. Neurology 1998 ; 50 : 384-8.

Guarnieri R, Walz R, Hallak JE, et al. Do psychiatric comorbidities predict postoperative seizure outcome in temporal lobe epilepsy surgery? Epilepsy Behav 2009 ; 14 : 529-34.

Jackson JH. On a particular variety of epilepsy ('intellectual aura'), one case with symptoms of organic brain disease. Brain 1888 ; 11 : 179-207.

Jackson JH. On temporary mental disorders after epileptic paroxysms. In : Taylor J (ed) Selected Writings of Hughlings Jackson. London : Hodder 1931.

Jackson JH, Stewart P. Epileptic attack with a warning of a crude sensation of smell and intellectual aura (dreamy state) in a patient who has symptoms pointing to gross organic disease of right temporo-sphenoidal lobe. Brain 1899 ; 22 : 534-49.

Jibiki I, Yamaguchi N. Epilepsy and SPECT. Neurosci Biobehav Rev 1994 ; 18 : 281-90.

Kanemoto K. Peri ictal Capgras syndrome following clustered ictal fear. Epilepsia 1997 ; 38 : 847-50.

Kanemoto K. Postictal psychoses, revisited. In : Trimble M, Schmitz B (eds) The Neuropsychiatry of Epilepsy. Cambridge : Cambridge University Press 2002 : 117-31.

Kanemoto K, Kawasaki J, Kawai I. Postictal psychosis : a comparison with acute interictal and chronic psychoses. Epilepsia 1996 ; 37 : 551-6.

Kanemoto K, Kawasaki J, Mori E. Violence and epilepsy : a close relation between violence and postictal psychosis. Epilepsia 1999 ; 40 : 107-9.

Kanemoto K, Kim Y, Miyamoto T, et al. Presurgical postictal and acute interictal psychoses are differentially associated with postoperative mood and psychotic disorders. J Neuropsychiatry Clin Neurosci 2001 ; 13 : 243-7.

Kanemoto K, Tadokoro Y, Oshima T. Does psychosis of epilepsy differ from primary psychotic disorder? In : Kanner AM, Schachter S (eds) Controversies in Psychiatric Aspects of Epilepsy. New York : Elsevier 2008 : 111-27.

Kanner AM, Ostrovskaya A. Long-term Significance of postictal psychotic episodes I : are they predictive of bilateral ictal foci? Epilepsy Behav 2008 ; 12 : 150-3.

Kanner AM, Stagno S, Kotagal P, et al. Postictal psychiatric events during prolonged videoelectroencephalographic monitoring studies. Arch Neurol 1996 ; 53 : 258-63.

Kanner AM, Soto A, Gross-Kanner H. Prevalence and clinical characteristics of postictal psychiatric symptoms in partial epilepsy. Neurology 2004 ; 62 : 708-13.

Kishi T, Kaku K, Uegaki J, et al. Postictal psychosis coexisting with forced thinking. Gen Hosp Psychiatry 2003 ; 25 : 55-7.

Kohler CG, Carran MA, Bilker W, et al. Association of fear auras with mood and anxiety disorders after temporal lobectomy. Epilepsia 2001 ; 42 : 674-81.

Kolb LC, Brodie HKH. Modern Clinical Psychiatry. Philadelphia : WB Saunders 1982.

Kwan SY, Su MS. Postictal psychosis with forced normalization. Zhonghua Yi Xue Za Zhi (Taipei) 2000 ; 63 : 418-23.

Lambrey S, Adam C, Baulac M, et al. Postictal psychosis syndrome : a clinical entity to be recognized. Rev Neurol (Paris) 2009 ; 165 : 155-63.

Lancman ME, Craven WJ, Asconape JJ, et al. Clinical management of recurrent postictal psychosis. J Epilepsy 1994 ; 7 : 47-51.

Landolt H. Die Dammer- und Verstimmungszustande bei Epilepsie und ihre Elektroencephalographie. Dtsch Z Nervenheilkunde 1963 ; 185 : 411-30.

Leutmezer F, Podreka I, Asenbaum S, et al. Postictal psychosis in temporal lobe epilepsy. Epilepsia 2003 ; 44 : 582-90.

Levin S. Epileptic clouded states : a review of 52 cases. J Nerv Ment Dis 1952 ; 116 : 215-25.

Liu HC, Chen CH, Yeh IJ, et al. Characteristics of postictal psychosis in a psychiatric center. Psychiatry Clin Neurosci 2001 ; 55 : 635-9.

Logsdail SJ, Toone BK. Postictal psychoses : a clinical and phenomenological description. Br J Psychiatry 1988 ; 152 : 246-52.

Mathern GW, Pretorius JK, Babb TL, et al. Unilateral hippocampal mossy fiber sprouting and bilateral asymmetric neuron loss with episodic postictal psychosis. J Neurosurg 1995 ; 82 : 228-33.

Mendez MF, Grau R. The postictal psychosis of epilepsy : investigation in two patients. Int J Psychiatry Med 1991 ; 21 : 85-92.

Nishida T, Kudo T, Inoue Y, et al. Postictal mania versus postictal psychosis : differences in clinical features, epileptogenic zone, and brain functional changes during postictal period. Epilepsia 2006 ; 47 : 2104-14.

Nissenkorn A, Moldavsky M, Lorberboym M, et al. Postictal psychosis in a child. J Child Neurol 1999 ; 14 : 8 18-9.

Oshima T, Motooka H, Kanemoto K. SPECT findings during postictal psychoses-predominance of relative increase of perfusion in right temporal lobe. Epilepsia 2011 ; 52 : 1192-4.

Oshima T, Tadokoro Y, Kanemoto K. A prospective study of postictal psychoses with emphasis on the periictal type. Epilepsia 2006 ; 47 : 2131-4.

Pascual-Aranda A, Garcia-Morales I, Sanz-Fuentenebro J. Postictal psychosis : resolution after electroconvulsive therapy. Epilepsy Behav 2001 ; 2 : 363-6.

Pond DA. Psychiatric aspects of epilepsy. Journal of the Indian Medical Profession 1957 ; 3 : 1441-51.

Sachdev PS. Alternating and postictal psychoses : review and a unifying hypothesis. Schizophr Bull 2007 ; 33 : 1029-37.

Savard G, Andermann F, Olivier A, et al. Postictal psychosis after partial complex seizures : a multiple case study. Epilepsia 1991 ; 32 : 225-31.

Schmitz B, Wolf P. Psychoses in epilepsy. In : Devinsly O, Theodore WH (eds) Epilepsy and Behavior. New

York : Liss-Wiley 1991 : 97-128.

Shukla G, Singh S, Goyal V, et al. Prolonged preictal psychosis in refractory seizures : a report of three cases. Epilepsy Behav 2008 ; 13 : 252-5.

Slater E, Beard AW, Glithero E. The schizophrenia-like psychoses of epilepsy. Br J Psychiatry 1963 ; 109 : 95-150.

So NK, Savard G, Andermann F, et al. Acute postictal psychosis : a stereo EEG study. Epilepsia 1990 ; 31 : 188-93.

Stevens JR. Psychosis and epilepsy. Ann Neurol 1983 ; 14 : 347-8.

Tadokoro Y, Oshima T, Kanemoto K. Interictal psychoses in comparison with schizophrenia : a prospective study. Epilepsia 2007 ; 48 : 2345-51.

Takeda Y, Inoue Y, Tottori T, et al. Acute psychosis during intracranial EEG monitoring : close relationship between psychotic symptoms and discharges in amygdala. Epilepsia 2001 ; 42 : 719-24.

Tarulli A, Devinsky O, Alper K. Progression of postictal to interictal psychosis. Epilepsia 2001 ; 42 : 1468-71.

Taylor DC. Mental state and temporal lobe epilepsy : a correlative account of 100 patients treated surgically. Epilepsia 1972 ; 13 : 727-65.

Trimble MR. The Psychoses of Epilepsy. New York : Raven Press 1991.

Trimble MR. The Soul in the Brain. Baltimore : The John Hopkins University Press 2007 : 133-58.

Umbricht D, Degreef G, Barr WB, et al. Postictal and chronic psychoses in patients with temporal lobe epilepsy. Am J Psychiatry 1995 ; 152 : 224-31.

Wieser HG, Hailemariam S, Regard M. Unilateral limbic epileptic status activity : stereo-EEG, behavioral, and cognitive data. Epilepsia 1985 ; 26 : 19-29.

第9章 発作間欠期不快気分障害

Marco Mula

てんかんとうつ病をめぐる問題

　てんかんとうつ病の関わりはかなり以前から知られていて，紀元前400年にはすでにHippocratesが以下のような記述を残している（Temkin 1971）．「メランコリーはたいていてんかんになり，てんかんはメランコリーになる．どちらになるかは病弊の向き方によって決まる．身体に向かえばてんかんとなり，知力に向かえばメランコリーとなる」（訳注：当時，うつ状態は黒胆汁症melancholiaとよばれていた）

　てんかんとうつ病は生物学的のみならず心理社会的にも密接に関連している．てんかんは慢性疾患であることに加えて，いまだに多くの差別があり，患者は少なからず困惑し，生活に展望を描けなくなることもある．しかし，このような心理社会的要因だけでなく，神経解剖学や神経化学に基づいた生物学的影響についても考慮する必要があるだろう．てんかんでは辺縁系の機能不全が繰り返し報告されているが，辺縁系は情動処理に重要な役割を果たしている．また，抗てんかん薬の中には発作抑制作用を上回る強い向精神作用を有するものもある．

　てんかん患者は一般人口に比べてうつ病の有病率が高いことが地域住民研究によって確かめられている．英国の疫学研究によると，無作為に抽出したてんかん患者のうつ病有病率は22％に上っていたという（Edeh and Toone 1987）．カナダの一般住民健康調査でもてんかんのうつ病生涯有病率は22％と見積もられ，一般人口（12％）よりもかなり高かった（Tellez-Zenteno et al. 2007）．また，てんかんのうつ病有病率（36.5％）は喘息などの慢性疾患（27.8％）と比較しても高いことが米国の調査によって指摘されている（Ettinger et al. 2004）．

　うつ病の併発はてんかん発作の治療抵抗性を反映しているとの指摘もある．発作頻度が高い場合，最大21％の患者がうつ病を併発するが，発作抑制が良好な場合（発作消失もしくは月に1回未満）は10％を下回るという報告がある（Jacoby et al. 1996）．別の報告でも発作が抑制できていない場合（33％）は寛解している場合（6％）よりも明らかにうつ病を併発しやすいことが指摘されている（O'Donoghue et al. 1999）．

　このような違いは発作によって日常生活に支障をきたした結果だろうと心理社会的に解釈されてしまいがちだが，生物学的基盤の差異を反映していることもあるだろう．てんかんとうつ病の関係は必ずしも一方通行ではない．うつ病を発病する前にてんかんを発症しているとはかぎらず，てんかんに先立ってうつ病を発病していることもあり，このことは複数の研究によって例証されている（Forsgren and Nystrom 1990；Hesdorffer et al. 2000）．うつ病にてんかんが併発する理由としては自殺企図，アルコール・薬物乱用，向精神薬などによる神経変化を反映しているという仮説も成り立つが，未知の遺伝因子やセロトニンやGABAなどの神経伝達系に関わる共通の発症要因を反映していると推定することもできるだろう（Kanner and Balabanov 2002；Kanner 2006）．

特定のてんかん症候群とうつ病の関係

　うつ病を併発しやすいてんかん症候群は存在するだろうか．海馬萎縮を伴うことの多い側頭葉てんかんではうつ病を発病しやすいことが指摘されているが，これには間違いなく辺縁系が関与しているだろう（Quiske et al. 2000）．しかし，側頭葉てんかんと側頭葉外てんかんではうつ病性障害の有病率に差がなかったという報告もある（Swinkels et al. 2006）．とはいえ，大うつ病ではてんかんを併発していなくても海馬体積が明らかに減少していることが繰り返し報告されている（Bremner et al. 2000；Frodl et al. 2002）．また，神経画像研究によって海馬，扁桃体，帯状皮質などの気分制御の基盤となる神経回路網が明らかにされつつあるが，この領域はてんかんとも関係が深い．

　うつ病とてんかん性放電の側性の関係も古くからてんかんの精神医学テーマとして取り上げられてきた．Flor-Henry（1969）は発作焦点の側性と精神病症状との関係について仮説を立て，うつ病は劣位半球の側頭葉てんかんと関係することを提唱した．しかし，この有名な仮説は少数の症例に基づいたものにすぎず，その根拠となるとやや脆弱である．実際，その後の追試では左右どちらの半球とも関係していないなど，一定の結果は得られていない（Lambert and Robertson 1999；Schmitz 2002）．現在では右焦点でも左焦点でも同じようにうつ病を併発するという考えが受け入れられている．最近ではPETやSPECTなどの神経画像研究や神経心理検査によって，てんかんに併発したうつ病では前頭葉機能が障害されていることが明らかにされている．たとえば，左側頭葉てんかんにうつ病を併発している場合，前頭葉課題の成績が低下する（Hermann et al. 1991）．同様の結果が神経画像研究でも報告されている（Schmitz et al. 1997；Bromfield et al. 1990）．こうした知見は研究手法の性質上少数の患者から得られたものにすぎないが，複数の研究で結論が一致しているということは，側頭葉てんかん（特に左焦点），うつ病，前頭葉機能障害に解剖学的関係性があることを示唆するものといえる．さらにてんかん焦点が精神症状のような臨床症状を惹起しうる遠隔領域の機能にも影響を及ぼすという考えを支持するものでもある．

てんかんに伴う非定型うつ病：発作間欠期不快気分障害

　先にも述べたが，てんかんに伴う精神障害の中で最も広く知られているのが発作間欠期のうつ病である．ところで，てんかんに伴ううつ病は一般のうつ病と同じものなのだろうか．この問題については現在も議論が続いている．近年ではDSM-IVやICD-10などの分類体系との類縁性を確認する研究が広く試みられている．内因性うつ病としての特徴を強調する研究者（Betts 1974）もいれば，その反応性の特徴に着目するもの（Mulder and Daly 1952）もいる．一般論として，うつ病概念を広く捉えた場合，てんかんの有無にかかわらず同じうつ病を体験していると仮定しても的外れとはならないだろう．また，気分障害の原因となる脳病変は症状の最終的な表現型に影響すると考えられるため，脳病変によっては目立ってくる症状もあれば，目立たなくなる症状もあるという考え方も同じく成り立つだろう．

　てんかんに特有の気分障害が存在するとい

う考えは，既存の診断基準に合致しない独特の症状を示すことが多いという臨床観察に基づいている（Krishnamoorthy et al. 2007）．てんかんに併発するうつ病の22％は非定型の特徴を有し（Mendez et al. 1986），治療抵抗性てんかんにかぎればその割合は71％に達するという（Kanner et al. 2000, 2004）．このように非定型症状が生じやすい理由はなぜか．発作周辺期症状，抗てんかん薬の向精神作用，不安障害や不安症状の併発率の高さ，さまざまな閾下うつ症状などによっても説明できるだろう．とはいえ，てんかんに併発する気分障害が独自性を有している可能性は否定できないだろう．

　Kraepelin（1923）とBleuler（1949）は顕著な易刺激性に多幸感，恐怖，不安が入り交じった感情症状に活力低下，疼痛，不眠が組み合わさった多形症状がてんかん患者によくみられることに気づいていた．このことはGastaut（1955）によっても確かめられている．Blumer（2000）はこの種の身体表現性・抑うつ症状を発作間欠期不快気分障害interictal dysphoric disorder（IDD）と名づけた．この症候群が気分の周期的変動と攻撃性および易刺激性の突発的暴発を中核症状とすることからdysphoriaという術語を選んだという．他にも，気分変調症dysthymiaに似た中等度の神経症性抑うつが無症状期をはさんで長期にわたって繰り返されることを指摘している研究者もいる（Himmelhoch 1984；Kanner et al. 2000；Kanner 2003）．

　IDDの臨床像も時代とともに変化してきているだろう．現代では抗てんかん薬によって気分変動は抑えられ，抑うつ気分と活力低下が前景に立っているかもしれない．

　Blumerら（2004）の詳細な記述によると，IDDは3つの症状群に大別できる8つの中核症状からなる．その内訳は，変動性抑うつ症状群（抑うつ気分，活力低下，疼痛，不眠），変動性情動症状群（恐怖，不安），「特異」症状群（突発性易刺激性，多幸気分）である（**表9.1**）．不快気分エピソードは誘因なく始まり，意識が混濁することもない．起始と終結は速やかで，ほぼ定期的に一定の様式で反復して現れる（数日から数カ月ごとに生じ，数時間から2日間持続する）．Blumerの提唱したIDD概念は気分障害の枠組みを超え，一過性の精神病像を伴うものや，さらには遷延性の精神病像を伴う神経衰弱状態をも包含するものであった．Blumerの考えに従えば，てんかんにみられる統合失調症様精神病は精神病徴候を伴う重度のIDDあるいは統合失調感情性発作間欠期不快気分障害schizoaffective IDDとして捉えることも可能である．この考え方が躁うつ病と統合失調症の関係性を論じたKraepelin（1923）の影響を受けていることは間違いない．

　数年前になるが，われわれはIDDの精神病理学的特徴を調査し，この症候群がてんかんに特異的な臨床単位なのかを検討した（Mula et al. 2008a, 2008b）．その結果，IDDは片頭痛など他の神経疾患でもみられ，てんかんに特異的とはいえなかった．今後，これが脳器質性感情障害であるのか，中枢神経系

表9.1　発作間欠期不快気分障害の中核症状

変動性抑うつ症状群	抑うつ気分
	活力低下
	疼痛
	不眠
変動性情動症状群	恐怖
	不安
特異症状群	突発性易刺激性
	多幸気分

を直接冒さない慢性疾患でもみられるのかを明らかにしていく必要がある．Blumerら（1988）もこの問題点を認めており，臨床発作がなくても脳損傷があれば脳波異常の有無にかかわらずIDDが生じることがあると述べている．

現在の診断体系におけるIDDの位置づけについても検討する必要がある．図9.1に示したように，IDDは一般臨床でみられるさまざまな感情障害と重なり合っていることは間違いないだろう．筆者らはIDDが不安症状（社交不安，全般性不安）と気分の易変性を伴った気分障害（ほとんどはうつ病相）であることを指摘している（Mula et al. 2008a）．したがって，予後や治療の観点からもIDDがうつ病性障害あるいは双極スペクトラムと共通する要素を有しているのかを明らかにする必要がある．われわれは気分の易変性および易刺激性を伴う点からIDDを双極スペクトラム寄りに捉えている（Möller and Curtis 2004；Benazzi 2007）．このことは標準化されている躁症状およびうつ症状の評価尺度を用いた研究によっても支持されている．実際，躁状態を評価するMood Disorder Questionnaireを用いた場合のIDD診断の特異度（86.0％）はうつ状態を評価するBeck Depression Inventoryによる特異度（65.9％）よりも高かった（Mula et al. 2008a）．うつ病相と攻撃性・易刺激性が目立つ時期を繰り返す双極Ⅱ型障害（Akiskal and Pinto 1999）がさらに不安定になったような気分循環症（訳注：厳密には，軽躁病エピソードと大うつ病エピソードを最低1回経験しているのが双極Ⅱ型障害であり，気分循環性障害では大うつ病エピソードを満たさない抑うつエピソードと軽躁病エピソードを何回も経験している）と共通する特徴をIDDは有しているというのがわれわれの臨床的印象である．こうした特徴はIDDが双極性障害と誤診されやすいという事実からもうかがわれる（Mula et al. 2008b）．さらにBlumerら（2004）は抗てんかん薬と抗うつ薬の併用がIDDに奏効すると指摘しているが，これは双極性うつ病で広く用いられている治療法でもある（訳

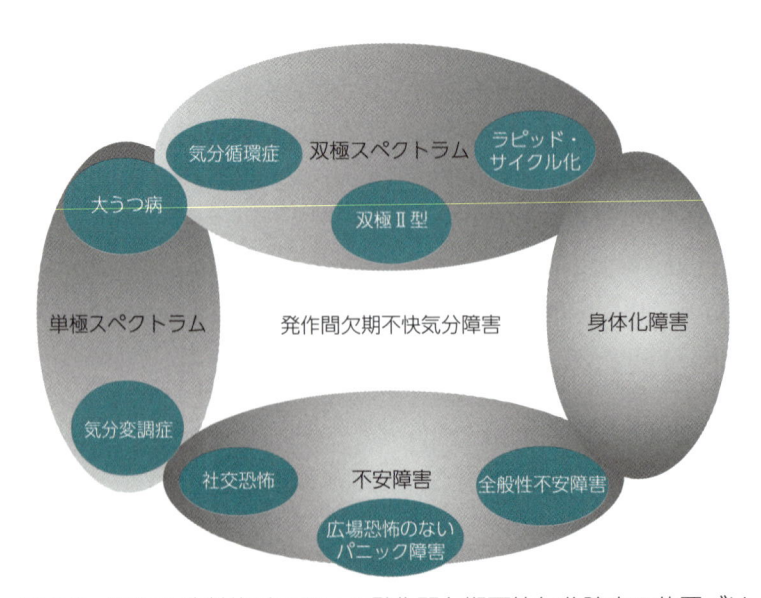

図9.1 現代の診断体系における発作間欠期不快気分障害の位置づけ

注：抗うつ薬は双極性障害を増悪させるとの指摘もある）．

発作間欠期不快気分障害の診断

　先にも触れたが，てんかん患者のうつ症状は非定型で多形症状を呈することが少なくない．そのうえ，うつ病の症状，発作関連症状，抗てんかん薬の副作用症状には共通点（活力低下，不眠または過眠，食欲亢進または低下，性欲減退，精神運動制止または興奮，集中力低下など）が多く，診断に迷ったとしても不思議ではない．てんかんと関連した因子の影響を受けることのない症状を同定するためには，精神状態を体系的に評価する必要がある．

　一般人口でみられる典型的なうつ病とまったく同じ症状からなるうつ病の診断に関しては，てんかん患者向けの診断面接が確立している．半構造化面接であればMini International Neuropsychiatric Interview（MINI）と一緒に用いるEpilepsy Addendum for Psychiatric Assessment（EAPA, Mintzer and Lopez 2002），構造化面接であればSCID-IをもとにしたSCID-E（Krishnamoorthy 2005）がある．しかし，これらを地域住民調査に用いる意義については見解が一致していない．

　スクリーニング用の自己評価尺度では，代表格のBeck Depression Inventory（BDI）の有用性が研究されている．それによると，感度（0.93），特異度（0.81），陰性的中率（0.98）は高かったが，陽性的中率（0.47）が極端に低かった（Jones et al. 2005）．6項目からなる自記式質問紙であるNeurological Disorders Depression Inventory for Epilepsy（NDDI-E）は内的整合性（0.85）も再試験信頼性（0.78）も十分に高く，カットオフ値を15点以上に設定した場合，うつ病診断の特異度は0.90，感度は0.81であった（Gilliam et al. 2006）．

　しかし，こうした診断面接や評価尺度を用いたところでてんかん臨床でよくみかけるIDDの中核症状を特定することはできない．Blumerら（2002）が開発したSeizure QuestionnaireにはIDDの8つの中核症状に関する質問も含まれている．患者だけでなく介護者も回答することによって評価の完全性および正確性が高められている．

　発作間欠期不快気分障害評価尺度Interictal Dysphoric Disorder Inventory（IDDI）はその名のとおりIDDに特化した自記式質問紙であり，独伊共同研究を契機に開発された（Mula et al. 2008a）．38項目からなり，過去12カ月間の各症状の有無，出現頻度，重症度，症状に伴う機能障害を評価することができる（**表9.2**）．そして，Blumerら（2004）の基準に従って，中等度から重度の症状あるいは中等度から重度の機能障害を引き起こしている症状が3つ以上存在する場合にIDDと診断する．また，総得点の算出や，Blumerの提唱した3つのカテゴリー（変動性抑うつ症状群，変動性情動症状群，特異症状群）に対応する下位尺度得点の算出も可能である．さらに症状に伴う支障や苦痛を反映する「重症度」を評価することもできる．IDDI総得点および3つの下位尺度得点は高い相関（0.68～0.85）を示すだけでなく，大うつ病や双極性障害の標準的なスクリーニングテスト（BDIやMood Disorder Questionnaireなど）と比べても遜色のない感度と特異度を有している．IDDIの付録には不快症状の時間経過，持続期間，てんかん発作または抗てんかん薬との関連性に関する質問も用意されている．特に不快症状がいつも決まって発作と関係して出現するかどうか，関係があるとすればそ

表 9.2 発作間欠期不快気分障害評価尺度 Interictal Dysphoric Disorder Inventory (IDDI)

	この12ヵ月間に経験したことについてお尋ねします．最もよく当てはまるものを選んでください．			
1.1	時々，気力の低下を感じることがありましたか．		0 いいえ	1 はい
1.2	それはどの位頻繁に起こりましたか．	1 まれに	2 たまに	3 しばしば
1.3	それはいつもどの位の程度でしたか．	1 軽度	2 中等度	3 重度
1.4	それに伴いどの位支障がでましたか．	1 軽度	2 中等度	3 重度
2.1	時々，身体のどこかが痛むことがありましたか．		0 いいえ	1 はい
2.2	それはどの位頻繁に起こりましたか．	1 まれに	2 たまに	3 しばしば
2.3	それはいつもどの位の程度でしたか．	1 軽度	2 中等度	3 重度
2.4	それに伴いどの位支障がでましたか．	1 軽度	2 中等度	3 重度
3.1	時々，眠れなくなることがありましたか．		0 いいえ	1 はい
3.2	それはどの位頻繁に起こりましたか．	1 まれに	2 たまに	3 しばしば
3.3	それはいつもどの位の程度でしたか．	1 軽度	2 中等度	3 重度
3.4	それに伴いどの位支障がでましたか．	1 軽度	2 中等度	3 重度
4.1	時々，怖さやパニックを感じることがありましたか．		0 いいえ	1 はい
4.2	それはどの位頻繁に起こりましたか．	1 まれに	2 たまに	3 しばしば
4.3	それはいつもどの位の程度でしたか．	1 軽度	2 中等度	3 重度
4.4	それに伴いどの位支障がでましたか．	1 軽度	2 中等度	3 重度
5.1	時々，くよくよ悩んだり，重圧感を味わったり，動揺したり，不安を感じたりすることがありましたか．		0 いいえ	1 はい
5.2	それはどの位頻繁に起こりましたか．	1 まれに	2 たまに	3 しばしば
5.3	それはいつもどの位の程度でしたか．	1 軽度	2 中等度	3 重度
5.4	それに伴いどの位支障がでましたか．	1 軽度	2 中等度	3 重度
6.1	時々，憂うつになったり，気分が落ち込んだり，何をしても楽しめないことがありましたか．		0 いいえ	1 はい
6.2	それはどの位頻繁に起こりましたか．	1 まれに	2 たまに	3 しばしば
6.3	それはいつもどの位の程度でしたか．	1 軽度	2 中等度	3 重度
6.4	それに伴いどの位支障がでましたか．	1 軽度	2 中等度	3 重度
7.1	時々，訳もなく，楽しくなったり，幸せになったり，気力がみなぎったりすることはありましたか．		0 いいえ	1 はい
7.2	それはどの位頻繁に起こりましたか．	1 まれに	2 たまに	3 しばしば
7.3	それはいつもどの位の程度でしたか．	1 軽度	2 中等度	3 重度
7.4	それに伴いどの位支障がでましたか．	1 軽度	2 中等度	3 重度
8.1	時々，イライラしたり，怒りっぽくなったり，些細なことで自制心を失ったりすることはありましたか．		0 いいえ	1 はい
8.2	それはどの位頻繁に起こりましたか．	1 まれに	2 たまに	3 しばしば
8.3	それはいつもどの位の程度でしたか．	1 軽度	2 中等度	3 重度
8.4	それに伴いどの位支障がでましたか．	1 軽度	2 中等度	3 重度

表9.2 （続き）

付録	上記の症状の出現時期に関する質問	
A	「はい」と答えた症状は別々に現れましたか	0いいえ・1はい
B	一連の症状はどの位頻繁に現れましたか	回/日 回/週 回/月
C	一連の症状はどの位続きましたか	数時間 1日 数日 1週間以上 慢性
D	一連の症状は発作となんらかの関係がありますか	0いいえ・1はい
E	一連の症状と発作の時間的関係は	発作前 発作後 発作中 発作のないとき
F	治療を変えたときに症状は強まりましたか	0いいえ・1はい

採点方法
　IDD確定診断：　重症度あるいは機能障害が中等度以上の項目が3つ以上．
症状
　総得点：　　　　　　　　（1.1+2.1+31+41+5.1+6.1+7.1+8.1）/8
　変動性抑うつ症状得点：　（1.1+2.1+3.1+6.1）/4
　変動性情動症状得点：　　（4.1+5.1）/2
　特異症状得点：　　　　　（7.1+8.1）/2
重症度
　総重症度：　　　　　　　各項目の頻度，重症度，機能障害の合計得点
　変動性抑うつ症状重症度：　1，2，3，6の頻度，重症度，機能障害の合計得点
　変動性情動症状重症度：　　4，5の頻度，重症度，機能障害の合計得点
　特異症状重症度：　　　　　7，8の頻度，重症度，機能障害の合計得点

の詳細を特定できるようになっている．IDDIはすでに公表されており，誰でも入手可能である（本書に掲載したIDDI日本語版は訳者らによって標準化作業を終えている）．

筆者らの最近の調査によると，Blumerの診断基準を満たすIDDの約半数は発作周辺期に生じていた（Mula et al. 2010）．あくまで私見だが，厳密にはIDDと発作周辺期に生じる不快症状とは切り離して考えるべきである．この点に関してBlumerは特に言及していないが，診断，予後，治療の観点から両者を区別することには意味があると思う．実際，両者は症候学的には区別がつかないようにみえるが，発作周辺期の不快症状であれば発作の抑制が重要であるし，発作間欠期の症状であれば1/3は慢性化するので積極的な精神科治療が必要になる．

てんかん併発うつ病の研究で最も多い誤謬はスクリーニングテストの結果だけでうつ病と診断してしまうことである．発作周辺期の症状はもっと注意深く評価しなくてはならない．発作周辺期症状は多くの患者が訴え，しかも重篤であることが少なくないのに，精神症状として捉えられていないことがある．

> **まとめ**
>
> てんかんはその心理社会生物学的背景からうつ病を併発しやすい．てんかんに併発するうつ病と一般にみられる典型的なうつ病の臨床像の異同については実にさまざまな意見がある．いずれにせよ，IDDと称される特異な感情症候群を呈する一群は存在するだろう．IDDは双極スペクトラムとの共通点が多いので，予後や治療法を検討するうえで参考になるかもしれない．一方で，このような非定型症状の無視できない割合が発作周辺期にも生じている．したがって，このような精神症状を評価する際には，てんかんと直接に関わるさまざまな変数を考慮しなくてはならない．

文献

Akiskal HS, Pinto O. The evolving bipolar spectrum：prototypes I, II, III, and IV. Psychiatr Clin North Am 1999；22：517-34.

Benazzi F. Is there a continuity between bipolar and depressive disorders? Psychother Psychosom 2007；76：70-6.

Betts TA. A follow up study of a cohort of patients with epilepsy admitted to psychiatric care in an English city. In：Harris P, Mawdsley C（eds） Epilepsy：Proceedings of the Hans Berger Centenary Symposium. Edinburgh：Churchill Livingstone 1974：326-38.

Bleuler E. Lehrbuch der Psychiatrie, 8th edn. Berlin：Springer-Verlag 1949.

Blumer D. Dysphoric disorders and paroxysmal affects：recognition and treatment of epilepsy-related psychiatric disorders. Harv Rev Psychiatry 2000；8：8-17.

Blumer D, Heilbronn M, Himmelhoch J. Indications for carbamazepine in mental illness：atypical psychiatric disorder or temporal lobe syndrome? Compr Psychiatry 1988；29：108-22.

Blumer D, Montouris G, Davies K et al. Suicide in epilepsy：psychopathology, pathogenesis, and prevention. Epilepsy Behav 2002；3：232-41.

Blumer D, Montouris G, Davies K. The interictal dysphoric disorder：recognition, pathogenesis, and treatment of the major psychiatric disorder of epilepsy. Epilepsy Behav 2004；5：826-40.

Bremner JD, Narayan M, Anderson ER et al. Hippocampal volume reduction in major depression. Am J Psychiatry 2000；157：115-8.

Bromfield E, Altschuler L, Leiderman D. Cerebral metabolism and depression in patients with complex partial seizures. Epilepsia 1990；31：625.

Edeh I, Toone B. Relationship between interictal psychopathology and type of epilepsy：results of a survey in general practice. Br J Psychiatly 1987；151：95-101.

Ettinger A, Reed M, Cramer J et al. Depression and comorbidity in community-based patients with epilepsy or asthma. Neurology 2004；63：1008-14.

Flor-Henry P. Psychosis and temporal lobe epilepsy：a controlled investigation. Epilepsia 1969；10：363-95.

Forsgren L, Nystrom L. An incident case-referent study of epileptic seizures in adults. Epilepsy Res 1990；6：66-81.

Frodl T, Meisenzahl EM, Zetzsche T et al. Hippocampal changes in patients with a first episode of major depression. Am J Psychiatry 2002；159：1112-8.

Gastaut H, Morin G, Lesevre N. Etude du comportement des epileptiques psychomoteurs dans l'intervalle de leurs crises：les troubles de l'activitè globale et de la sociabilitè. Ann Med Psychol（Paris） 1955；113：1-27.

Gilliam FG, Barry JJ, Hermann BP et al. Rapid detection of major depression in epilepsy：a multicentre study. Lancet Neurol 2006；5：399-405.

Hermann BP, Seidenberg M, Haltiner A et al. Mood state in unilateral temporal lobe epilepsy. Biol Psychiatry 1991；30：1205-18.

Hesdorffer DC, Hauser WA, Annegers JF et al. Major depression is a risk factor for seizures in older patients. Ann Neurol 2000；47：246-9.

Himmelhoch JM. Major mood disorders related to epileptic changes. In：Blumer D（ed） Psychiatric Aspects of Epilepsy. Washington DC：American Psychiatric Press 1984：271-94.

Hirschfeld RM, Holzer C, Calabrese JR et al. Validity of the mood disorder questionnaire：a general population study. Am J Psychiatry 2003；160：178-80.

Jacoby A, Baker GA, Steen N et al. The clinical course of epilepsy and its psychosocial correlates：findings from a UK community study. Epilepsia 1996；37：148-61.

Jones JE, Hermann BP, Woodard JL et al. Screening for major depression in epilepsy with common self-report depression inventories. Epilepsia 2005；46：731-35.

Kanner AM. Depression in epilepsy：a frequently neglected multifaceted disorder. Epilepsy Behav 2003；4：S11-9.

Kanner AM. Depression and epilepsy：a new perspective on two closely related disorders. Epilepsy Curr 2006；6：141-6.

Kanner AM, Balabanov A. Depression and epilepsy：how closely related are they? Neurology 2002；58（Suppl 5）：S27-39.

Kanner AM, Kozac AM, Frey M. The use of sertraline in patients with epilepsy：is it safe? Epilepsy Behav 2000；1：100-5.

Kanner AM, Soto A, Gross-Kanner H. Prevalence and clinical characteristics of postictal psychiatric symptoms in partial epilepsy. Neurology 2004；62：708-13.

Kraepelin E. Psychiatrie. Band 3. Leipzig：Johann Ambrosius Barth 1923.

Krishnamoorthy ES. Epidemiology and assessment of psychiatric disorders of epilepsy, PhD Thesis. University College London 2005.

Krishnamoorthy ES, Trimble MR, Blumer D. The classification of neuropsychiatric disorders in epilepsy：a proposal by the ILAE Commission on Psychobiology of Epilepsy. Epilepsy Behav 2007；10：349-53.

Lambert MV, Robertson MM. Depression in epilepsy：etiology, phenomenology, and treatment. Epilepsia 1999；40（Suppl 10）：S21-47.

Mendez MF, Cummings JL, Benson DF. Depression in epilepsy：significance and phenomenology. Arch Neurol 1986；43：766-70.

Mintzer S, Lopez F. Comorbidity of ictal fear and panic disorder. Epilepsy Behav 2002；3：330-7.

Möller HJ, Curtis VA. The bipolar spectrum：diagnostic and pharmacologic considerations. Expert Rev Neurother 2004；4（Suppl 2）：S3-8.

Mula M, Jauch R, Cavanna A et al. Clinical and psychopathological definition of the interictal dysphoric disorder of epilepsy. Epilepsia 2008a；49：650-6.

Mula M, Schmitz B, Jauch R et al. On the prevalence of

bipolar disorder in epilepsy. Epilepsy Behav 2008b；13：658-61.

Mula M, Jauch R, Cavanna A et al. Inter-ictal and peri-ictal dysphoric symptoms in patients with epilepsy. Epilepsia 2010；51：1139-45.

Mulder DW, Daly D. Psychiatric symptoms associated with lesions of the temporal lobe. J Am Med Assoc 1952；141：173-6.

O'Donoghue MF, Goodridge DM, Redhead K et al. Assessing the psychosocial consequences of epilepsy：a community-based study. Br J Gen Pract 1999；49：211-4.

Quiske A, Helmstaedter C, Lux S et al. Depression in patients with temporal lobe epilepsy is related to mesial temporal sclerosis. Epilepsy Res 2000；39：121-5.

Schmitz B. Depressive disorders in epilepsy. In：Trimble MR, Schmitz B（eds）Seizures, Affective Disorders and Anticonvulsant Drugs. Guildford：Clarius Press 2002：19-34.

Schmitz EB, Moriarty J, Costa DC et al. Psychiatric profiles and patterns of cerebral blood flow in focal epilepsy：interactions between depression, obsessionality, and perfusion related to the laterality of the epilepsy. J Neurol Neurosurg Psychiatry 1997；62：458-3.

Swinkels WA, van Emde Boas W, Kuyk J et al. Interictal depression, anxiety, personality traits, and psychological dissociation in patients with temporal lobe epilepsy（TLE）and extra-TLE. Epilepsia 2006；47：2092-103.

Tellez-Zenteno JF, Patten SB, Jetté N et al. Psychiatric comorbidity in epilepsy：a population-based analysis. Epilepsia 2007；48：2336-44.

Temkin O. The Falling Sickness. Baltimore：The Johns Hopkins Press 1971.

第10章 前頭葉・側頭葉てんかんの神経心理学

Christoph Helmstaedter, Juri-Alexander Witt

　今日に至るまで，てんかんの精神症状に関する神経生物学的関心といえば，もっぱら側頭葉てんかんtemporal lobe epilepsy（TLE），とりわけ内側側頭葉てんかんmesial TLE（mTLE）の神経心理学だった．TLEは局在関連てんかんの代表格であり，関心が向けられて当然だろう．筆者の所属するてんかんセンターに紹介されてきた薬剤抵抗性てんかんの80％はTLEであり，その60％は内側起源であった．

　mTLEはTLEに属すとはいえ，海馬硬化，度重なる熱性けいれんの既往，てんかんの早期発症，記憶障害を特徴とするひとつの疾患単位といえる（Wieser 2004）．mTLEのてんかん原性領域は明確であり，その構造病変はMRI解析（T2緩和時間測定法や容積測定）あるいは切除病変の病理検査によって定量することができる．しかも，mTLEは症例も多く，症状も均質であることから，神経心理学研究にとって理想的であり，その必要条件を満たしている．そして，その神経心理学的特徴はかなり解明されたといってよいだろう．さらにこの分野の近年の進歩はめざましく，側頭葉の機能は記憶にかぎらず，情動やてんかん併発精神障害における役割が再認識されている．

　前頭葉損傷でみられる逸脱行動についても長い研究史があり，社会性に関する認知神経科学的関心も高まっている．ところが，前頭葉てんかんfrontal lobe epilepsy（FLE）の神経心理学となると長らく無視され続け，いまだにほとんど理解されていない．というのも，前頭葉は大脳に占める割合が最大であるにもかかわらず，TLEに比べるとてんかん発症率が低い．われわれの施設の場合，FLEは薬剤抵抗性てんかんの15％を占めるにすぎなかった．また，損傷領域も病理所見も実にさまざまである．さらにほとんどの脳領域と接続しているために，てんかん活動は迅速かつ広範囲に伝播し，発作症状や発作時脳波が一領域に留まることのほうがまれである．こうした事情は発作間欠期についても当てはまるだろう．

前頭葉と側頭葉の神経回路

　近年，ヒトおよび動物の研究を通じて，社会性や気分に前頭前皮質，眼窩前頭皮質，扁桃体，線条体，淡蒼球，視床，視床下部，脳幹から構成される回路網が関与していることを示す知見が積み上げられてきている（Behrens et al. 2009；Price and Drevets 2009）．

　前頭葉はその細胞構築学的特徴から伝統的に2つの領域に分けられる．動作を制御する後半部分はさらに運動前野と運動野に分けられ，それぞれ動作の準備と実行に関わる．前半部の前頭前皮質は予測，計画，自発性，判断，感情の制御，意思，人格傾向などの高次精神機能にとって極めて重要な領域である（Bechara et al. 1999；Raine et al. 2000）．前頭前皮質はさらに背外側皮質と眼窩前頭皮質に分けられる．この下位区分は単純化したものであり，眼窩前頭皮質自体は均質ではなく，背外側前頭前皮質，辺縁系，運動前野，感覚野，皮質下核と結合している（Cavada et al. 2000）．図10.1と図10.2に前頭葉の

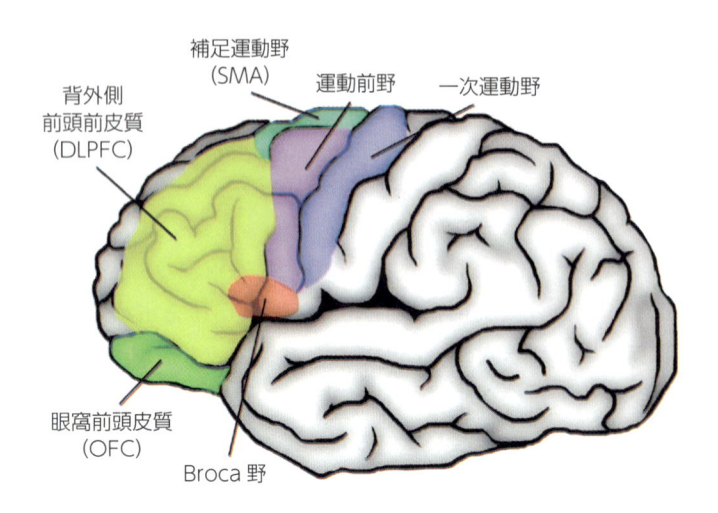

図 10.1　ヒト脳の外側面
前頭葉の主な領野を示す．

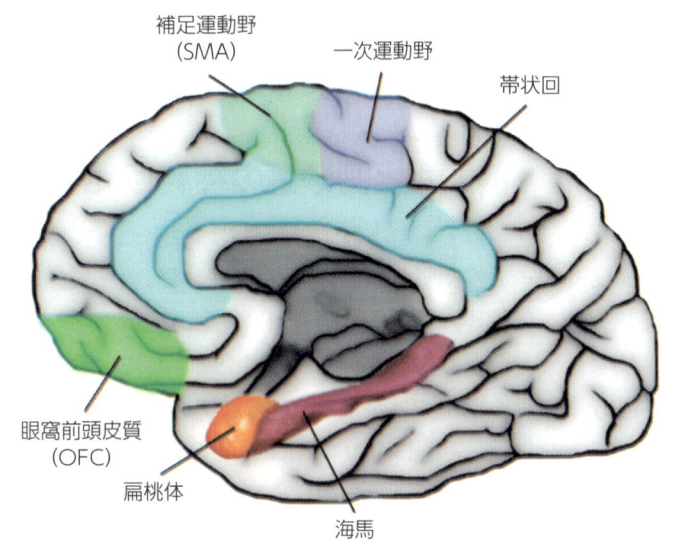

図 10.2　ヒト脳の内側面
前頭葉の主な領野と内側側頭葉の主な構造体を示す．

外側面と内側面を示す．

　背外側前頭前皮質は作業記憶や発散的思考といった実行機能を担っている．一方，眼窩前頭皮質は行動を選択し，情動価を値踏みし，過去から未来へと自己の行動が及ぼす影響を評価し，調節する能力を担っている（Bechara et al. 2000；Cummings 1993；Rolls 2000；Rolls and Grabenhorst 2008；Sarazin et al. 1998）．意思決定において，内側前頭前皮質は選択を迫られた際の二者択一に関係し，眼窩前頭皮質はより長期的な報酬や情動価の表出に関わっている（Rolls and Grabenhorst 2008）．眼窩前頭皮質と内側前頭前皮質は嗜癖行動，注意欠如多動性障害，否定的感情，大うつ病において中心的役割を担っていると考えられている（Drevets and Price 2005；London et al. 2000；Northoff et al. 2000；Rubia et al. 2000）．Davidsonら（2000）によれば，暴力を繰り返したり，暴力傾向を示す場合にも前頭前皮質が深く関わっているという．

　社会性に関わる第三の構造体は帯状回であ

る．帯状回は前頭葉および内側構造と接続していることからも，社会性，心の理論theory of mind，エラーと葛藤の監視，記憶，報酬期待，意思決定，基本動作の制御に関わっている（Beckmann et al. 2009；Rushworth et al. 2007）．帯状回病変によって無関心を呈した症例（Cummings 1993）や逸脱行為や感情障害を呈した症例（Devinsky et al. 1995）が報告されている．

帯状回は海馬，扁桃体，視床前核とともに辺縁系を構成しているが，この系が損傷を受けると感情調節や行動制御が損なわれることは古くから知られていた（Papez 1937）．そして，側頭葉や辺縁系が関わる行動異常はてんかんと関連づけて論じられてきた．こうした歴史は前頭葉にはみられない．内側側頭葉，特に扁桃体を損傷させたサルでは恐怖反応の消失，精神盲（対象に対する意味の認識が失われること），極端な従順，口唇性（なんでも口に持っていくこと），過剰な性行動がみられる（Salloway and Cummings 1994）．この症候群を発見したKlüverはHughilings Jacksonが記したTLEの鉤回発作uncinate fitと口唇性に共通点があることに気づいていたという（Nahm 1997；Nahm and Pribram 1998）．この「側頭葉症候群」についてはHenri Gastautも言及していて，慢性のmTLEでは側頭葉切除例とは正反対に過大な情動反応，細部へのこだわり，性欲低下がみられることを指摘している（Blumer et al. 2004）．この考えは「側頭葉てんかんにおける人格変化」というGeschwind（1977）の提案の中にも見出すことができる．このGeschwind症候群では宗教的関心の高まり，過剰書字hypergraphia，怒り，道徳や哲学的関心の高まり，粘着質，ユーモアの欠如，性欲の低下などを認める．Geschwindの考えはBearとFedio（1977）に引き継がれ，現在でも議論が尽きない（Devinsky and Schachter 2009；Devinsky and Najjar 1999）．

辺縁系のなかでも扁桃体は情動価の値踏みだけでなく対象や状況の意味の判断においても特別な役割を担っているようにみえる．また，情動の判別や恐怖の学習・記憶にとっても極めて重要な構造体である（LeDoux 2003；Nader et al. 2000）．扁桃体が攻撃性に関わっているという証拠もある．たとえば，ヒトと動物の刺激実験，攻撃性に対する抗てんかん薬の賦活・抑制作用，mTLEの扁桃体体積と攻撃性の相関などが知られている（Azouvi et al. 1999；Beran and Gibson 1998；Trimble and van Elst 1999；van Elst et al. 2000）．とはいえ，扁桃体が関わる攻撃性は実際には攻撃よりも防御に傾いているようにみえる（Kalynchuk et al. 1999）．攻撃衝動が生じるためには，前頭葉損傷にみられるように，脱抑制や衝動制御の喪失も前提条件として必要なのだろう（Damasio et al. 1994；Dolan 1999；Harlow 1868）．

眼窩前頭皮質は前頭葉と辺縁系との境界域に位置することからも行動制御においても前頭葉と辺縁系をつなげる重要な役割を担っているようにみえる．認知と情動の相互作用における前頭前皮質の役割に関する理論的基礎から「ソマティック・マーカー」仮説が導かれた（Damasio 1996）．外的刺激に対する反応は条件付けや認知だけでなく，意識下の自律神経反応（情動）にも負っているのである．

行動変化の多元的モデル

前頭葉や側頭葉の重篤な損傷例では行動変化や人格変化が際立つ．それでは，これと同じ脳領域を巻き込む局在関連てんかんでも似

たような変化が生じるのだろうか．FLEではまれに攻撃的にみえる発作，発作後もうろう状態，発作後精神病状態を認めることはあるが，それ以外に際立った行動変化やパーソナリティ障害を認めることはまずない（Marsh and Krauss 2000）．また，TLEとは異なり，「前頭葉てんかん性格」とか「人格変化Wesensänderung」といった概念もありえない．人格は定義のうえでは状態ではなく特性だが，てんかんでは特性とみなせる行動変化を見極めることは容易ではない．行動変化の持続性や連続性を確かめるには長期にわたる追跡調査が必要となる．実際，患者の行動や感情を動的かつ可逆的に変化させる複数の因子が見出されている．したがって，てんかん患者にみられる行動変化を解明するためには，静的要因と動的要因を区別することが必須となるだろう（**表10.1**）．行動変化に関するこの多元的モデルは認知機能について提案されているモデルとよく似ている（Helmstaedter 2008）．

まず，てんかん患者の状態像は常に発作時，発作後，発作間欠期に分けて扱うべきである．最近の複雑系の非線形モデルによれば，頭蓋内脳波の複雑性は発作のかなり前から低下（同期化）を示すという（Lehnertz et al. 2007）．患者によっては発作前に不快気分や認知機能低下を訴えることがあるが，この現象と関係があるかもしれない（**図10.3**）．また，外科治療によって発作が抑制された場合の状態変化も考えておくべきだろう．この場合，てんかんの既往と手術痕は残るが，発作時および発作間欠期のてんかん性機能不全からは開放される．とはいえ，てんかん外科治療の成功例がこれだけ増えているにもかかわらず，てんかんに伴う行動障害や気分障害に

表10.1 てんかん患者の行動と気分に影響する要因

発作との時間的関係	・発作前 ・発作時 ・発作後 ・発作間欠期 ・外科治療後の発作消失
てんかん発作	・発作頻度 ・全般化 ・非けいれん性てんかん重積
てんかん性機能不全	・近接性，遠隔性
脳損傷	・大きさ，部位，側性 ・非進行性（神経遊走障害，発達障害），進行性（脳腫瘍，脳炎，自己免疫疾患，ミトコンドリア病）
抗てんかん薬	・望ましい・望ましくない向精神作用 ・個人差 ・薬剤性脳症 ・中毒
併発精神障害	・てんかん性 ・器質性 ・反応性

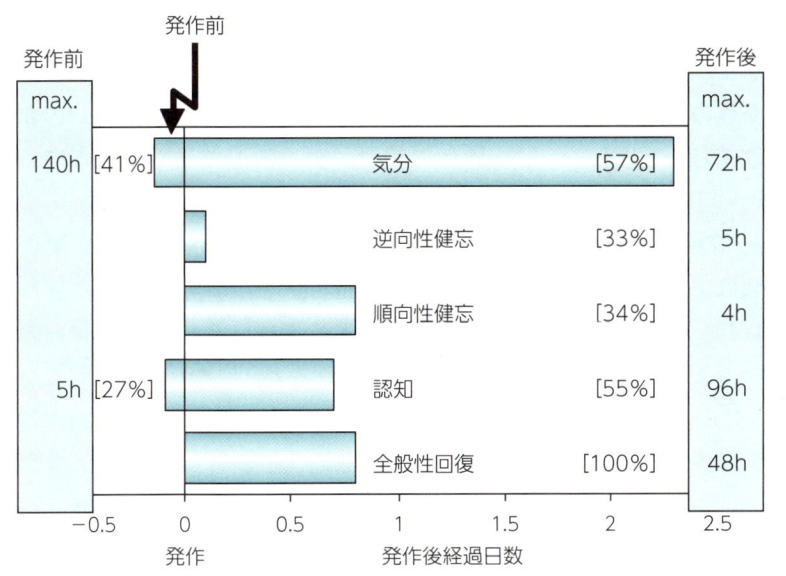

図 10.3 症候性部分てんかん 48 名の発作前および発作後の自覚症状
(Helmstaedter et al. 1994)

発作自体がどの程度関与しているのか，いまだに不明なままである．

てんかん活動は元々のてんかん原性領域を超えて広がり，遠隔領域まで巻き込んで認知行動障害を引き起こすことがある（Shulman 2000）．てんかんではその病因も鑑別しなくてはならない．病因によっては全身性のものもあり，さらには発症時期によって脳の成熟，認知機能の発達，人格形成に対する影響も異なる．また，非進行性の外傷，神経遊走障害，先天性脳腫瘍もあれば，辺縁系脳炎，ミトコンドリア脳症，脳腫瘍など，進行性のものもある．

抗てんかん薬の長期服薬の影響も考慮しなくてはならない．抗てんかん薬の向精神作用には望ましいものもあれば，望ましくないものもあり，その現れ方には個人差がある（Ettinger and Argoff 2007；Ketter et al. 1999）．したがって，基礎疾患，てんかん，抗てんかん薬の相互作用にも注意を払う．特異体質反応は別としても，抗てんかん薬は脳損傷の有無によって異なる効果を発揮するかもしれないし，発作抑制のレベルによって作用が変化するかもしれない．

最後に，併発精神障害の影響も忘れるわけにはいかない．FLE と TLE に特異的な行動変化は上述した理論的枠組みによってうまく解釈できるだろうが，併発精神障害も考慮する必要がある．併発精神障害は続発性（てんかん性），器質性，反応性（てんかんによる機能不全や偏見に対する反応として生じるもの）に分けることができる．QOL，日常生活，人格，精神症状に関する質問紙や神経心理検査を用いて発作間欠期の行動を評価すると併発精神障害の及ぼす影響がよくわかる．また，FLE と TLE でみられる行動変化については発作時症状，発作時の機能障害，非けいれん性発作重積も考慮しなくてはならない．

前頭葉・側頭葉てんかんの神経心理学

TLE の神経心理学研究のさきがけとなったのは，両側の海馬切除後に全健忘を呈した Scoville と Milner の症例 HM だが，Penfield と Milner の症例 KM は前頭葉版の症例 HM と

いえるだろう．KMは1928年に貫通性頭部外傷を負い，てんかんを発症した．両側前頭葉前部切除によっててんかん発作の抑制だけでなく，行動面も知能指数も改善したと思われていた．ところが，1962年，新たに開発されたWisconsin Card Sorting Testを用いて再評価したところ，知能指数は平均レベルであるにもかかわらず，カテゴリーの変換や概念形成がひどく障害されていることが明らかとなったのである（Milner 1964）．この2症例はともに検査次第で術後転帰の解釈が一変することを示している．

TLEの神経心理学がこの数十年間で飛躍的に進歩したのには理由がある．有病率が高いこと，記憶障害に側頭葉病変が深く関わっていること，外科治療後に多くの場合記憶障害が改善することがその理由である．TLEではエピソード記憶が障害されるが，障害される記憶素材は焦点の側性によって異なる．症例によっては接続している脳領域（対側側頭葉や前頭葉）にも多少は可逆的な機能不全が原発性あるいは続発性に生じていることがある．また，幼少期にTLEを発症している場合，発達が障害されて，全般的な知能低下が生じることがある（Helmstaedter 2008）．

TLEに比べるとFLEの認知特性を検討した取り組みは驚くほど少ない．初期の研究は手術例が中心で，前頭葉の「中央実行系」に関するややもすれば一元論的になりがちな視点を多少ともたどるような単一機能に焦点を当てたものが多かった（Baddeley and Hitch 1974）．そして，概念形成，反応抑制（Milner 1964），判断（Smith and Milner 1984），条件連合学習（Petrides 1985；Petrides and Milner 1982），選択反応課題における事前情報の活用などが障害されていると指摘されてきた．一方，FLEの非手術例を調査したDelaneyら（1980）によれば，発作焦点が一側性であれば記憶機能は健常者と変わらなかった．筆者ら（Kemper et al. 1992）の非切除例の検討では，FLEで最も目立っていたのは注意の障害であった．

その後，前頭葉のさまざまな下位機能（Stuss and Benson 1986）が明らかにされると，それを追うようにしてFLEの体系的な研究が実施されるようになり，さまざまな前頭葉機能に対処するために，注意，協調運動，精神運動速度，流暢性，反応抑制，概念形成と概念変換，計画，推論，判断を多元的に評価するようになった．UptonとThompson（1996, 1997a, 1997b, 1999）によると，FLEはTLEに比べて協調運動，推論，判断，反応抑制が劣っていた．筆者ら（Helmstaedter et al. 1996）の検討では，FLEはTLEに比べて運動技能，反応抑制の障害が目立ったが，処理速度，注意，作動記憶はTLEでも損なわれていた．FLEの外科治療では機能上重要な皮質領域（言語と運動）を含まないかぎり，新たな障害は生じない．とはいえ，切除によって失語（発語停止，超皮質性失語），精神運動緩慢，補足運動野機能不全（運動開始障害）が生じることもある（Helmstaedter et al. 1998）．非切除例の場合，機能不全を説明しうる臨床指標を詳細に検討しても，一貫した結論は得られていない．UptonとThompson（1997b）によると，発作頻度およびてんかん罹病期間は検査成績に影響するものの，それは複数の検査で共通してみられるものというよりは非特異的な効果のようである．というのも，若年発症の右FLEの場合，発症年齢は運動技能を除いて認知機能の発達になんら体系的な影響を与えてはいなかったのである（Upton and Thompson 1997a）．

てんかん発作自体が認知機能を悪化させていることもある．これは外科治療によって前頭葉発作が消失すると隣接する領域の機能も改善することからもわかる（Helmstaedter et al. 1998）．この前頭葉機能の開放現象に匹敵するものが側頭葉切除でも報告されている（Hermann et al. 1988）．とはいえ，Booneら（1988）の症例のようにすべての機能不全がてんかん発作によるものであって，したがって可逆的であると結論づけてしまうわけにはいかない．

FLEの神経心理所見を要約すると，前頭葉機能は下位機能に従って区分することもできるが，いずれも結局は反応選択，反応開始，反応抑制に行き着くようにみえる．つまり，FLEに特異的なのは反応選択・開始・抑制の障害であり，これに損傷領域によってさまざまな症状が修飾すると仮説することができよう．どの下位機能が損なわれるかは脳損傷のタイプと部位によるが，てんかん活動の拡延や機能解離diaschisis（訳注：遠隔領域の機能が低下する現象）によって離れた領野の症状も生じうる．

既存の検査法では前頭葉機能障害を十分に評価できているとはいえず，今後の課題である．意志決定や社会的認知に関する検査はFLEの神経心理学的問題の解明に役立つかもしれない（Helmstaedter 2001；Shulman 2000）．

図10.4にFLEとTLEの神経心理学的特徴をまとめた．（a）は側性別の比較（左側焦点群420名，右側焦点群429名），（b）はてんかん類型別の比較（FLE群117名，TLE群334名，mTLE群398名）である．これはボンてんかんセンターの15年分のデータに基づいている（Helmstaedter et al. 2007）．

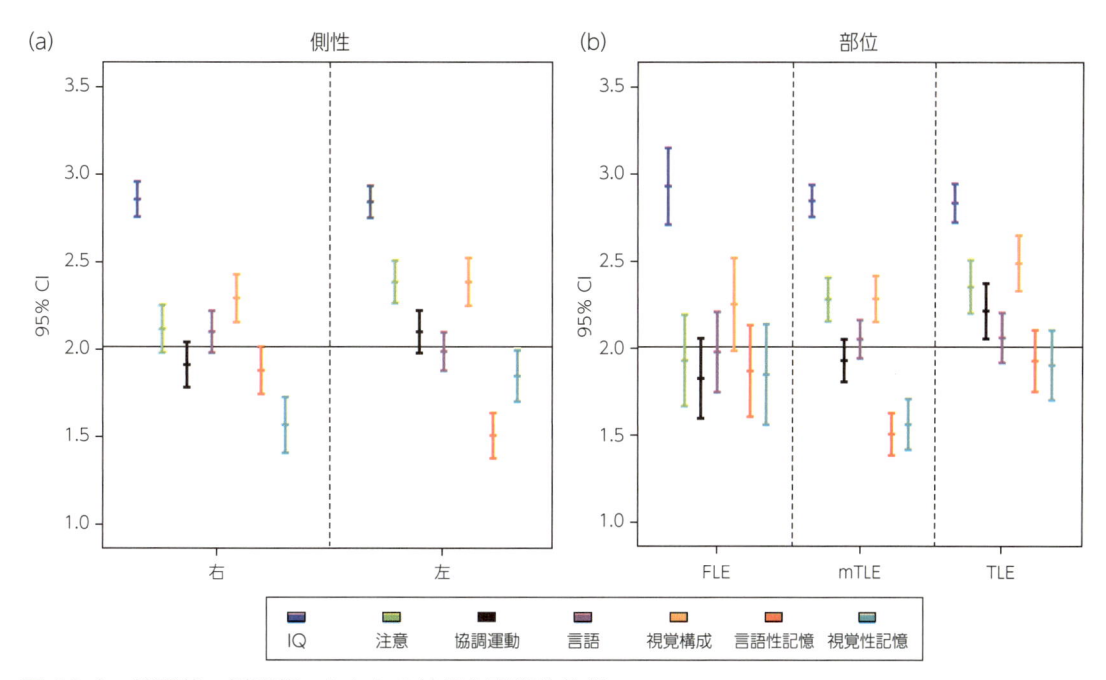

図10.4 前頭葉・側頭葉てんかんの神経心理学的特徴
(a) 側性による比較，(b) FLE，TLE，mTLEの比較．
各尺度得点は平均値が3，標準偏差が1となるように標準化してある．2点以下が機能障害に相当．

各尺度得点は平均値が3，標準偏差が1となるように標準化してある．側性別にみると，左側焦点では言語性記憶，言語機能が有意に低下し，右側焦点では注意，協調運動，視覚性記憶が有意に低下していた．これは先行研究と一致する所見である．次に，てんかん類型別に比較すると，FLEでは注意，協調運動，視覚構成の得点が低く，mTLE群では記憶障害が顕著であった．一方，海馬に病変を認めないTLEの記憶障害はFLEと同程度であった．

発作症状

TLEとFLEの発作症状は「陽性症状」と「陰性症状」に分けることができる．「陽性症状」とは患者が直接体験する前兆や客観的に観察可能な症状であり，「陰性症状」とは機能の脱落症状を意味し，検査しないかぎり気づくことはない．陽性症状と発作中に脱落する機能と温存される機能の組み合わせは発作焦点の同定に役立つだけでなく，認知と意識の機能的組織化について何かしら語りかけているのである（Helmstaedter 2007；Lux et al. 2002；Scherrmann and Elger 1999）．

側頭葉発作の陽性症状には口唇自動症，身振り自動症，動作停止，凝視，ジストニア姿位がある．上腹部前兆や恐怖などの内的感覚や複雑な感情，感覚，認知の症状は客観的には観察できないので，患者から聴取しなくてはならない．意識，発話，記憶，運動機能の障害などの陰性症状は検査しないかぎりわからない．発作症状は内側構造と新皮質のどちらがより発作の影響を受けるのかによって異なってくる．さらに発作の拡延が扁桃体に向かう場合と前頭葉に向かう場合によっても異なってくる．

前頭葉発作の場合はほとんどが陽性症状である（**表10.2**）．たとえば，一次運動野の発作のように運動神経細胞が直接巻き込まれた場合，発作放電と運動興奮はほぼ1対1で対応する．一方，運動前野と補足運動野が巻き込まれた場合は複雑な動作や連続する動作の開放や脱抑制を来す．これらの領域では姿勢発作や向反発作が生じるし，前頭前野の内側領域であれば奇異で情動不安定にみえる行動が暴発する．意識喪失などの陰性症状は発作が内側面に伝播したり，二次性に全般化した際に生じる．したがって，前頭葉発作の特徴は病的な「過剰興奮」もしくは「脱抑制」であり，実行機能の制御不全ということができる．

発作はその症状に基づいて分類するのが一般的だが，発作中に脱落する機能について系統立てて検査することはまずない．そこで，

表10.2 前頭葉発作の症状

局在	陽性症状
一次運動野	ミオクローヌス・強直または間代性 発作放電と運動症状はほぼ1対1対応
補足運動野	強直性姿位
運動前野	頭部と眼球の向反（対側へ）
前頭前野（帯状回を含む）	複雑な自動症（発声など）の暴発，奇異でヒステリーのような動作，気分変化
内側への伝播，二次性全般化	意識喪失
発作の特徴：実行機能の制御不全「病的興奮と脱抑制」	

われわれは116名の患者について発作時検査を試みた．検査項目は定位反射（言語，非言語，触知），言語性表出・受容（呼称，従命の繰り返し），非言語性表出・受容（模倣，従命），アウェアネス・記憶（発作後に評価）である．この検査項目はアモバルビタールテスト（訳注：左右の内頸動脈からアモバルビタールを注入し，言語優位半球を決定する検査）で実施されているものと同じであり，発作開始後可及的速やかに実施した．実際には複雑な検査から順番に実施し，発作が終了するまで続けた．患者の半数は硬膜下電極や海馬深部電極が埋め込まれていた．

表10.3には発作活動の部位と検査によって明らかになった発作時「陰性症状」の関係を示した．前頭葉発作では一側性あるいは両側性の側頭葉発作に比べて，前頭葉機能と考えられている定位反射と言語表出の機能不全が目立っていた．一方，言語受容（従命）は保たれていることが多かった．例をあげると，患者によっては激しい運動症状を呈しているときでさえ，指示に従おうとしたのである．また，左側あるいは両側性側頭葉発作とは対照的に意識（アウェアネス）と記憶は発作中も保たれていることが多かった．

かなり特殊な状態として，非けいれん性発作重積 nonconvulsive status epilepticus（NCSE）がある．意識の喪失もなければ，単純部分発作や複雑部分発作でみられる明確な運動兆候も呈さない持続性発作活動が脳波によって明らかになることがある．NCSEで目立つのは精神症状と認知症状である．とはいえ，臨床症状を一切呈さないこともあり，このことは深部脳波によって確認されている．NCSEの神経心理に関する体系的な研究はほとんどない（Walker et al. 2005）．前頭葉性NCSEでは自発的な目標指向行動が著しく損なわれる（表10.4）．加えて，単純で反射的な反応は保たれているものの，注意は著しく変動し，常同的で保続的な反応を繰り返し，たいていは推論や計算などの高次機能も損なわれる（Helmstaedter 2007；Profitlich et al. 2008）．NCSEでは発作に巻き込まれている大脳半球の機能抑制だけでなく，対側半球に脱抑制や解放現象が生じることもある（Regard et al. 1985）．患者は易刺激的で不機嫌そうにみえ，応答も渋々だが，攻撃してくることはない．こうした症状はジアゼパムの静注によって劇的に消失し，行動は正常化する．

TLEでは健忘発作が繰り返し生じることもある．意識と合目的的行動は損なわれず，長くても1時間以内に回復するが，認知機能がうまく働かないことに苛立つことがある（Butler et al. 2007；Gallassi et al. 1986）．

以上まとめると，前頭葉発作ではアウェアネスと意識はほぼ保たれるが，実行機能が損

表10.3 発作時陰性症状

機能不全	前頭葉 （29名）	右側頭葉 （21名）	左側頭葉 （38名）	両側頭葉 （28名）
定位反射	62%	10%	18%	57%
言語受容（従命）	48%	15%	59%	93%
言語表出	77%	11%	47%	76%
記憶	31%	0%	46%	100%
意識	33%	12%	39%	100%

表 10.4 前頭葉性非けいれん性発作重積の症状（6 名）

機能	発作症状
意識 （6 名中 4 名で損なわれた）	・軽度の意識障害 ・変動が著しい ・完全な意識喪失は呈さない
実行機能 （6 名中 6 名）	・自発的目標指向行動の欠如 ・反応性は保たれるが，単一の感覚様式に限られ，緩徐な反射的反応 ・固執 ・概念形成と反応抑制の障害 ・極めて限られたワーキングメモリ
高次機能 （6 名中 6 名）	・道具の使用と模倣における失行徴候 ・言語性受容・表出の障害 ・計算障害 ・文法障害 ・失認 ・全健忘は呈さない
情動 （6 名中 4 名）	・情動不安定（不快気分，易刺激性，怒り）

なわれ，反応することはできても自発的行動はできず，発作症状では過興奮と脱抑制が目立つ．このことはFLEでは反応選択，反応開始，行動抑制が損なわれているという神経心理所見とも矛盾しない．発作焦点あるいは損傷部位の違いによる前頭葉症状の違いも示唆されてはいるものの，証明されているわけではない．側頭葉発作については健忘，見当識障害，意識減損が主たる所見であるとまとめることができるだろう．

発作後症状

前頭葉発作では意識が減損したとしても軽微なので，発作が終われば見当識は速やかに回復する．回復に時間がかかる側頭葉発作とは対照的である．

図10.5は前頭葉発作，左右の側頭葉発作の発作前および発作後の言語記憶と反応時間の変化を健常対照と比較したものである．一側性の側頭葉発作では発作後に見当識が完全に回復してから言語・図形記憶が回復するまでに少なくとも1時間かかる．図には示していないが，右TLEにおける発作後の図形記憶は左TLEの言語記憶と同様の経過をたどった．前頭葉発作では発作後の記憶障害も反応時間の遅延も認めなかった．とはいえ，発作が二次性に全般化すれば，このかぎりではない（Helmstaedter et al. 1994）．

前頭葉・側頭葉てんかんとパーソナリティ

FLEでは行動の選択，開始，抑制の機能が複合的に損なわれているとすると，この機能障害は発作間欠期の人格傾向や行動傾向とも関連するのだろうか．

先にも触れたように，TLEの「人格変化 Wesensänderung」をめぐっては議論がいまだに続いている．この人格変化と不安障害，

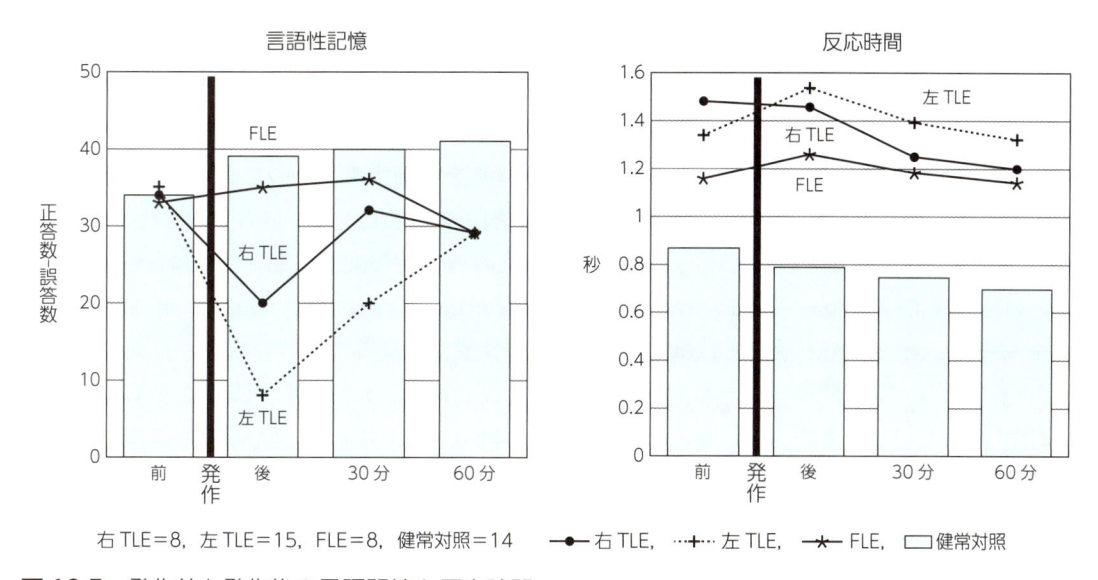

図10.5 発作前と発作後の言語記憶と反応時間
発作後の初回検査(Post)は見当識が完全に回復してから実施している．縦棒は健常対照群の平均値．

うつ病，発作間欠期不快気分障害の鑑別は極めて難しい．そもそも不安障害とうつ病はてんかんに併発しやすい．また，Kraepelinに遡る不快気分症は多彩な精神症状（易刺激性，抑うつ気分，不安，頭痛，不眠，多幸感）が間欠的に生じるだけでなく，社会的に好ましいと考えられる態度（寡黙，謙虚，熱心，友好，親切，勤勉，質素，篤信）も示し，うつ病と人格変化の間に位置すると考えられている（Blumer et al. 2004）．

筆者らの質問紙を用いた検討によれば，TLE（77名）は抑うつ，不安，低活動性を示し，QOLも低く，さらにNeuroticism Extraversion Openness Five Factor Inventory（NEO-FFI；Costa and McCrae 2000）の下位尺度のひとつである神経症傾向の得点が高かった．一方，FLE（18名）は高い活動性を示し，NEO-FFIの誠実性尺度得点も高かった．TLEではQOLのなかでも気力低下，物忘れ，社会生活上の制約があると回答する割合が高く，特徴的であった．とはいえ，この結果は旧聞に属するものばかりで，てんかんの人格傾向を評価しようとした目論みは達成できなかった．結局，精神症状評価尺度では極端な例しか検出できず，健常者を対象として開発された標準的な人格検査ではてんかん患者の行動特性を検知することはできなかったのである（Krishnamoorthy 2006）．次に，NEO-FFIのデータを構造方程式モデルを用いて解析したが，一般人口にみられる因子構造を再現することはできなかった．NEO-FFI独語版の標準化試験（2,112名）では5次元の人格構造（解放性，誠実性，外向性，調和性，神経症傾向）が確認されているにもかかわらず，てんかん患者（173名）ではこのビッグ・ファイブ（訳注：人格特徴は5つの特性で説明可能とする理論．NEO-FFIはこの理論に基づいている）が再現されなかったのである．てんかん患者から同定されたのは外向性と解放性の2因子だけだった．したがって，一般健常者の行動特性から導出された人格モデルをそのままてんかん患者に当てはめるの

は適当ではないということになる．NEO-FFIを用いた別の研究ではTLEあるいは側頭葉外てんかんを側性で比較しているが，差は認められなかったという（Locke et al. 2010）．かつてはてんかん患者の人格評価にはMinnesota Multiphasic Personality Inventory（MMPI）がよく用いられていた（Rose et al. 1996）．ところが，最近ではほとんど見かけなくなり，局在関連てんかんの行動特性に関する新しい知見も報告されなくなった（Hessen et al. 2007；Locke et al. 2010）．てんかん患者向けに開発されたBear-Fedio Inventory（Bear and Fedio 1977；Devinsky and Najjar 1999）やBlumerら（2004）の不快気分に関する質問紙でも同じような傾向がみられる．

新たな評価尺度

筆者ら（Helmstaedter et al. 2000）はこのような精神症状評価尺度と人格検査の溝を埋めることを目的として新たな質問紙を開発した．このClinical Personaliy Scales（CPS）は98項目からなる自記式質問紙であり，14の臨床関連領域（気分，情緒不安定性，攻撃性，嗜癖，不安，強迫，欲動，報酬学習，自己決定，衝動制御，新奇性追求，植物症状・身体化，対人関係，知覚・現実検討）を評価する．このCPSは以下の4つの基本原理に基づいて作成した．①質問項目は既存の尺度からは流用せずに，てんかん診療の経験を踏まえて作成し，診断カテゴリーへの振り分けは二の次にすること．②14の領域と関連する行動そのものの頻度を問い，気分，意見，立場などは問わないこと．③単刀直入に質問し，明確なタイトルをつけること（不安，抑うつ，強迫，嗜癖など）．④正常な人格構造から外れる行動特性を抽出するために，てんかん群と健常群の予備データをもとに因子構造を決定すること．CPSでは14領域を一次尺度として評価した後に，上位次元（二次尺度）を評価する．この二次尺度はすべての人格検査で見出されている「内向性・外向性」と「神経症傾向」に加えて「器質性精神症候群organic psycho-syndrome」と「嗜癖」の4次元からなる．

CPSの妥当性と因子構造はすでに確認されている（Glogau 2006）．ここではHoppeら（2010）の研究結果を紹介したい．対象は治療抵抗性てんかんの入院患者428名（男性52％，年齢39±12歳，発症年齢20±15歳，発作頻度11±18回／月）であり，内訳は側性の明らかなTLE 361名，FLE 67名である（左側焦点57％，右側焦点43％）．1/4に精神障害の既往を認め，45％は教育年数が10年未満であった．大半の患者（93％）はCPSに加えてBDIにも回答した．CPS各尺度得点が健常者よりも20％以上高い割合をみてみると，幅広い項目で機能不全を認めることがわかった（**表10.5**）．BDI得点が12以上で抑うつ気分が疑われる患者は38％に及んだが，TLE（37％）とFLE（39％）で差はなかった．

TLEでは「神経症傾向」と「内向性」の得点が高く，FLEでは対人コミュニケーションの問題，衝動性，新奇追求性の得点が高く，「器質性精神症候群」の基準を満たす割合も高かった．重回帰分析を用いて臨床予測因子を探索してみると，精神障害既往歴・家族歴，低学歴，女性，左側焦点，側頭葉内側病変，発作頻度，抗てんかん薬数などが多面的に影響を及ぼしていることが判明した（**表10.6**）．とはいえ，説明力（寄与率）は高いとはいえず，独立変数によって説明可能な従属変数の分散は10〜30％にすぎないことを

表 10.5 CPS 得点が健常者よりも 20％以上高かった割合

CPS	全患者 (428 名)	TLE (361 名)	FLE (67 名)	χ^2
神経症傾向	17%	22%	12%	*
強迫	26%			
現実検討喪失	23%			
欲動低下	23%			
情緒不安定	23%			
その他	21%			
内向性	40%	43%	32%	*
自己決定	49%			
社会性	35%			
気分	31%			
新奇性追求	19%	16%	31%	**
器質性精神症候群	20%	21%	31%	*
コミュニケーション障害	32%	29%	42%	**
学習困難	26%			
攻撃性	23%			
衝動性	22%	21%	31%	*
無感覚	20%			
嗜癖	7%			
病的	24%			

CPS, Clinical Personality Scales
*p＜0.05；**p＜0.01（TLE と FLE の比較）

指摘しておかなくてはならないだろう．

　上位次元について検討してみると，「内向性」は側頭葉内側病変，抗てんかん薬の数，低い認知機能と関連していた．「神経症傾向」は精神障害の既往歴，左側焦点，女性と関連していた．「器質性精神症候群」は精神障害の既往歴，抗てんかん薬の数，発作頻度と関連していた．「器質性精神症候群」の下位尺度のうち，発作頻度の影響を強く受けていたのはフィードバック報酬学習（過去の成功体験や失敗体験から学ぶこと）であった．これ以外に発作頻度が影響していたのは不安だけだった．

　BDI 高得点は左側焦点，女性，低学歴，認知機能障害（注意，言語性記憶）と関連していた．重回帰分析では側頭葉内側病変は BDI 得点の予測因子にはならなかったが，単変量解析では病変を伴う群の BDI 得点（12 ± 9 点）は伴わない群（10 ± 8 点）に比べて有意に高かった．BDI と CPS 上位次元との関係をみると，神経症傾向（r=0.58），器質性精神症候群（r=0.54）との相関が高く，内向性（r=0.27），嗜癖（r=0.17）との相関は低かった．BDI はうつ病の臨床指標ではあるが，さまざまな領域の尺度とも関連するようである．

　抗てんかん薬は行動面にさまざまな影響を及ぼす．そこで，特定の抗てんかん薬の単剤または併用が CPS 下位尺度と BDI に及ぼす影響を検討した．抗てんかん薬と有意な相関を示したのは BDI，「器質性精神症候群」，気分，対人コミュニケーション，嗜癖，摂食問題であった．薬剤別にみると，レベチラセタ

表10.6 BDIとCPS各尺度得点の階層的重回帰分析の結果

尺度	年齢	性別	精神障害既往/家族	左利き	発症年齢	発作頻度	側性	部位	AED数	教育歴	言語注意記憶
BDI		女	+/+				左			↓	↓
CPS											
内向性			/+					AHS	↑	↓	↓
気分			+/					AHS	↑		↓
社会性										↓	↓
新奇性	↓	女	+/+					FLE	↓	↑	↑
自己決定		女			↓			AHS	↑	↓	↓
神経症傾向		女	+/+				左				
不安定		女	+/				左				
不安		女	+/+			↑		AHS			
身体化		女	+/				左		↑		
植物症状	↑	女	+/	+	↑		左				
強迫			+/+						↑		
欲動			+/+				左				
決定									↑		↓
器質性精神症候群	↓		+/+			↑	左		↑	↓	
無感覚		男	+/+				左			↓	↓
攻撃性	↓		+/+				左				
低活動	↑		+/				右				↓
衝動性	↓	女							↑		
学習		女	+/+			↑					
社会的交流			+/	+			左		↑	↓	
現実検討			+/						↑		
嗜癖			+/+				左				
法的		男	+/		↑		左		↑	↓	↓
病的			+/			↑			↑	↓	
文化的			+/		↓						
摂食	↓		+/+						↑		

BDI, Beck Depression Inventory；CPS, Clinical Personality Scales；AHS, 海馬硬化；FLE, 前頭葉てんかん
投入した独立変数：年齢，性別，利き手側，精神障害既往歴，精神障害家族歴，てんかん発症年齢，前頭葉てんかん，海馬硬化を伴う内側側頭葉てんかん，海馬硬化を伴わない内側側頭葉てんかん，焦点側性，発作頻度（複雑部分発作および二次性全般化），抗てんかん薬数，教育年数，知能数，言語性記憶，非言語性記憶，言語，注意．

ムでは攻撃性，強迫，欲動が高く，カルバマセピン，バルプロ酸，クロバザムでは神経症傾向と身体化傾向が高く，自己決定力，新奇追求性，社会性が低かった．ラモトリギンでは衝動性と新奇追求性が高く，トピラマートでは嗜癖傾向が低かった．この結果は探索的な分析によるものではあるが，レベチラセタムの陰性刺激効果，ラモトリギンの陽性刺激効果，トピラマートの抗渇望効果を如実に表している．カルバマセピン，バルプロ酸，クロバザムについては情動が不安定な患者に望ましいこともあれば，情動不安定を引き起こすこともあることを示唆する結果であった．横断研究なので因果関係に言及することはで

きないが，これらの結果を踏まえると，薬物療法では発作頻度や認知機能の変化のみならず，行動面（不安，抑うつだけではない）の変化にも注意すべきだろう．

てんかん患者の行動には静的および動的な疾病関連因子が大きく関与しており，それは理論的病因モデル（**表10.1**）に基づいて説明できるかもしれない．とはいえ，「てんかん性格」や突発性気分障害については現在なお議論がある．てんかんでみられる行動障害にはさまざまな要因が関わっている．したがって，てんかん焦点の局在と関連した行動障害のプロトタイプを追い求めても，それは傾向としてしか明らかとはならない．抗てんかん薬の認知面ではなく行動面に与える影響については将来の課題である．

特性と状態

TLEとFLEの行動上の問題について述べてきたが，これは発作に巻き込まれる脳領域に多少とも特異的な症状であり，その重症度は脳損傷患者に比べると比較的軽いようにみえる．さらに個人差だけでなく静的および動的な疾患関連因子の存在を考えると，局在関連てんかんの行動上の問題が経時的に変化しないのかという疑問が生じる．

てんかん発作が行動面に与える影響を知るには外科治療を受けた患者と比較すればよい．筆者ら（Helmstaedter et al. 2002）によるmTLE 57名とFLE 30名の長期追跡研究（観察期間2〜10年，平均56カ月）を紹介すると，長期経過後のBDI得点とQOL得点を予測できたのは発作の転帰だけだった．発作持続群では51％に明らかな抑うつ気分（BDI得点が11点以上）を認めたが，発作消失群では14％にすぎなかった．局在関連てんかんでは40〜60％に抑うつ気分を認めると報告されている．したがって，14％はこれよりもかなり低いが，51％は完全にこの範囲内である．また，発作消失群では45％がQOL良好と回答したが，発作持続群では11％にすぎなかった．発作の有無だけでこれほどの差が開くことには驚かされる．同じように，てんかん外科治療が成功した小児では行動異常が著明に改善することが報告されている（Lendt et al. 2000）．

TLE 125名の術前と術後1年におけるCPS得点を比較した研究に目を通すと，人格と気分には動的な部分もあれば静的な部分もあることがわかる（Witt et al. 2008）．「内向性」は術前において唯一逸脱していた二次尺度だったが，術後も変化しなかった．したがって，TLEの「内向性」という特徴は状態ではなく特性に依存していることになる．このことは「内向性」は特に内側病変と関係し，動的因子との関係は薄いという先に紹介した回帰分析の結果とも一致する．「神経症傾向」と「器質性精神症候群」の平均値は逸脱していなかったが，発作消失に伴って明らかに改善していたので，このふたつの二次尺度は状態依存的ということになろう．さらに発作焦点の側性によっても改善する領域が異なっていた．左焦点切除では情動が安定化し，右焦点切除では不安と衝動性が軽減し，植物症状が改善した．このことはTLEの行動特性の中には側性と関係しているものがあることを示している．FLE 33名についてはTLEと同じように，術後の発作消失に伴って「器質性精神症候群」の改善を認めた．この改善は特に右前頭葉切除で顕著だった．一方，「神経症傾向」はTLEとは異なり，改善しなかった．

まとめ

　TLEとFLEにみられる行動特徴は発作焦点の側性と部位によって異なると結論づけることができるだろう．人格に属する行動特性に比べると，神経心理学的プロフィールや発作周辺期症状は発作に巻き込まれる神経回路網をより明確に反映している．一般に「人格」は独自の特性とみなされているが，本章で示したように，てんかんでは解剖学的要因や静的な要因だけでなく，動的な要因や治療も患者の行動に影響を与えるのである．したがって，FLEとTLEでみられる行動特徴の特異性はこれらの要因すべてが収束する上位レベルでは消えてしまう．

　てんかん類型にかかわらず，左半球に焦点があると精神症状に対する脆弱性が増すことが重回帰分析によって明らかになった．また，精神障害の既往と家族歴も精神症状を予測するようにみえる．FLEでみられる多動，衝動性，誠実性，強迫性，器質性精神症候群は前頭葉機能障害を反映しているとみなすことができ，その神経心理学的プロフィール（注意，運動，実行機能の障害）を併せて考えると，反応選択，反応監視，反応抑制の機能不全だけでなく，さまざまな領域にまたがるフィードバック（報酬）学習が障害されていることを示している．

　一方，内向性，神経症傾向，認知（記憶）障害，社会的制限はTLEの特徴のようにみえる．うつ病はTLEだけでなくFLEでもよくみられる．本章で示したように，BDIは臨床的にうつ病とみなせる「抑うつ」の評価には適しているだろうが，TLEとFLEに特異的な精神症状を拾い上げるのには向いていない．とはいえ，TLEの行動を特徴づけているのは主に側頭葉内側病変であるという認識は重要である．内側構造病変の有無によるTLEの精神症状の相違については無視されることが多いが，新皮質TLEの特徴はmTLEとFLEの間に位置することからも，この区別は重要と考える．

　また，一般的な臨床評価尺度をてんかんに適用する際の方法論的な問題にも触れた．さらにてんかんでは発作焦点，てんかん性機能不全，抗てんかん薬，心理社会的問題が絡み合っており，これを解きほぐすことがいかに困難であるかについても述べた．このことは，たとえば神経生物学的モデルに基づいた前頭葉と精神症状の分類の妨げになる．TLEとFLEでは診断基準を満たすようなパーソナリティ障害はまれであり，粗大な脳損傷に比べて症状も軽微なのが一般的である．最後に，「特性と状態」の節で触れたように，継続的な発作抑制と抗てんかん薬の適切な選択が患者の日常生活能力の向上に有益である．

文献

Alivisatos B, Milner B. Effects of frontal or temporal lobectomy on the use of advance information in a choice reaction time task. Neuropsychologia 1989；27：495-503.

Azouvi P, Jokic C, Attal N, et al. Carbamazepine in agitation and aggressive behaviour following severe closed-head injury：results of an open trial. Brain Inj 1999；13：797-804.

Baddeley AD, Hitch G. Working memory. In：Bower GA（ed）Recent Advances in Motivation and Learning. New York：Academic Press 1974：47-90.

Bear DM, Fedlo P. Quantitative analysis of interictal behavior in temporal lobe epilepsy. Arch Neurol 1977；34：454-467.

Bechara A, Damasio H, Damasio AR. Emotion, decision making and the orbitofrontal cortex. Cereb Cortex 2000；10：295-307.

Bechara A, Damasio H, Damasio AR, et al. Different contributions of the human amygdala and ventromedial prefrontal cortex to decision-making. J Neurosci 1999；19：5473-81.

Beckmann M, Johansen-Berg H, Rushworth MFS. Connectivity-based parcellation of human cingulate cortex and its relation to functional specialization. J Neurosci 2009；29：1175-90.

Behrens TEJ, Hunt LT, Rushworth MFS. The computation of social behavior. Science 2009；324：1160-4.

Beran RG, Gibson RJ. Aggressive behaviour in intellectually

challenged patients with epilepsy treated with lamotrigine. Epilepsia 1998；39：280-2.

Blumer D, Montouris G, Davies K. The interictal dysphoric disorder：recognition, pathogenesis, and treatment of the major psychiatric disorder of epilepsy. Epilepsy Behav 2004；5：826-40.

Boone KB, Miller BL, Rosenberg L, et al. Neuropsychological and behavioral abnormalities in an adolescent with frontal lobe seizures. Neurology 1988；38：583-6.

Butler CR, Graham KS, Hodges JR, et al. The syndrome of transient epileptic amnesia. Ann Neurol 2007；61：587-98.

Cavada C, Company T, Tejedor J, et al. The anatomical connections of the macaque monkey orbitofrontal cortex：a review. Cereb Cortex 2000；10：220-42.

Costa PT Jr, McCrae RR. Overview：innovations in assessment using the revised NEO personality inventory. Assessment 2000；7：325-7.

Cummings JL. Frontal-subcortical circuits and human behavior. Arch Neurol 1993；50：873-80.

Damasio AR. The somatic marker hypothesis and the possible functions of the prefrontal cortex. Philos Trans R Soc Lond B Biol Sci 1996；351：1413-20.

Damasio H, Grabowski T, Frank R, et al. The return of Phineas Gage：clues about the brain from the skull of a famous patient. Science 1994；264：1102-5.

Davidson RJ, Putnam KM, Larson CL. Dysfunction in the neural circuitry of emotion regulation：a possible prelude to violence. Science 2000；289：591-4.

Delaney RC, Rosen AJ, Mattson RH, et al. Memory function in focal epilepsy：a comparison of non-surgical, unilateral temporal lobe and frontal lobe samples. Cortex 1980；16：103-17.

Devinsky J, Schachter S. Norman Geschwind's contribution to the understanding of behavioral changes in temporal lobe epilepsy：the February 1974 lecture. Epilepsy Behav 2009；15：417-24.

Devinsky O, Morrell MJ, Vogt BA. Contributions of anterior cingulate cortex to behaviour. Brain 1995；118：279-306.

Devinsky O Najjar S. Evidence against the existence of a temporal lobe epilepsy personality syndrome. Neurology 1999；53：S13-25.

Dolan RJ. On the neurology of morals. Nat Neurosci 1999；2：927-9.

Drevets WC, Price JL. Neuroimaging and neuropathological studies of mood disorders. In：Licinio JWM（ed）Biology of Depression：From Novel Insights to Therapeutic Strategies. Weinheim：Wiley-VCH Verlag GmbH & Co 2005：427-66.

Ettinger AB, Argoff CE. Use of antiepileptic drugs for nonepileptic conditions：psychiatric disorders and chronic pain. Neurotherapeutics 2007；4：75-83.

Gallassi R, Pazzaglia P, Lorusso S, et al. Neuropsychological findings in epileptic amnesic attacks. Eur Neurol 1986；25：299-303.

Geschwind N. Behavioral change in temporal lobe epilepsy. Arch Neurol 1977；34：453.

Glogau S. Validierung des "Fragebogens zur Personlichkeit bei zerebralen Erkrankungen"（FPZ）an einer Stichprobe von Epilepsiepatienten und Gesunden. http://bieson.ub.uni-bielefeld.de/volltexte/2006/981/

Harlow J. Recovery from passage of an iron bar through the head. Mass Med Soc Publ 1868；2：327-46.

Helmstaedter C. Behavioral aspects of frontal lobe epilepsy. Epilepsy Behav 2001；2：384-95.

Helmstaedter C. Behavioral and neuropsychological aspects of frontal lobe epilepsy. In：Trimble M, Schmitz B（eds）The Neuropsychiatry of Epilepsy. Cambridge：Cambridge University Press 2002：164-87.

Helmstaedter C. Cognitive outcome of status epilepticus in adults. Epilepsia 2007；48（Suppl 8）：85-90.

Helmstaedter C. Neuropsychology of epilepsy. In：Cappa S, Abutalebi J, Demonet JF, et al.（eds）Cognitive Neurology. Oxford：Oxford University Press 2008：383-418.

Helmstaedter C, Elger CE, Lendt M. Postictal courses of cognitive deficits in focal epilepsies. Epilepsia 1994；35：1073-78.

Helmstaedter C, Gleissner U, Elger CE. Clinical Personality Scales（CPS）in focal epilepsy. Epilepsia 2000；41：273.

Helmstaedter C, Gleissner U, Zentner J, Elger CE. Neuropsychological consequences of epilepsy surgery in frontal lobe epilepsy. Neuropsychologia 1998；36：681-89.

Helmstaedter C, Kemper B, Elger CE. Neuropsychological aspects of frontal lobe epilepsy. Neuropsychologia 1996；34：399-406.

Helmstaedter C, Schramm J, Elger CE. 15 years of epilepsy surgery in Bonn：cognitive and seizure outcome. Epilepsia 2007；48：14.

Hermann BP, Wyler AR, Richey ET. Wisconsin Card Sorting Test performance in patients with complex partial seizures of temporal-lobe origin. J Clin Exp Neuropsychol 1988；10：467-76.

Hessen E, Lossius MI, Reinvang I, Gjerstad L. Slight improvement in mood and irritability after antiepileptic drug withdrawal：a controlled study in patients on monotherapy. Epilepsy Behav 2007；10：449-55.

Hoppe C, Witt J-A, Helmstaedter C. Is there an 'epileptic personality'? Epilepsia 2010；51：4.

Kalynchuk LE, Pinel JP, Treit D. Characterization of the defensive nature of kindling-induced emotionality. Behav Neurosci 1999；113：766-75.

Kemper B, Helmstaedter C, Elger CE. Kognitive Profile von prachirurgischen Patienten mit Frontal-und Temporallappenepilepsie. In：Scheffner D（ed）Epilepsie '91. Reinbeck：Einhorn Presse Verlag 1992：345-50.

Ketter TA, Post RM, Theodore WH. Positive and negative psychiatric effects of antiepileptic drugs in patients with seizure disorders. Neurology 1999；53：S53-67.

Krishnamoorthy ES. The evaluation of behavioral disturbances in epilepsy. Epilepsia 2006；47（Suppl 2）：3-8.

LeDoux JE. Emotion circuits in the brain. Ann Rev Neurosci 2003；23：155-84.

Lehnertz K, Mormann F, Osterhage H, et al. State-of-the-art of seizure prediction. J Clin Neurophysiol 2007；24：147-53.

Lendt M, Helmstaedter C, Kuczaty S, et al. Behavioural disorders in children with epilepsy：early improvement after surgery. J Neurol Neurosurg Psychiatry 2000；69：739-44.

Locke DE, Fakhoury TA, Berry DT, et al. Objective evaluation of personality and psychopathology in temporal lobe versus extratemporal lobe epilepsy. Epilepsy Behav 2010；17：172-77.

London ED, Ernst M, Grant S, et al. Orbitofrontal cortex and human drug abuse：functional imaging. Cereb Cortex 2000；10：334-42.

Lux S, Kurthen M, Helmstaedter C, et al. The localizing value of ictal consciousness and its constituent functions：a video-EEG study in patients with focal epilepsy. Brain 2002；125：2691-98.

Marsh L, Krauss GL. Aggression and violence in patients with epilepsy. Epilepsy Behav 2000；1：160-68.

Milner B. Some effects of frontal lobectomy in man. In：Warren JM, Akert K（eds）The Frontal Granular Cortex. New York：McGraw-Hill 1964：313-34.

Nader K, Schafe GE, Le Doux JE. Fear memories require protein synthesis in the amygdala for reconsolidation after retrieval. Nature 2000；406：722-26.

Nahm FK. Heinrich Kluver and the temporal lobe syndrome. J Hist Neurosci 1997；6：193-208.

Nahm FK, Pribram KH. Heinrich Kluver：May 25, 1897-February 8, 1979. Biogr Mem Natl Acad Sci 1998；73：289-305.

Northoff G, Richter A, Gessner M, et al. Functional dissociation between medial and lateral prefrontal cortical spatiotemporal activation in negative and positive emotions：a combined fMRI/MEG study. Cereb Cortex 2000；10：93-107.

Papez JW. A proposed mechanism of emotion. Arch Neurol Psychiatry 1937；38：725-43.

Petrides M. Deficits on conditional associative learning tasks after frontal-and temporal-lobe lesions in man. Neuropsychologia 1985；23：601-14.

Petrides M, Milner B. Deficits on subject-ordered tasks after frontal-and temporal-lobe lesions in man. Neuropsychologia 1982；20：249-62.

Price JL, Drevets WC. Neurocircuitry of mood disorders. Neuropsychopharmacology 2009；35：192-216.

Profitlich T, Hoppe C, Reuber M, et al. Ictal neuropsychological findings in focal nonconvulsive status epilepticus. Epilepsy Behav 2008；12：269-75.

Raine A, Lencz T, Bihrle S, et al. Reduced prefrontal gray matter volume and reduced autonomic activity in antisocial personality disorder. Arch Gen Psychiatry 2000；57：119-27.

Regard M, Landis T, Wieser HG, et al. Functional inhibition and release：unilateral tachistoscopic performance and stereoelectroencephalographic activity in a case with left limbic status epilepticus. Neuropsycho logia 1985；23：575-81.

Rolls ET. The orbitofrontal cortex and reward. Cereb Cortex 2000；10：284-94.

Rolls ET, Grabenhorst F. The orbitofrontal cortex and beyond：from affect to decision -making. Prog Neurobiol 2008；86：216-44.

Rose KJ, Derry PA, McLachlan RS. Neuroticism in temporal lobe epilepsy：assessment and implications for pre-and postoperative psychosocial adjustment and health-related quality of life. Epilepsia 1996；37：484-91.

Rubia K, Overmeyer S, Taylor E, et al. Functional frontalisation with age：mapping neurodevelopmental trajectories with fMRI. Neurosci Biobehav Rev 2000；24：13-9.

Rushworth MFS, Behrens TEJ, Rudebeck PH, Walton ME. Contrasting roles for cingulate and orbitofrontal cortex in decisions and social behaviour. Trends Cogn Sci 2007；11：168-76.

Salloway S, Cummings J. Subcortical disease and neuropsychiatric illness. J Neuropsychiatry Clin Neurosci 1994；6：93-9.

Sarazin M, Pilion B, Giannakopoulos P, et al. Clinicometabolic dissociation of cognitive functions and social behavior in frontal lobe lesions. Neurology 1998；51：142-8.

Scherrmann J, Elger CE. Generation of seizure phenomena in the frontal and temporal lobe. Epilepsia 1999；40：102.

Shulman MB. The frontal lobes, epilepsy, and behavior. Epilepsy Behav 2000；1：384-95.

Smith ML, Milner B. Differential effects of frontal lobe lesions on cognitive estimation and spatial memory. Neuropsychologia 1984；22：697-705.

Stuss TD, Benson T. The Frontal Lobes. New York：Raven Press 1986.

Trimble MR, Van Elst LT. On some clinical implications of the ventral striatum and the extended amygdala：investigations of aggression. Ann N Y Acad Sci 1999；877：638-44.

Upton D, Thompson PJ. General neuropsychological characteristics of frontal lobe epilepsy. Epilepsy Res 1996；23：169-77.

Upton D, Thompson PJ. Age at onset and neuropsychological function in frontal lobe epilepsy. Epilepsia 1997a；38：1103-13.

Upton D, Thompson PJ. Neuropsychological test performance in frontal-lobe epilepsy：the influence of aetiology, seizure type, seizure frequency and duration of disorder. Seizure 1997b；6：443-7.

Upton D, Thompson PJ. Twenty questions task and frontal lobe dysfunction. Arch Clin Neuropsychol 1999；14：203-16.

van Elst LT, Woermann FG, Lemieux L, et al. Affective aggression in patients with temporal lobe epilepsy：a quantitative MRI study of the amygdala. Brain 2000；123：234-43.

Walker M, Cross H, Smith S, et al. Nonconvulsive status epilepticus：Epilepsy Research Foundation workshop reports. Epileptic Disord 2005；7：253-96.

Wieser HG. Mesial temporal lobe epilepsy with hippocampal sclerosis. Epilepsia 2004；45：695-714.

Witt JA, Hollmann K, Helmstaedter C. The impact of lesions and epilepsy on personality and mood in patients with symptomatic epilepsy：a pre- to postoperative follow-up study. Epilepsy Res 2008；82：139-46.

第11章 感情失認と心の理論

Sarah Broicher, Hennric Jokeit

近年発展した学際的研究分野のひとつに社会神経科学がある．これはヒトの社会・感情行動の基本原理を解明し，社会性と脳の関係の本質に迫る学問であり，さらに社会的行動に関わる神経機能と心理過程を探求し，複雑な社会的相互作用を解明しようとする企てである．この分野の進展はてんかん患者の社会・感情面の重要徴候をも明らかにしてくれるに違いない．

てんかんの認知機能（記憶，言語，遂行機能）は長年にわたり研究されてきたが，社会的認知機能はほとんど注目されてこなかった（Kirsch 2006）．これは実に驚くべきことである．というのも，てんかんに巻き込まれる脳構造と社会的認知機能を司っている領域はかなりの部分が重なり合っているからである．一見するとてんかん患者の社会的認知機能は損なわれていないようにみえるために，注意が向けられてこなかったのである（Phelps and LeDoux 2005）．

しかし，包括的な臨床研究が示すとおり，慢性てんかん患者の多くが深刻な心理社会的不適応に悩んでいることは間違いない（Hermann et al. 2000）．こうした不適応のうち，どこまでが偏見，苦悩，発作に由来するもので，どこからが社会的認知機能の障害に起因するものなのかははっきりしない（Devinsky and Najjar 1999；Shackleton et al. 2003）．ただし，局在関連てんかんの中には心理社会的不適応や精神障害を併発しやすいタイプがあり，この場合はその特異な病態を反映してるのだろう（Perini et al. 1996）．

かつては神経学と精神科学はそれぞれ異なる術語や概念を用い，診断，研究，治療も別々に進めてきていた．しかし，現在では神経科学の枠組みにある程度収斂してきている．たとえば，行動評価尺度，画像検査，機能画像検査，精神神経薬理学的手法によって研究可能となった社会神経科学や感情神経科学を通じて新たな統合概念が確立し，てんかんの行動障害に関する認識が深められてきた．こうした成果は，脳障害が行動に及ぼす影響の解明だけでなく，効果的な治療法の開発にもつながるはずである．

社会的認知

てんかん患者の多くはQOLの深刻な低下を招く対人関係上の悩みを抱えている．側頭葉てんかんや前頭葉てんかんでは社会的認知機能を司る神経回路網も影響を被りやすく，その社会認知機能障害は「心の理論」に関わる検査によって明らかにされてきている（Benuzzi et al. 2004；Fowler et al. 2006；Meletti et al. 2003；Schacher et al. 2006b；Walpole et al. 2008）．

社会的認知とはさまざまなレベルの脳内処理過程を広範に包含する複合概念といえるだろう（Adolphs 2006）．具体的には，さまざまな社会関連情報を知覚し，符号化し，組織化し，活用する機能である．社会的認知は信号を交換することによって成り立っている．この信号は自動制御されたレベルで処理され，動機付けの影響を受ける（Beer and Ochsner 2006）．しかも，これらの信号は瞬時にさまざまなレベルで並列処理され，潜在

記憶および顕在記憶と照合される．したがって，社会的認知を成立させるために広く配置されている構成要素の一部に損傷が生じれば，社会的認知機能が多少とも損なわれても不思議ではないだろう．

系統発生的にみても個体発生的にみても，ヒトが正常な発達を遂げるためには適切な社会的相互作用を保つことが不可欠である．社会的認知には同種の個体あるいは集団と関わる認知過程のすべてが含まれる．すなわち，他者像と自己像を確立する能力や自他の関係性を構築する能力に加えて，社会的行動を実行するためにこれらを臨機応変に利用する能力が含まれる（Beer and Ochsner 2006）．社会性とは他者の認知・感情の変化を読み取る能力の上に成り立っているのである．

社会的認知の基本過程

社会的認知の処理過程は2つに大別することができる．すなわち，感情の知覚や表出のような基本過程と複雑な心情の理解に必要なさらに進化した認知過程である．感情に関わる情報の処理は意思決定（Damasio et al. 1994）や記憶および注意（Christianson 1992）などのさまざまな認知過程で重要な役割を演じている（Cacioppo and Gardner 1999）．他者を理解するには発話，表情，抑揚，語彙，視線，身振り，姿勢など，さまざまな知覚様態の関連情報が必要となる．視覚情報は最も重要な意味をもつが，嗅覚，聴覚，触覚も社会的信号の処理に影響を与える（Adolphs 2006）．社会的認知のなかでも表情の処理過程に関する研究が盛んなのは，その歴史が長く，検査方法が確立しているからである（Ekman and Friesen 1976）．

感情処理が損なわれている脳損傷患者では社会的行動と対人交流に関わる能力も障害されているが，それ以外には神経心理学的異常をなんら認めない（Damasio et al. 1994）．表出失認あるいは社会的感情失認ともよばれる感情失認emotional agnosiaでは情動の知覚が欠落しているようにみえる．これは表情，身振り，抑揚を知覚できない一種の失認であり，相手の感情を非言語的に認知することができず，その結果，社会的交流が妨げられてしまう．こうした感情失認は扁桃体損傷と右大脳損傷（特に側頭葉）で認めることが多い（Joseph 1988）．

狭義の失認には含まれないが，失感情症alexithymiaは感情失認と鑑別することが難しく，併発することもある．感情失認では他者の感情を認識できないのに対し，失感情症では自らの感情を認識することができない．Peter Sifneos（訳注：心身症の発症要因として失感情症を提唱した米国の精神科医）は自らの感情を理解したり，処理したり，描写したりすることができない患者を記述する用語として失感情症を提案したのである（Taylor 2000）．

感情の表出と感情情報の処理の重要性は言うまでもないが，こうした機能を評価するのに利用できる尺度は限られていて，しかもそのほとんどは標準化されておらず，異文化間での妥当性も確立していない．社会的認知の基本機能の測定法については次節以降で詳しく述べる．

心の理論

ヒトは相手の心を読む能力が群を抜いて高い生物種である．相手の意図や考えを常時想定しているからこそ，日々の相手の行動に対して込み入った解釈が可能となる．こうした

読心術は直感にすぎないという意見もあれば，相手の意図を読み間違えることもあるので，取るに足らないようにみえることもある．しかし，この能力は心の理論theory of mind（ToM）ともよばれる社会的認知機能の根本であり，ヒトが複雑な共同体ネットワークの中に身を置くことを可能にしている至近メカニズム（訳注：生理学的メカニズムとほぼ同義）に他ならない（Premack and Woodruff 1978）．

　共感，社会的知性，視点取得といった用語もToMと関連する能力や概念を表すが，同義として用いられることが多かった．社会的認知とToMは同義ではない．社会的認知には狭義のToMとは関係しない領域が存在し，これには社会的推論，意思決定，社会的スキーマに関する知識の再生，道徳的判断など，さまざまな認知機能が含まれる（Greene and Haidt 2002）．

　膨大な知見が明らかにしているように，ToMは特別な認知領域であり，一般的な知性や実行機能とは分けて考える必要がある．社会的認知と一般的な知性を区別できることは数多くの研究によって示されている．たとえば，Baron-Cohenら（1997）によれば，高機能自閉症やAsperger症候群の成人はIQが平均以上であっても，ToM検査の成績は振るわない．Down症候群ではこれとは正反対の解離がみられ，知能は損なわれているのに，ToM課題の成績は優れているのである（Karmiloff-Smith et al. 1995）．

　Baron-Cohenら（2001）は眼だけの写真をみせてその感情を推察させるReading the Mind in the Eyes Test（Eyes Test）を用いてAsperger症候群と高機能自閉症を評価し，Eyes Testの成績とIQの間には相関を認めないことも報告している．感情を推察する能力は一般的知性とは別物であることがこの結果からも確認することができる．Eyes Testの聴覚版であるMind in the Voice Taskを用いた研究でもAsperger症候群と高機能自閉症は声から心理状態を推し測るのが苦手で，言語性IQとVoice Taskの成績は相関していなかった（Rutherford et al. 2002）．

　ToMだけでなく，記憶，注意，実行機能，動機，意思決定も社会的交流における認知活動や行動に等しく関わっている．ToMだけが選択的に損なわれることもあるが，実行機能のような認知機能とも関連性をもつ複雑な神経心理機能として捉えるべきだろう（Rowe et al. 2001）．

　意図的行動の模倣（Meltzoff and Decety 2003）や自己の欲求と他者の欲求の区別（Repacholi and Gopnik 1997）といったToMの前身は生後18カ月の時点で観察可能となる．また，ごっこ遊び（Leslie 1987），共同注意行動（訳注：指差しのようなある対象に対する注意を他者と共有しようとする行動），願望や感情を他者に帰属させる能力（Flavell et al. 1999）もToMの発達にとって重要な通過点である．

　3〜4歳までには他者の誤信念false belief（ある事実に対する誤った思い込み）を理解するのに必要な認知機能を獲得し，現実とは関係のない精神活動を心に浮かべ，精神状態を読み取り，行動を予測する能力が身に付くようになる．こうした能力には他者の精神状態の概念的理解が不可欠である（Schult and Wellman 1997）．

　小児が誤信念を理解できていることは「一次誤信念課題」によって確かめることができる．広く用いられている課題にはSally-Anne-Task（Baron-Cohen et al. 1985），Maxi-Task（Wimmer and Perner 1983），Smarties-

Task（Gopnik and Astington 1988）がある．誰かの誤信念を誤って信じてしまっている人物もいるかもしれないこと（訳注：二次誤信念）を理解できるようになるのは少し遅れて6歳前に始まり（Wimmer and Perner 1985），見解の相違を理解できるようになるのは12〜17歳である（Sodian et al. 1999）．

ToMの発達において，二次的あるいは入れ子構造の精神活動（彼女が考えていると彼は考えている）を理解する能力を獲得することは極めて重要である．ある人が「別の人が考えていること」について考えていることを理解できることによって，世界についての他者の信念（一次信念）だけでなく，その他者がさらに別の他者の信念についても関心を抱いていること（二次信念）をも理解できるようになる．この種の推論は社会的交流につきものの機微を理解するのに欠かせない．PernerとWimmer（1988）は互いの精神活動に関心を抱き合うという心の相互作用が社会的交流に他ならないことに気づけるのは二次的推論の段階であると述べている．二次誤信念課題としてはIce-Cream Van Task（Wimmer and Perner 1985）やsecond-order Sally-Anne-Task（Baron-Cohen et al. 1985）が知られている．こうした「高次」ToM課題を成功させるには，込み入った精神活動の理解（Xは何を考えているのか）や役割取得（訳注：他者の態度を取り入れること）における精神活動の理解（Xは本当に思っていることを話しているのか．Xはなぜそのような態度をとるのか）といった単純な帰属化能力を超えた能力が必要となる．他者の精神活動を推測するには他者の考えや信念について知る（ToMの認知面）だけでなく，他者の感情状態を知り，共感すること（ToMの感情面）も必要となる．

社会的認知機能検査

感情の知覚，感情の表出，ToMを支える能力を観察するために，実にさまざまな検査が考案されてきた．ここでは，特によく使われている代表的な検査法のいくつかを紹介する．各種検査の相違点や最近の研究動向がわかるように，簡単な解説と得られた知見も記しておく．

社会的認知の基本機能に関する検査

1. Facial Action Coding System（FACS）

【検査概要】心理学者Sullivan Tompkinsの研究に触発されたEkmanは，表情による感情表現が文化圏ごとに異なるのか否かを解明するために，表情の定量法をはじめて開発した．そして，表情による感情表現が文化によらず，人類に普遍的なものであり，したがって生物学的基盤の上に成り立っていることを明らかにしたのである．Ekmanによれば，普遍的な表情には怒り，嫌悪，恐れ，喜び，悲しみ，驚きがある．EkmanとFriesen（1976）は顔面動作記述システムFacial Action Coding System（FACS）を開発し，ありとあらゆる表情を分類した．その後，FACSの顔写真は表情研究で最も広く利用されるようになり，表情の同定課題，一致課題，検索課題，評価課題など，さまざまな課題に用いられている．

【知見】初期の研究では表情の知覚における側性が探求されたが（Etcoff 1984），その後，画像技術の進歩に伴い扁桃体が注目されるようになった．当初，両側扁桃体の機能が損なわれると恐怖の表情を知覚できなくなると考えられていた（Adolphs et al. 1994）．しかし，その後の研究により，扁桃体の両側損傷では恐怖以外の表情も知覚できなくなるこ

と（Young et al. 1996；Siebert et al. 2003），一側損傷であっても表情知覚が損なわれること（Adolphs et al. 2002a；McClelland et al. 2006）が明らかとなった．表情の知覚障害は外傷性脳損傷（Milders et al. 2008），前頭側頭型認知症（Diehl-Schmid et al. 2007）だけでなく，前頭葉・側頭葉てんかん（Meletti et al. 2003；Benuzzi et al. 2004；Farrant et al. 2005；Shaw et al. 2007）でも報告されている．

2. Comprehensive Affect Testing System（CATS）

【検査概要】ほとんどの社会的認知研究では視覚刺激を用いているが，実生活では視覚以外の感覚も社会的相互作用に関わっている．聴覚は言語にかぎらず社会的信号を伝えるのに重要である．実際，言葉の抑揚「韻律prosody」には話者のさまざまな感情が表出されており，その知覚には表情知覚と同じ脳構造が関わっている（Adolphs et al. 2002b）．Fromingら（2006）は視覚および聴覚を介した6つの基本感情の処理過程を測定するComprehensive Affect Testing System（CATS）を開発している．CATSは13課題からなり，表情の同定，表情の識別，明示的意味を伴った韻律と伴わない韻律の処理，文脈と一致する韻律と一致しない韻律の処理などが含まれている．

【知見】Asperger症候群では表情と韻律の識別が全般的に損なわれていることが報告されている（Froming et al. 2006）．Roccaら（2009）の最近の研究によると，統合失調症と健常者にCATSを実施したところ，統合失調症では表情識別課題を除くすべての課題の得点が低かった．現在，脳損傷例を対象とした研究が進められている．

ToMに特化した検査

ToMを評価するための実験課題にもさまざまなものがある．とはいえ，ToMの構成要素を理論的に分類することも，それを心理学的に検証することもまだ途上にある．

ToMはその概念上，認知的要素と感情的要素に区別されるので，検査課題も認知面（知識，注意，信念など）を特定するものと感情面（幸福感，欲求など）を特定するものに分けることができる（Stone et al. 2003）．Shamay-TsooryとAharon-Peretz（2007）によれば，二次誤信念課題の解決にはToMの認知面が必要となるのに対して，高次ToM課題である社会的失言課題faux pas test（Stone et al. 1998）の解決には認知面と感情面の両方が必要となる．この検査課題は呈示された行動が意図的なのか偶発的なのかを判断させるものであり，これを認知面に帰属させる考え方もあるが，さらに上位の機能を評価していると捉えることもできる．

ToM課題はその帰属先だけでなく刺激の種類によっても分類することができる．物語や文章理解問題など言語素材によるものもあれば，複雑な視覚刺激を用いたものもある．ただし，言語素材と視覚素材を組み合わせた課題はほとんどない．

1. 動く三角形moving triangles

【検査概要】HeiderとSimmel（1944）は半世紀以上も前に帰属理論attribution theoryの嚆矢となる実験を行なっている．この実験は健常者に短編動画を見せて，その感想を求めるもので，内容は3つの幾何学図形（大きな三角形，小さな三角形，円）がそれぞれ異なる速度で動き回るというものであった．これとは別に，ドアのように開閉する長方形も登場する．実験は3部から成っていた．第1

実験では動画を2回見せた後に自由に感想を求めた．第2実験では幾何学図形の動きを人間の行動になぞらえて解釈するよう指示し，構造化面接を用いて回答を求めた．第3実験では逆回転させた動画を見せてから短い構造化面接を実施した．図形の動きが複雑になるにつれて，被検者はその動きに意図や欲求を帰属させる（読み取る）ようになったという．

【知見】Klin（2000）はHeiderとSimmelの動画をもとにsocial attribution task（SAT）を開発している．SATは発達障害でも検査できるように，実生活とは関係しない要因を最小化してある．また，社会的認知反応の諸要素を定量的に評価するための符号化方式が採用されている．そして，自閉症とAsperger症候群では社会的帰属を判断する能力が損なわれていることを明らかにした．

HeiderとSimmel（1944）による枠組みをもとに，Abellら（2000）はその動くさまに精神状態を読み取りたくなるような動画を新たに開発した．画面上を動き回る2つの幾何学図形（赤い大三角形と青い小三角形）が登場し，被験者はその図形の動きに精神状態を帰属させる．図形の動きには，単なる不規則運動（「はずんでいる」ように見える），目標志向性相互運動（被験者はこの動きを「戦っている」などの単純な行動に帰属させたくなる），ToM相互運動（「だましている」などの精神状態に帰属させたくなる）の3つがある．そして，この3条件の無声動画を高機能自閉症児に見せたところ，ToM相互運動の帰属を誤ることが多かったという．Castelliら（2002）も同様の結果を報告している．

最後にHeberleinとAdolphs（2004）の症例報告を紹介する．症例は幼少期に両側扁桃体損傷を受けた患者で，HeiderとSimmel（1944）のオリジナル動画を見せたところ，図形の動きに対して健常者が読み取るような社会的意図を帰属させることができなかった．

2．Yoni課題

【検査概要】ToMの下位構造として感情面と認知面を区別することも重要である（Kalbe et al. 2007）．Baron-CohenとGoodhart（1994）の課題をもとにShamay-Tsooryら（2007a）が作成した「Yoni」課題ではこの区別が考慮されていて，コンピュータを用いてToMの認知面と感情面をそれぞれ評価することができる．この検査では漫画の主人公の精神状態を言葉，視線，表情を手掛かりとして推測しなくてはならない．そして，認知，感情，身体の3条件について，それぞれ一次推論あるいは二次推論のいずれかが要求される．認知条件と感情条件では精神活動を推測しなくてはならない．一方，身体条件はコロトール条件に相当し，その主人公の身体的特徴から答を選択する．検査は64試行からなり，コンピュータ画面の中央に主人公Yoniの顔が，四隅には同じカテゴリ（動物や果物など）に属す絵か顔の絵のどちらかが表示される．画面の上半分にはYoniに関する未完成の文章が表示され，被験者は文章を完成させるには四隅の絵のどれが最適かをできるだけ早く解答しなくてはならない．

【知見】Shamay-Tsooryら（2007a）はこの課題を用いて，さまざまな患者群でToMの認知面ではなく感情面が選択的に損なわれていることを明らかにしている．たとえば，統合失調症と腹内側前頭前皮質損傷では認知条件の成績は低下していないにもかかわらず，感情条件の成績が低かった（Shamay-Tsoory et al. 2007a, 2007b）．Yoni課題にはSchadenfreude（訳注：他人の不幸を喜ぶ感情），嫉妬，同一視などの「他人の運命」

に対する感情を加えた修正版があり，これをAsperger症候群と高機能自閉症に実施したところ，一次および二次ToM課題は問題なく遂行できたものの，Schadenfreudeと嫉妬を同定する能力は損なわれていた（Shamay-Tsoory 2008）．

Shamay-TsooryとAharon-Peretz（2007）はさまざまな部位の脳損傷の検討から，ToMの感情面と認知面は部分的に別々の解剖学的基盤に依拠していることも明らかにしている．腹内側前頭前皮質は感情面の処理に特別な役割を有しているようであり，認知面には腹内側前頭前皮質と背外側前頭前皮質の両方が関わっている可能性がある．さらに，腹内側前頭前皮質の損傷ではSchadenfreudeと嫉妬の認識が損なわれるという（Shamay-Tsoory et al. 2007c）．

3. Reading the Mind in the Eyes Test

【検査概要】成人のToM能力を評価する検査は数えるほどしかない．いわゆる「高次」ToM検査は単なる帰属能力の域をはるかに超えたもので，正常知能の青年あるいは成人にしか実施することができない．Reading the Mind in the Eyes Test（Eyes Test）は両眼だけを呈示し，その人物が考えていることや感じていることを最も適切に表している単語（おびえ，動揺，横柄，憤慨など）を4つの中から選ばせる検査である（Baron-Cohen et al. 1997, 2001）．

【知見】この検査はさまざまな領域で用いられていて，自閉症，Asperger症候群，統合失調症では得点が低いことが報告されている．また，一側性あるいは両側性扁桃体損傷（Adolphs et al. 2002a；Stone et al. 2003），前頭側頭型認知症（Gregory et al. 2002），前頭葉てんかん（Farrant et al. 2005）でも成績が悪くなる．とはいえ，前頭側頭型認知症と前頭葉てんかんでみられる能力障害はToM自体ではなく，その感情面が原因ではないかと考える研究者もいる（Farrant et al. 2005）．

まとめると，他の検査によってToM能力の障害が明らかになった場合に，どのような能力が特異的に損なわれているのかを検知する感度をEyes Testは具えているといえるだろう．

4. 社会的失言課題 Faux Pas Test

【検査概要】Faux Pas Test（訳注：Faux Pasは「してはならないこと」の仏語．英語圏でも用いられている）は社会的失言を認識し，理解する能力を評価する検査で，成人用ToM検査のひとつと考えられている（Stone et al. 1998；Baron-Cohen et al. 1999）．Faux Pas Testは二次誤信念課題に問題のない高機能自閉症の心理化能力 mentalizing ability（訳注：他人の心の状態を思い浮かべる能力）を評価することを目的としている．Faux Pasとは話し手がうっかりして相手の感情を害してしまうことを指す．例をあげると，AはBにその結婚プレゼントが気に入らないと口を滑らしてしまうのだが，実はBからもらったプレゼントだったというような状況である．この検査にはToMの認知面と感情面に関する推論が含まれているので，ToMの複数の要素を測定することができる（Stone et al. 1998, 2003）．しかも，比較的複雑な物語になっているので，被験者には高い言語能力も要求される．

【知見】Baron-Cohenら（1999）によると，高機能自閉症とAsperger症候群にこの課題を実施したところ，Faux Pasを感知できなかったという．Zallaら（2009）とShamay-

Tsooryら（2002）によるAsperger症候群の研究では，被験者は物語の主人公がなんとなく気まずく，ばつの悪いことをやらかしていることには気づけた．しかし，ほとんどの場合，そう感じた理由を正確に述べることも，気分を害した相手の感情を読み取ることもできなかった．

眼窩前頭皮質損傷と扁桃体損傷（Stone et al. 1998, 2003），外傷性脳損傷（Milders et al. 2003），内側側頭葉てんかん（Schacher et al. 2006b），Parkinson病（Peron et al. 2009），前頭側頭型認知症とAlzheimer型認知症（Gregory et al. 2002）もFaux Pasに気づきにくいことが報告されている．

5. 不思議なお話課題 Strange Stories Test

【検査概要】間接表現，比喩，皮肉，いやみ，口先などの言外の意味を問うのがStrange Stories Testである（Happé 1994）．被験者は一連の物語から複雑な精神状態を読み取らなくてはならない．この検査には精神状態を扱う社会的な物語と身体行動を扱う身体的な物語という2種類の条件があり，各条件はそれぞれ8つの物語から成る．被験者は物語を読みながら，一節ごとに質問に答える．

【知見】Happé（1994）は自閉症児，知的障害児，健常児，成人にこの物語を読ませて，登場人物が考えていることと感じていることを解答させた．自閉症児は主人公が意図していることを理解できず，文脈に合わない精神状態を帰属させた．対照的に，精神状態のかかわらない物語や身体的な事柄については理解できた．高機能自閉症とASについても同様の結果が報告されている（Baron-Cohen et al. 1997；Jolliffe and Baron-Cohen 1999；Kaland et al. 2005）．

Shawら（2004）は幼少時に扁桃体を損傷しているとStrange Stories Testの成績が低下することを報告している．成人後に扁桃体を損傷した場合や健常対照に比べて，精神状態を正確に帰属させることができた割合が有意に低かったのである．

社会的認知の機能局在

社会的認知課題では特定の脳領域が賦活され，前頭葉と側頭葉の複数の領域で基本的な神経活動が生じることが機能画像研究によって明らかにされている（Stone et al. 1998；Amodio and Frith 2006）．これには前頭葉内側面，前部帯状回，上側頭溝，側頭頭頂接合部，側頭極，扁桃体などがある．

1. 前頭葉内側面および前部帯状回

社会的認知における前頭葉内側面medial frontal cortex（MFC）の役割を理解するには，MFCを機能に応じて区分けするとよい．すなわち，認知処理に関わる後部吻側領域 posterior rostral region（prMFC），情動処理に関わる前部吻側領域anterior rostral region（arMFC），結末の監視に関わる眼窩領域 orbital region（oMFC）の3領域である．prMFCは将来選択されるであろう行動がもたらす価値を監視することに携わり，oMFCは将来生じるであろう結末の評価に基づいて行動を誘導すると考えられている．arMFCは心理的帰属について考えさせるような社会的認知課題によって賦活される．この場合，課題の遂行者が自己であっても他者であっても，あるいは求められる判断が生来的な性質であってもそのときの精神状態であってもかまわない（Amodio and Frith 2006）．つまり，自己および自己の精神状態を知覚するとき（Lane et al. 1997；Vogeley et al. 2001）と，他者の精神状態を推測するとき（Rilling et al.

2004）にarMFCと前部帯状回anterior cingulate cortex（ACC）が賦活されるのである。こうした知見とACCが注意の制御にも関わっていること（Bush et al. 2000）から，GallagherとFrith（2003）はACC内部に精神状態に注意を向けさせる機構を想定した。つまり，ACCはLeslie（1994）の提唱した「分離 decoupling」機構（訳注：たとえば，バナナを電話にみたてる場合，バナナという一次表象を切り離さなくてはならない）として機能し，現実と仮想条件を区別する働きを担っていると考えられる（Frith and Frith 2003）。

2. 上側頭溝

上側頭溝superior temporal sulcus（STS）もさまざまなToM課題によって賦活されるので，課題に共通する基礎過程を反映しているのだろう。とりわけSTS後部は生体運動に鋭敏に反応する（Allison et al. 2000）。これまでの報告をまとめると，STSは動きから意図を読み取り，それが自己に帰属するのか，他者に帰属するのかを決定するのに関わっているといえる（Brunet et al. 2000；Castelli et al. 2000）。

3. 側頭頭頂接合部

側頭頭頂接合部temporal parietal junction（TPJ）は他者の内面を推察する機能に関わっているようにみえる（Saxe and Kanwisher 2003）。特に右TPJは他者の信念を想像する際に選択的に賦活されるという（Saxe et al. 2006）。とはいえ，TPJは視覚的注意を空間に再定位するときにも賦活されるため，決着がついているわけではない（Mitchell 2008）。

4. 側頭極

側頭極temporal pole（TP）は自伝的記憶および相貌記憶の検索に関わっている（Gallagher and Frith 2003）。したがって，被検者に記憶や表象を呼び起こさせる課題でないかぎりTPは賦活されないだろう（Rilling et al. 2004；Gallagher et al. 2002）。Olsonら（2007）はヒトおよび霊長類の研究を総括し，TPは相貌認識やToMなどの社会的認知・情動処理になんらかの関わりをもっていると結論している。

5. 扁桃体

扁桃体は社会的に意味のある情報の知覚・処理（Adolphs 2003；Spezio et al. 2007），情動学習（Phelps et al. 2001），記憶（McGaugh 2004）において中心的な役割を演じている。扁桃体は怒りや恐怖の表情に反応する（Adams et al. 2003）だけでなく，共同注視gaze monitoring（Kawashima et al. 1999）にも関与するため，社会的感情を認識するうえでも極めて重要である。さらに扁桃体およびその接続領域が他者の精神状態を理解するための要であるという証拠が揃いつつある（Stone et al. 2003；Baron-Cohen et al. 2000）。ToMの神経基盤に関する機能画像研究を総説したCarringtonとBailey（2009）は扁桃体の賦活は一貫性に欠けると結論している。とはいえ，扁桃体が社会的認知や情動に及ぼす影響の大きさ（Adolphs et al. 1998）を考えると，扁桃体がToM機能に関与していることは間違いないだろう。

6. 各課題と機能画像

社会的認知の機能画像研究では前述した古典的なToM課題だけでなく，表情の処理に関わる課題も用いられている。Ekmanのさまざまな表情に対して扁桃体が特異的に反応するのをはじめて捉えたのはMorrisら

（1996）である．そして，表情の種類や強さに応じて賦活の仕方が変わることも見出した．左扁桃体は笑顔よりも恐怖表情に対して強く反応したのである．Whalenら（2001）も中立な表情や怒りの表情よりも恐怖表情に対して強く反応することを確認している．Baron-Cohenら（1999）はfMRIを用いて，自閉症およびAsperger症候群では健常者とは対照的にEyes Test遂行中であっても扁桃体が反応しないことを報告している．自閉症脳では扁桃体および周辺側頭葉の灰白質に組織病理学的異常を認めたという報告もある（Courchesne 1997）．

先に紹介した「動く三角形」もよく用いられている．Castelliら（2000）は2つの三角形が相互に影響し合いながら動き回る動画を用いてPETを撮像した．被験者が三角形の動きから意図を明確に読み取るほど前頭前皮質内側面，TP，STSの反応が強まった．Schultzら（2003）は同様の結果をfMRIを用いて報告している．このような幾何学図形の動きからなんらかの意図を読み取る（心理化）課題では，TPの活動は扁桃体にも拡がり，紡錘状回でも活動が検知されることがある．これらの研究では心理化条件と受動視条件を比較しているが，心理化条件では必ず精神状態を読み取り，それに応じた反応を選択することが要求されている．

筆者らの知るかぎり，社会的認知障害と脳の構造異常を関連付けた研究は一篇しか報告されていない．Heroldら（2009）はvoxel-based morphometry（VBM）を用いて，統合失調症でみられるFaux Pas Testの成績不良が左oMFCと右TPの灰白質体積減少と相関していることを報告している．この結果は統合失調症では腹内側前頭前皮質損傷に似たToM機能障害を示すことを報告したShamay-Tsooryら（2005）の研究結果とも一致する．

Strange Stories TestのPET研究も報告されている．健常者では前頭前野内側面が賦活されるが（Fletcher et al. 1995），自閉症では賦活が減弱したり，賦活部位が変化するという（Happé and Frith 1996）．とはいえ，この自閉症研究は被験者が6名にすぎず，PETの解像度も低かったので，予備的な報告とみなすべきだろう．

側頭葉てんかんの社会的認知機能

局在関連てんかんの中で最も多いのが内側側頭葉てんかんmesial temporal lobe epilepsy（mTLE）である．海馬などの内側側頭葉から始まる発作を繰り返し，病理所見として海馬硬化を認めることが多い（Elger et al. 2004）．記憶障害を伴うことも多いが，障害される記憶素材は焦点の側性によって異なる（Rausch 1987）．薬剤抵抗性の場合は外科的切除が極めて有効だが，記憶障害や言語障害を生じる可能性があるため，術前後に記憶，言語，実行機能に関する詳細な検査が実施されている．ところが，mTLEでは社会的認知機能に関わる神経回路が巻き込まれていることがわかっているにもかかわらず，この分野が十分研究されているとは言いがたい（Kirsch 2006）．その理由はmTLEの社会的認知機能が一見してわかるほどには損なわれてはいないからだろう（Phelps and LeDoux 2005）．

その一方，mTLEはうつ病や社交不安障害などの精神障害や心理社会的不適応を併発することが少なくない（Hermann et al. 2000）．しかし，その原因として社会支援の欠如，発作，偏見，差別に対する不安や苦悩

が考えられてきたために，社会的認知機能の障害や社会的認知に関わる領域の損傷が心理社会的問題におよぼす影響については十分研究されてこなかった（Devinsky and Najjar 1999；Shackleton et al. 2003）．てんかんのなかでもmTLEに心理社会的問題や精神症状を認めることが特に多いという事実（Perini et al. 1996）からも，mTLEは社会的認知障害を伴うことが多く，これにはその特徴的な病理所見が関係していると考えることができよう．もちろん，前頭葉てんかん（Farrant et al. 2005）でも若年ミオクロニーてんかん（Piazzini et al. 2008）でも社会的認知機能が損なわれている疑いがあるが，ほとんど研究されていないので，ここではmTLEを取り上げる．

　mTLEでは社会的認知の基本である表情認知が損なわれていることが多いと繰り返し報告されている（Meletti et al. 2003；Benuzzi et al. 2004；Fowler et al. 2006；Shaw et al. 2007；Walpole et al. 2008）．そして，右半球に焦点を有する若年発症の場合に恐怖表情の認知障害が特に目立つという（Benuzzi et al. 2004；Meletti et al. 2003）．Hlobilら（2008）の研究でも恐怖症状の認知が右海馬硬化を有する若年発症群で最も損なわれていた．発症年齢が表情認知能力を左右する重要な因子のひとつであることがわかる．

　Brierleyら（2004）は扁桃体の両側損傷では片側損傷に比べて陰性感情（表情と言語表現）に対する認知が損なわれていることを報告している．また，Shawら（2007）によれば，扁桃体を含む左側頭葉切除を受けた患者では恐怖表情の認知が改善したが，右側頭葉切除ではまったく改善しなかったという．

　こうした基本情動の認知はToMに必須の能力だが，mTLEでは情動記憶（Boucsein et al. 2001）やToM（Schacher et al. 2006b）が損なわれていることもある．Schacherら（2006b）は局在関連てんかんの中でmTLEに限って高次の社会的認知が損なわれていると述べている．かれらはmTLEとその他の局在関連てんかんのFaux Pasの検知能力を比較した．3つの短文からなる短縮版Faux Pas Test（Stone et al. 2003）を用いて評価したところ，mTLEではその他の局在関連てんかんと健常群に比べて成績が明らかに低かった．この結果は年齢，発症年齢，罹病期間，文章理解力，知能指数では説明がつかず，ToMが独立した認知機能であること（Frith and Frith 2003）をあらためて裏付けることになった．

　扁桃体の役割や扁桃体が担っている感情機能については結論が得られているわけではないが，おびただしい研究が扁桃体がToMに関わっていることを明らかにしていることからも，他者の感情状態を読み取る際に特に重要な働きをしているといえるだろう（Shaw et al. 2004；Adolphs 2003；Völlm et al. 2006）．他者の感情状態を理解できなければ，Faux Pasを検知することはできない．mTLEでは扁桃体がてんかん原性領域に巻き込まれていることが多く，海馬硬化の1/4では同側の扁桃体萎縮を認める（Goncalves Pereira et al. 2005；Salmenpera et al. 2001）．また，mTLEでは扁桃体における神経細胞の脱落と星状細胞の増殖をさまざまな程度に認めるという（Yilmazer-Hanke et al. 2000；Aliashkevich et al. 2003）．

　扁桃体はToMの発達を支えているにすぎないのか（Tager-Flusberg and Sullivan 2000；Frith and Frith 2003；Shaw et al. 2004），それとも，ToMの処理能力を決定する神経回路網の重要部分を担っているのか（Happé et al. 1999；Channon and Crawford 2000；Stone et al. 2003；Sommer et al. 2008)．この問題についても一致した見解には至っていないが，大半の研究者は後者を支持している．というのも，扁桃体の片側損傷あるいは両側損傷とToMの機能障害との明確な関係性を示す研究が報告されているのである（Stone et al. 2003；Heberlein and Adolphs 2004)．

扁桃体の機能不全は神経画像によっても捉えることができる．恐怖表情の動画を用いたSchacherら（2006a）のfMRI研究では，健常群では両側扁桃体が同じように賦活されたのに対し，mTLEでは多くの場合，焦点側の扁桃体機能が低下していた．

Bonelliら（2009）は恐怖表情課題を用いてmTLEの情動処理における扁桃体の役割を研究し，これが術後感情障害の予測指標となりうるかを検討した．健常対照群では恐怖表情に対して左扁桃体が賦活されたが，右mTLE群では両側の扁桃体が賦活された．一方，左mTLE群では左右どちらかの扁桃体の賦活が低下していた．そして，右mTLE群では右扁桃体の賦活量と術後の不安・抑うつ尺度得点の上昇が相関を示し，術後に感情障害を発症する予測指標と考えられた．

先に若年発症の右mTLEでは恐怖表情の認知が損なわれていることを紹介したが，この場合，扁桃体賦活も低下していることがfMRIによって確かめられている（Meletti et al. 2003；Benuzzi et al. 2004)．さらに恐怖表情の認知障害は扁桃体体積の減少だけでなく，てんかん罹病期間とも関係している（Houghton et al. 2000；Reynders et al. 2005)．

まとめると，社会的認知のどの様相がどの程度損なわれているかは扁桃体の病変だけでなく，年齢，病変の側性，発症年齢，symptomatogenic zone（訳注：発作症状を惹起する領域．発作起始領域とは必ずしも一致しない)，functional deficit zone（訳注：発作以外の神経症状を惹起させている領域）などの修飾因子が関わっているということである．

まとめ

社会的認知障害をmTLEの症状のひとつとして加えるべきか．この問いには今のところ答えが得られていない．しかし，かなりの割合で社会的認知が損なわれていることは今までの研究から明らかだろう．社会的認知障害は対人関係，社会生活，QOLに甚大な影響を及ぼし，うつ病や不安障害の発症を助長している可能性がある．ところが，社会的認知機能を評価することはまずない．mTLEの神経心理検査項目に社会的認知機能を加えることを強く推奨する．とはいえ，社会的認知の問題は短時間の診断面接では明らかになるとはかぎらないし，その性質上症状として顕在化することも少なく，現状の心理検査では検知困難でさえある．したがって，社会的認知のさまざまな側面を分析できる感度の高い検査法を開発し，標準化することが重要となる．社会的認知障害を同定できるようになれば，社会的認知に特化したリハビリテーションなどの治療戦略を開発できるかもしれない．社会的認知は対人関係や社会生活に不可欠であり，日々の生活から切り離すことはできない．てんかん学においても社会的認知に関する洞察を深化させていかなくてはならない．

謝辞：本稿を執筆するにあたり資金援助をいただいたスイスてんかん財団と貴重な意見をいただいたVictoria Reed博士に深謝する．

文献

Abell F, Happé F, Frith U. Do triangles play tricks? Attribution of mental states to animated shapes in normal and abnormal development. Cogn Dev 2000；15：1-16.

Adams RB Jr, Gordon HL, Baird AA, et al. Effects of gaze on amygdala sensitivity to anger and fear faces. Science. 2003；300：1536.

Adolphs R. Is the human amygdala specialized for processing social information? Ann N Y Acad Sci 2003；985：326-40.

Adolphs R. How do we know the minds of others? Domain-specificity, simulation, and enactive social cognition. Brain Res 2006；1079：25-35.

Adolphs R, Tranel D, Damasio H, et al. Impaired recognition of emotion in facial expressions following bilateral damage to the human amygdala. Nature. 1994；372：669-72.

Adolphs R, Schul R, Tranel D. Intact recognition of facial emotion in Parkinson's disease. Neuropsychology. 1998；12：253-8.

Adolphs R, Baron-Cohen S, Tranel D. Impaired recognition of social emotions following amygdala damage. J Cogn Neurosci. 2002a；14：1264-74.

Adolphs R, Damasio H, Tranel D. Neural systems for recognition of emotional prosody：a 3-D lesion study. Emotion 2002b；2：23-51.

Aliashkevich AF, Yilmazer-Hanke D, Van Roost D, et al. Cellular pathology of amygdala neurons in human temporal lobe epilepsy. Acta Neuropathol. 2003；106：99-106.

Allison T, Puce A, McCarthy G. Social perception from visual cues：role of the STS region. Trends Cogn Sci 2000；4：267-78.

Amodio DM, Frith CD. Meeting of minds：the medial frontal cortex and social cognition. Nat Rev Neurosci 2006；7：268-77.

Baron-Cohen S, Goodhart F. The "seeing leads to knowing" deficit in autism：the Pratt and Bryant probe. Br J Dev Psychol 1994；12：397-402.

Baron-Cohen S, Leslie AM, Frith U. Does the autistic child have a "theory of mind"? Cognition 1985；21：37-46.

Baron-Cohen S, Tolliffe T, Mortimore C, et al. Another advanced test of theory of mind：evidence from very high functioning adults with autism or Asperger syndrome. J Child Psychol Psychiatry 1997；38：813-22.

Baron-Cohen S, O'Riordan M, Stone V, et al. Recognition of faux pas by normally developing children and children with Asperger syndrome or high-functioning autism. J Autism Dev Disord 1999；29：407-18.

Baron-Cohen S, Ring HA, Bullmore ET, et al. The amygdala theory of autism. Neurosci Biobehav Rev 2000；24：355-64.

Baron-Cohen S, Wheelwright S, Hill T, et al. The "Reading the Mind in the Eyes" Test revised version：a study with normal adults, and adults with Asperger syndrome or high-functioning autism. J Child Psychol Psychiatry 2001；42：241-51.

Beer JS, Ochsner KN. Social cognition：a multi level analysis. Brain Res 2006；1079：98-105.

Benuzzi F, Meletti S, Zamboni G, et al. Impaired fear processing in right mesial temporal sclerosis：a fMRI study. Brain Res Bull 2004；63：269-81.

Bonelli SB, Powell R, Y ogarajah M, et al. Preoperative amygdala fMRI in temporal lobe epilepsy. Epilepsia 2009；50：217-27.

Borod JC. The Neuropsychology of Emotion. New York：Oxford University Press 2000.

Boucsein K, Weniger G, Mursch K, et al. Amygdala lesion in temporal lobe epilepsy subjects impairs associative learning of emotional facial expressions. Neuropsychologia 2001；39：231-6.

Brierley B, Medford N, Shaw P, et al. Emotional memory and perception in temporal lobectomy patients with amygdala damage. J Neurol Neurosurg Psychiatry 2004；75：593-9.

Brunet E, Sarfati Y, Hardy-Bayle MC, et al. A PET investigation of the attribution of intentions with a nonverbal task. Neuroimage 2000；11：157-66.

Bush G, Luu P, Posner MI. Cognitive and emotional influences in anterior cingulate cortex. Trends Cogn Sci 2000；4：215-22.

Cacioppo JT, Gardner WL. Emotion. Annu Rev Psychol 1999；50：191-214.

Carrington SJ, Bailey AT. Are there theory of mind regions in the brain? A review of the neuroimaging literature. Hum Brain Mapp 2009；30：2313-35.

Castelli F, Happé F, Frith U, et al. Movement and mind：a functional imaging study of perception and interpretation of complex intentional movement patterns. Neuroimage 2000；12：314-25.

Castelli F, Frith C, Happé F, et al. Autism, Asperger syndrome and brain mechanisms for the attribution of mental states to animated shapes. Brain 2002；125：1839-49.

Channon S, Crawford S. The effects of anterior lesions on performance on a story comprehension test：left anterior impairment on a theory of mind-type task. Neuropsychologia. 2000；38：1006-17.

Christianson SA. Emotional stress and eyewitness memory：a critical review. Psychol Bull 1992；112：284-309.

Courchesne E. Brainstem, cerebellar and limbic neuroanatomical abnormalities in autism. Curr Opin Neurobiol 1997；7：269-78.

Craig TS, Hatton C, Craig FB, et al. Persecutory beliefs, attributions and theory of mind：comparison of patients with paranoid delusions, Asperger's syndrome and healthy controls. Schizophr Res 2004；69：29-33.

Damasio H, Grabowski T, Frank R, et al. The return of Phineas Gage：clues about the brain from the skull of a famous patient. Science 1994；264：1102-5.

Devinsky O, Najjar S. Evidence against the existence of a temporal lobe epilepsy personality syndrome. Neurology 1999；53（Suppl 2）：S13-25.

Diehl-Schmid T, Pohl C, Ruprecht C, et al. The Ekman 60 Faces Test as a diagnostic instrument in frontotemporal dementia. Arch Clin Neuropsychol 2007；22：459-64.

Ekman P, Friesen WV. Pictures of Facial Affect. Palo Alto：Consulting Psychologist's Press 1976.

Elger CE, Helmstaedter C, Kurthen M. Chronic epilepsy and cognition. Lancet Neurol 2004；3：663-72.

Etcoff NL. Perceptual and conceptual organization of facial emotions：hemispheric differences. Brain Cogn 1984；3：385-412.

Farrant A, Morris RG, Russell T, et al. Social cognition in frontal lobe epilepsy. Epilepsy Behav 2005；7：506-16.

Flavell JH, Green FL, Flavell ER, et al. Development of children's knowledge about unconsciousness. Child Dev 1999；70：396-412.

Fletcher PC, Happé F, Frith U, et al. Other minds in the brain：a functional imaging study of "theory of mind" in story comprehension. Cognition 1995；57：109-28.

Fowler HL, Baker GA, Tipples J, et al. Recognition of emotion with temporal lobe epilepsy and asymmetrical amygdala damage. Epilepsy Behav 2006；9：164-72.

Frith U, Frith CD. Development and neurophysiology of mentalizing. Philos Trans R Soc Lond B Biol Sci 2003；358：459-73.

Froming KB, Levy CM, Schaffer SG, et al. Comprehensive Affect Testing System（CATS）. www.psychologysoftware.com/CATS.htm. 2006.

Gallagher HL, Frith CD. Functional imaging of 'theory of mind'. Trends Cogn Sci 2003；7：77-83.

Gallagher S, Cole J, McNeill D. Social cognition and primacy of movement revisited. Trends Cogn Sci 2002；6：155-6.

Goncalves Pereira PM, Insausti R, Artacho-Perula E, et al. MR volumetric analysis of the piriform cortex and cortical amygdala in drug-refractory temporal lobe epilepsy. Am J Neuroradiol 2005；26：319-32.

Gopnik A, Astington JW. Children's understanding of representational change and its relation to the understanding of false belief and the appearance-reality distinction. Child Dev 1988；59：26-37.

Greene J, Haidt T. How (and where) does moral judgment work? Trends Cogn Sci 2002；6：517-23.

Gregory C, Lough S, Stone V, et al. Theory of mind in patients with frontal variant frontotemporal dementia and Alzheimer's disease：theoretical and practical implications. Brain 2002；125：752-64.

Happé F. An advanced test of theory of mind：understanding of story characters' thoughts and feelings by able autistic, mentally handicapped, and normal children and adults. J Autism Dev Disord 1994；24：129-54.

Happé F, Frith U. The neuropsychology of autism. Brain 1996；119：1377-400.

Happé F, Brownell H, Winner E. Acquired 'theory of mind' impairments following stroke. Cognition 1999；70：211-40.

Heberlein AS, Adolphs R. Impaired spontaneous anthropomorphizing despite intact perception and social knowledge. Proc Natl Acad Sci U S A 2004；101：7487-91.

Heider F, Simmel M. An experimental study of apparent behavior. Am J Psychol 1944；57：243-59.

Hermann BP, Seidenberg M, Bell B. Psychiatric comorbidity in chronic epilepsy：identification, consequences, and treatment of major depression. Epilepsia 2000；41（Suppl 2）：S31-41.

Herold R, Feldmann A, Simon M, et al. Regional gray matter reduction and theory of mind deficit in the early phase of schizophrenia：a voxel-based morphometric study. Acta Psychiatr Scand 2009；119：199-208.

Hlobil U, Rathore C, Alexander A, et al. Impaired facial emotion recognition in patients with mesial temporal lobe epilepsy associated with hippocampal sclerosis（MTLE-HS）：side and age at onset matters. Epilepsy Res 2008；80：150-7.

Houghton JM, Broks P, Wing A, et al. Does TLE impair the ability to recognise cues to the emotional state of others? Epilepsia 2000；41：249.

Jolliffe T, Baron-Cohen S. The Strange Stories Test：a replication with high-functioning adults with autism or Asperger syndrome. J Autism Dev Disord 1999；29：395-406.

Joseph R. The right cerebral hemisphere：emotion, music, visual-spatial skills, body-image, dreams, and awareness. J Clin Psychol 1988；44：630-73.

Kaland N, Moller-Nielsen A, Smith L, et al. The Strange Stories test - a replication study of children and adolescents with Asperger syndrome. Eur Child Adolesc Psychiatry 2005；14：73-82.

Kalbe E, Grabenhorst F, Brand M, et al. Elevated emotional reactivity in affective but not cognitive components of theory of mind：a psychophysiological study. J Neuropsychol 2007；1：27-38.

Karmiloff-Smith A, Klima A, Bellugi U, et al. Is there a social module? Language, face processing and theory of mind in individuals with Williams syndrome. J Cogn Neurosci 1995；7：169-208.

Kawashima R, Sugiura M, Kato T, et al. The human amygdala plays an important role in gaze monitoring：a PET study. Brain 1999；122：779-83.

Kirsch HE. Social cognition and epilepsy surgery. Epilepsy Behav 2006；8：71-80.

Klin A. Attributing social meaning to ambiguous visual stimuli in higher-functioning autism and Asperger syndrome：The Social Attribution Task. J Child Psychol Psychiatry 2000；41：831-46.

Lane RD, Reiman EM, Ahern GL, et al. Neuroanatomical correlates of happiness, sadness, and disgust. Am J Psychiatry 1997；154：926-33.

Leslie AM. Pretense and representation：the origins of "theory of mind". Psychol Rev 1987；94：412-26.

Leslie AM. Pretending and believing：issues in the theory of ToMM. Cognition 1994；50：211-38.

McClelland S, 3rd, Garcia RE, Peraza DM, et al. Facial emotion recognition after curative nondominant temporal lobectomy in patients with mesial temporal sclerosis. Epilepsia 2006；47：1337-42.

McGaugh JL. The amygdala modulates the consolidation of memories of emotionally arousing experiences. Ann Rev Neurosci 2004；27：1-28.

Meletti S, Benuzzi F, Rubboli G, et al. Impaired facial emotion recognition in early-onset right mesial temporal lobe epilepsy. Neurology 2003 ; 60 : 426-31.

Meltzoff AN, Decety J. What imitation tells us about social cognition : a rapprochement between developmental psychology and cognitive neuroscience. Philos Trans R Soc Lond B Biol Sci 2003 ; 358 : 491-500.

Milders M, Fuchs S, Crawford JR. Neuropsychological impairments and changes in emotional and social behaviour following severe traumatic brain injury. J Clin Exp Neuropsychol 2003 ; 25 : 157-72.

Milders M, Ietswaart M, Crawford JR, et al. Social behavior following traumatic brain injury and its association with emotion recognition, understanding of intentions, and cognitive flexibility. J Int Neuropsychol Soc 2008 ; 14 : 318-26.

Mitchell D. Activity in right temporo-parietal junction is not selective for theory-of-mind. Cereb Cortex 2008 ; 18 : 262-71.

Morris JS, Frith CD, Perrett DI, et al. A differential neural response in the human amygdala to fearful and happy facial expressions. Nature 1996 ; 383 : 812-5.

Olson IR, Plotzker A, Ezzyat Y. The enigmatic temporal pole : a review of findings on social and emotional processing. Brain 2007 ; 130 : 1718-31.

Perini GI, Tosin C, Carraro C, et al. Interictal mood and personality disorders in temporal lobe epilepsy and juvenile myoclonic epilepsy. J Neurol Neurosurg Psychiatry 1996 ; 61 : 601-5.

Perner J, Wimmer H. Misinformation and unexpected change : testing the development of epistemic-state attribution. Psychol Res 1988 ; 50 : 191-7.

Peron J, Vicente S, Leray E, et al. Are dopaminergic pathways involved in theory of mind? A study in Parkinson's disease. Neuropsychologia 2009 ; 47 : 406-14.

Phelps EA, LeDoux JE. Contributions of the amygdala to emotion processing : from animal models to human behavior. Neuron 2005 ; 48 : 175-87.

Phelps EA, O'Connor KJ, Gatenby JC, et al. Activation of the left amygdala to a cognitive representation of fear. Nat Neurosci 2001 ; 4 : 437-41.

Piazzini A, Turner K, Vignoli A, et al. Frontal cognitive dysfunction in juvenile myoclonic epilepsy. Epilepsia 2008 ; 49 : 657-62.

Premack DG, Woodruff G. Does the chimpanzee have a theory of mind? Behav Brain Sci 1978 ; 1 : 515-26.

Rausch R. Anatomical substrates of interictal memory deficits in temporal lobe epileptics. Int J Neurol 1987 ; 21-22 : 17-32.

Repacholi BM, Gopnik A. Early reasoning about desires : evidence from 14- and 18-month-olds. Dev Psychol 1997 ; 33 : 12-21.

Reynders HJ, Broks P, Dickson JM, et al. Investigation of social and emotion information processing in temporal lobe epilepsy with ictal fear. Epilepsy Behav 2005 ; 7 : 419-29.

Rilling JK, Sanfey AG, Aronson JA, et al. The neural correlates of theory of mind within interpersonal interactions. Neuroimage 2004 ; 22 : 1694-703.

Rocca P, Castagna TM, Montemagni C, et al. Exploring the role of face processing in facial emotion recognition in schizophrenia. Acta Neuropsychiatr 2009 ; 21 : 292-300.

Rowe AD, Bullock PR, Polkey CE, et al. "Theory of mind" impairments and their relationship to executive functioning following frontal lobe excisions. Brain 2001 ; 124 : 600-16.

Rutherford MD, Baron-Cohen S, Wheelwright S. Reading the mind in the voice : a study with normal adults and adults with Asperger syndrome and high functioning autism. J Autism Dev Disord 2002 ; 32 : 189-94.

Salmenpera T, Kalviainen R, Partanen K, et al. Hippocampal and amygdaloid damage in partial epilepsy : a cross-sectional MRI study of 241 patients. Epilepsy Res 2001 ; 46 : 69-82.

Saxe R, Kanwisher N. People thinking about thinking people : The role of the tempero-parietal junction in "theory of mind". Neuroimage 2003 ; 19 : 1835-42.

Saxe R, Jamal N, Powell L. My body or yours? The effect of visual perspective on cortical body representations. Cereb Cortex 2006 ; 16 : 178-82.

Schacher M, Haemmerle B, W oermann FG, et al. Amygdala £MRI lateralizes temporal lobe epilepsy. Neurology 2006a ; 66 : 81-7.

Schacher M, Winkler R, Grunwald T, et al. Mesial temporal lobe epilepsy impairs advanced social cognition. Epilepsia 2006b ; 47 : 2141-6.

Schult CA, Wellman HM. Explaining human movements and actions : children's understanding of the limits of psychological explanation. Cognition 1997 ; 62 : 291-324.

Schultz RT, Grelotti DJ, Klin A, et al. The role of the fusiform face area in social cognition : implications for the pathobiology of autism. Philos Trans R Soc Lond B Biol Sci 2003 ; 358 : 415-27.

Shackleton DP, Kasteleijn-Nolst Trenite DG, de Craen AJ, et al. Living with epilepsy : long-term prognosis and psychosocial outcomes. Neurology 2003 ; 61 : 64-70.

Shamay-Tsoory SG. Recognition of 'fortune of others' emotions in Asperger syndrome and high functioning autism. J Autism Dev Disord 2008 ; 38 : 1451-61.

Shamay-Tsoory SG, Aharon-Peretz J. Dissociable prefrontal networks for cognitive and affective theory of mind : a lesion study. Neuropsychologia 2007 ; 45 : 3054-67.

Shamay-Tsoory SG, Tomer R, Yaniv S, et al. Empathy deficits in Asperger syndrome : a cognitive profile. Neurocase 2002 ; 8 : 245-52.

Shamay-Tsoory SG, Tomer R, Aharon-Peretz J. The neuroanatomical basis of understanding sarcasm and its relationship to social cognition. Neuropsychology 2005 ; 19 : 288-300.

Shamay-Tsoory SG, Shur S, Barcai-Goodman L, et al. Dissociation of cognitive from affective components of theory of mind in schizophrenia. Psychiatry Res 2007a ; 149 : 11-23.

Shamay-Tsoory SG, Aharon-Peretz J, Levkovitz Y. The neuroanatomical basis of affective mentalizing in schizophrenia : comparison of patients with schizophrenia and patients with localized prefrontal lesions. Schizophr Res 2007b ; 90 : 274-83.

Shamay-Tsoory SG, Tibi-Elhanany Y, Aharon-Peretz J. The green-eyed monster and malicious joy：the neuroanatomical bases of envy and gloating（Schadenfreude）. Brain 2007c；130：1663-78.

Shaw P, Lawrence E, Radbourne C, et al. The impact of early and late damage to the human amygdala on 'theory of mind' reasoning. Brain 2004；127：1535-48.

Shaw P, Lawrence E, Bramham J, et al. A prospective study of the effects of anterior temporal lobectomy on emotion recognition and theory of mind. Neuropsychologia 2007；45：2783-90.

Siebert M, Markowitsch HJ, Bartel P. Amygdala, affect and cognition：evidence from 10 patients with Urbach-Wiethe disease. Brain 2003；126：2627-37.

Sodian B, Huelsken C, Thoermer C. La compréhension de la trompière par les jeunes enfants. Enfance. 1999；51：215-24.

Sommer M, Dohnel K, Meinhardt J, et al. Decoding of affective facial expressions in the context of emotional situations. Neuropsychologia 2008；46：2615-21.

Spezio ML, Huang PY, Castelli F, et al. Amygdala damage impairs eye contact during conversations with real people. J Neurosci 2007；27：3994-7.

Stone VE, Baron-Cohen S, Knight RT. Frontal lobe contributions to theory of mind. J Cogn Neurosci 1998；10：640-56.

Stone VE, Baron-Cohen S, Calder A, et al. Acquired theory of mind impairments in individuals with bilateral amygdala lesions. Neuropsychologia 2003；41：209-20.

Tager-Flusberg H, Sullivan K. A componential view of theory of mind：evidence from Williams syndrome. Cognition 2000；76：59-90.

Taylor GJ. Recent developments in alexithymia theory and research. Can J Psychiatry 2000；45：134-42.

Vogeley K, Bussfeld P, Newen A, et al. Mind reading：neural mechanisms of theory of mind and self-perspective. Neuroimage 2001；14：170-81.

Völlm BA, Taylor AN, Richardson P, et al. Neuronal correlates of theory of mind and empathy：a functional magnetic resonance imaging study in a nonverbal task. Neuroimage 2006；29：90-8.

Walpole P, Isaac CL, Reynders HJ. A comparison of emotional and cognitive intelligence in people with and without temporal lobe epilepsy. Epilepsia 2008；49：1470-4.

Whalen PJ, Shin LM, McInerney SC, et al. A functional MRI study of human amygdala responses to facial expressions of fear versus anger. Emotion 2001；1：70-83.

Wimmer H, Perner J. Beliefs about beliefs：representation and constraining function of wrong beliefs in young children's understanding of deception. Cognition 1983；13：103-28.

Wimmer H, Gruber S, Perner J. Young children's conception of lying：moral intuition and the denotation and connotation of "to lie." Dev Psychol 1985；21：993-5.

Yilmazer-Hanke DM, Wolf HK, Schramm J, et al. Subregional pathology of the amygdala complex and entorhinal region in surgical specimens from patients with pharmacoresistant temporal lobe epilepsy. J Neuropathol Exp Neurol 2000；59：907-20.

Young AW, Hellawell DI, Van De Wal C, et al. Facial expression processing after amygdalotomy. Neuropsychologia 1996；34：31-9.

Zalla T, Sav AM, Stopin A, et al. Faux pas detection and intentional action in Asperger Syndrome：a replication on a French sample. J Autism Dev Disord 2009；39：373-82.

第12章 心因性発作

Tanvir Syed, W. Curt LaFrance, Jr.

心因性非てんかん性発作psychogenic non-epileptic seizures（PNES）とは心理的原因によって生じる身体機能や精神機能の突発的な変化を指す．PNESの発作症状は外見からはてんかん発作と見紛うこともある．しかし，てんかん発作であれば，それは皮質神経細胞の異常な同期活動（てんかん性放電）の臨床表現であり，その異常は脳波に反映されるはずである．非てんかん性発作の上に「心因性」と銘打つ理由は，内科疾患や環境因子に起因する「身体因性」非てんかん性発作（けいれん性失神，電解質異常，薬物中毒，離脱けいれんなど）と区別するためである（Gates and Mercer 1995；Vossler 1995；Rothner 1989）．さらに「非てんかん性」という修飾語を付ける理由は，心理的要因（精神活動，情動，ストレスなど）によって賦活されるてんかん発作と区別するためである（Fenwick 1981；Ritaccio et al. 2002；Woods and Gruenthal 2006；Sperling et al. 2008；Nakken et al. 2005；Mattson et al. 1970）．現在では偽発作pseudoseizureやヒステリーてんかんhistero-epilepsyといった古めかしい術語を見かけることもほとんどなくなった．こうした用語は定義が曖昧なだけでなく，仮病を非難しているような印象を与えてしまう（Scull 1997）．PNESを「パニックなきパニック発作」とよぶものもいるが，両者は明らかに異なり，同一患者に併発する場合もある．パニック発作では死ぬかもしれないという恐怖感のほか，動悸，発汗，めまい，頻呼吸，窒息感，しびれ，疼きなどの「交感神経症状」を伴う．PNESはICD-10では解離性（転換性）障害（F44.5）に分類され，DSM-IV-TRでは身体表現性障害の中の転換性障害，発作またはけいれんを伴うもの（300.11）に分類される．なお，詐病や具体的な利得（補償金や釈放）を狙った発作の捏造はPNESには含めない．

PNES発症の誘因についてはLaFranceとBjørnæsの総説（2010）に詳しいが，特に重要なのは心的外傷および発育歴である（Kalogjera-Sackellares 1996）．PNES患者の80％近くが身体的虐待，性的暴行，暴力行為の目撃などの心的外傷の既往があると回答している（Bowman and Markand 1996）．PNESの発症機序としては解離，身体化，症状模倣が考えられている．解離仮説では外傷体験の耐えがたい記憶に対処する手段として著しい解離が生じると考える（Bowman 1993）．身体化仮説では単一あるいは複合ストレス因に関連した解消不能な内的葛藤の外界に向けた表出とみなされる（Kapfhammer et al. 1998）．症状模倣仮説はPNESではてんかんの家族歴を有するという指摘に端を発している（Lancman et al. 1993, 2001）．目撃したてんかん発作をまねてしまうという考え方は具体的でわかりやすく，興味深い．この仮説を支持する最近の報告によると，PNES患者はてんかん患者に比べて，発症前に発作を目撃していることが明らかに多かったという（Bautista et al. 2008）．Rosenbaum（2000）は症例検討と文献の考察から，女性のPNESは男性による支配や虐待によって生じた怒り，恐怖，絶望感の現れであるという仮説を提唱している．たしかにPNESの大半は女性

だが，20％は男性である．この点に関してはこのフェミニズム論的枠組みでは説明がつかない．

疫学

　一般人口におけるPNESの罹患率と有病率を正確に見積もることは難しい．てんかんセンターに紹介され，ビデオ脳波によって診断確定した患者数から推計した場合，罹患率も有病率も相当高くなる．住民調査に基づく推計ではPNESの年間罹患率は100,000当たり1.5～3であった（Sigurdardottir and Olafsson 1998；Szaflarski et al. 2000）．てんかん専門外来の通院患者調査では有病率は5～20％（Ramani 1986）と推計されたが，てんかんセンターの入院患者調査では20～40％であった（Wada 1985；Benbadis et al. 2004）．クリーブランドてんかんセンターで実施された前向き研究によると，認知機能障害と脳症を除く入院患者（227名）の36～43％にビデオ脳波によってPNESが確認されたという（Syed et al. 2009）．BenbadisとHauser（2000）は4つの指標（一般人口におけるてんかん有病率，難治性てんかんの割合，てんかんセンターへの紹介率，てんかんセンターにおけるPNESの有病率）の上限値，下限値を組み合わせて一般人口におけるPNESの有病率を推計し，100,000当たり2～33と報告している．

　PNESは女性に多く，全体の70～90％を占める（van Merode et al. 1997）．とはいえ，性別を頼りにてんかんとPNESの鑑別を進めるべきではない．というのも，てんかんにPNESを併発している場合，女性の割合はそれほど多くないからである（Cragar et al. 2002）．PNESは小児から高齢者まで，すべての年代で発症するが（Lempert and Schmidt 1990），18～40歳の罹患率が最も高く，次いで，小児，40歳以上の順となる．55歳以降に発症している場合は男性が多く，深刻な健康問題を抱えていることが多い（Duncan et al. 2006）．PNESの人種構成と民族構成に関する情報は十分とはいえないが，PNESは人種，民族にかかわらず発症し，てんかんに併発する割合にも差はないと考えられている．知的障害を除くと，PNESとてんかん患者の教育歴は同等であり，ほとんどは高校を卒業している（Syed et al. 2009）．また，PNESとてんかんの既婚率はそれぞれ56％と40％であったが，離婚率，別居率に差はなかったという（Syed et al. 2009）．PNESとてんかんの婚姻率に差はないという報告もある（Alper et al. 1993）．米国におけるPNESの失業率は57～67％（Syed et al. 2009；LaFrance and Syc 2009），障害年金受給率は37％（LaFrance and Syc 2009）と報告されている．英国でもほぼ同様の数値が報告されていて，失業，障害年金受給，健康問題による退職を合わせると58％に達したという（Lawton et al. 2009）．

　PNESの発症危険因子を明らかにしたければ，病歴を丁寧に聴取することである．すでに述べたように，過去の外傷体験は最もよく知られた危険因子だが，うつ病，不安障害，パーソナリティ障害の併発，精神障害の家族歴もPNESの危険因子である（Kanner et al. 1999）．慢性疼痛と線維筋痛症もおそらく危険因子だろう（Benbadis 2005）．しかし，これらがPNESの発症にどのような影響を及ぼしているのかはよくわかっていない．家族機能不全（Wood et al. 1998；Griffith et al. 1998）や脳損傷（Conder and Zasler 1990）もPNESの発症に関わっているだろう．

診断

　PNESの診断は発作症状に対して症候学的観点から疑念を抱くことに始まる（Benbadis and LaFrance 2010）．PNESを示唆する特徴には，情動因や状況因が存在すること，発作の起始と終結が緩徐であること，前方への腰振り動作，発作中のすすり泣き，漸増漸減する運動，首の横振り動作，観察者が変化させることができる運動症状などがある（Bodde et al. 2009）．最近では，心因性けいれんの発作後の呼吸パターンに関する研究も報告されている（Azar et al. 2008）．てんかん性けいれん発作の後では荒々しいいびきのような呼吸となるが，心因性けいれんの後では呼吸が早く，呼気と吸気がともに短く，静かであり，しかも長くは続かなかった．

　実にさまざまなPNES徴候が提案されているが，その診断精度と有用性が系統的かつ前向きに評価されている徴候は極めて限られている（Hoerth et al. 2008）．発作症状を評価している研究のほどんどは長時間ビデオ脳波を用いた後ろ向き研究であり，ビデオから特定の発作症状の有無を判定し，脳波記録からPNESまたはてんかんの診断を下す．そして，その症状の出現頻度をPNESとてんかんで統計学的に比較し，その有意差，感度，特異度を計算するのが一般的である（Hoerth et al. 2008）．**表12.1**にPNESとてんかん発作の鑑別に有用な発作症状の一覧を示す．

ビデオ脳波検査

　ビデオ脳波は発作を正確に診断するための手法ではあるが，その知見を臨床に適用する場合には理論的あるいは実用上の限界がある．たとえば，発作中の閉眼は感度も特異度も極めて高いPNESの発作時徴候として報告されてはいるが（Chung et al. 2006），仮にてんかん性放電を伴った発作時閉眼が記録されたとすると，脳波所見が優先されるにちがいない．また，正常脳波の発作時開眼が記録された場合，やはり脳波所見が優先されるので，非てんかん性のものだと判断する可能性が高いだろう．つまり，ビデオ脳波では発作症状は脳波所見の二の次にすぎず，その診断的価値は限られている．発作症状の特徴を診断に役立てるためには，ビデオ脳波を記録する前に，病歴聴取の過程で発作症状を正確に把握しておかなくてはならない．発作の目撃者の報告が正確でなければ，診断にまったく役立たない．つまり，ビデオ脳波によって捕捉できた発作症状の感度と特異度がいかに高いものであっても，前もって正確な発作の目撃情報がなければ，ビデオ脳波の臨床的有用性は著しく損なわれてしまうだろう．

　前向き研究によると，発作時閉眼の目撃情報は不正確であり，これに頼ると偶然よりも高い割合で誤診が生じるという（Syed et al. 2008）．正確な発作の目撃情報はビデオ脳波と等しく重要であり，診断をコインに例えるなら，その表と裏に相当する．今後はビデオ脳波だけでなく，目撃情報も含めて調査すべきだろう．ビデオ脳波の評価者間信頼性を評価した研究によると，診断一致率が最も高いのはてんかん発作であり，PNESは中程度，身体因性非てんかん性発作では低くなる（Benbadis et al. 2009）．てんかん専門医による診断一致率がなぜ100％にならなかったかというと，ビデオ脳波だけで診断しているからである．実地臨床では病歴，診察，ビデオ脳波を統合して確度の高い診断を下している．この過程はまさに「医学と医術」の統合であり，これによってはじめて正確な診断に至る

表 12.1 心因性発作とてんかん発作の鑑別に役立つ発作症状

発作症状	心因性発作	てんかん発作
発作時の状況因	ときに	まれ
緩徐な発症	多い	まれ
発作の誘発因子（音，光）	ときに	まれ
合目的的動作	ときに	きわめてまれ
後弓反張	ときに	きわめてまれ
先端部の咬舌	ときに	まれ
側面の咬舌	まれ	多い
発作中の遷延性筋弛緩	ときに	きわめてまれ
「強直間代相」での発声	ときに	きわめてまれ
「無意識」下での反応性	ときに	きわめてまれ
発作後の迅速な見当識回復	多い	例外的
うねるような運動	多い	きわめてまれ
肢の非対称性運動	多い	まれ
律動的な腰振り動作	ときに	まれ
頭部を左右に振る動作	多い	まれ
発作時啼泣	ときに	きわめてまれ
発作時吃音	ときに	まれ
発作後のささやき声	ときに	なし
「強直相」での閉口	ときに	きわめてまれ
発作起始時の閉眼	きわめて多い	まれ
2 分以上のけいれん	多い	きわめてまれ
開眼に抵抗	多い	きわめてまれ
対光反射	たいてい保持	ほとんど欠如
チアノーゼの欠如	多い	まれ
発作時把握	まれ	FLE と TLE でみられる
発作後鼻こすり動作	なし	TLE でみられる
発作後のいびき呼吸	なし	多い
自傷	あり	あり
失禁	あり	あり

FLE, 前頭葉てんかん；TLE, 側頭葉てんかん

(Benbadis SR, LaFrance Jr WC. Clinical Features and the Role of Video-EEG Monitoring. In：Schachter SC, LaFrance Jr WC (eds) Gates and Rowan's Nonepileptic Seizures. 3rd edn. Cambridge：Cambridge University Press 2010：41 より許可を得て再掲)

ことができる．「単一の徴候や症状では診断はつかない」という自明の理が示しているように，病歴と身体診察が不可欠なのである．

　ビデオ脳波によって患者の普段の発作を捕捉することが究極の判断基準であることは間違いない（Smolowitz et al. 2007；Ghougassian et al. 2004）．とはいえ「高くつく」誤診を避けるためにはビデオ脳波を解釈する際の基本原則に立ち返ることを忘れてはならない（LaFrance and Benbadis 2006）．まず，皮質の発作領域が 10 cm^2 未満の場合，頭皮上脳波ではてんかん発作活動を感知できないことがある（Toe et al. 2007）．たとえば，てんかん性前兆，焦点性運動発作，失語発作は芝居染みてみえる上に発作の放電領域も比較的狭い．次に，皮質内側面や底面のような

電極位置から離れた領域に生じた発作活動は頭皮上脳波では感知できない．たとえば，前頭葉内側面から始まる発作では四肢の激しい無秩序な運動が生じることがあるが，頭皮上脳波ではてんかん性放電を認めない．また，ビデオ脳波によってPNESを捕捉できたとしても，PNES患者の5〜40％はてんかんを併発していることを忘れてはならない（Lesser et al. 1983；Benbadis et al. 2001）．てんかんとPNES併発例の前向き研究は実施されていないが，われわれの経験では，そのほとんどはPNESを発症する前にてんかんを発症している．

PNESの診断をめぐるこうした問題やビデオ脳波のもつ潜在的な危険性を克服する方法もある．抗てんかん薬を減量したうえで3〜7日間にわたって長時間ビデオ脳波を記録し続けると，24時間未満の短時間ビデオ脳波を凌ぐ結果を得ることができる．当初は非てんかん性と思われていた発作が，発作の二次性全般化や発作症状の常同性（発作放電も毎回同じ様式）から，実際にはてんかん性であったことが判明することもある．また，最初はてんかん性と考えられていた発作に非てんかん性の徴候が明らかになることもある．たとえば，初日に手の焦点性間代運動が30〜60秒続いた場合であれば，対側一次運動野のてんかん原性を疑うだろう．しかし，この発作が二次性全般化することなく10〜20分も続き，2〜3日間にわたって発作が終了してはまたすぐに再発することを繰り返したり，別の肢が同期せずにけいれんした場合には心因性を疑うだろう．また，抗てんかん薬を減量することによって，発作間欠期放電や疑いようのないてんかん発作を捕捉できる見込みが高くなる．発作がまれにしか生じない場合は入院による発作捕捉ではなく，ビデオ付き携帯型脳波計の適応となる．ビデオ脳波を利用できない場合でも家庭用ビデオに発作の典型例を記録できれば，診断に役立つ．とはいえ，PNESとてんかんは併発しうるので，病歴や目撃者情報，ホームビデオ記録だけに頼ると手痛い失敗を被ることがある．

その他の検査

PNESの究極の判断基準はあくまでもビデオ脳波であり，画像検査や神経心理検査は補助的検査として役には立つが，ビデオ脳波に取って代わるものではない（Cragar et al. 2002）．神経心理検査と心理検査によるPNESとてんかんの鑑別も試みられてはいる．こうした研究はてんかん患者の心理的枠組みを明らかにする可能性を秘めているが，神経心理検査によってPNESとてんかんを健常対照から判別することは可能でも，PNESとてんかんを判別することはできないというのが一致した結論である（Cragar et al. 2006；Dodrill 2008）．PNESもてんかんもうつ病の併発率が高いが，身体症状の訴えはPNESのほうが強いという（Asmussen et al. 2009）．ボストン呼称検査 Boston Naming Testを用いた検討によると，PNES患者はてんかん患者よりも高得点を示したにもかかわらず，認知機能が悪いと自己評価していた（Prigatano and Kirlin 2009）．人格検査もPNESとてんかんの判別に用いられてきたが，MMPIとMMPI-2を用いて判定した場合，PNESでは疑陽性率が高くなるという（Cragar et al. 2003）．

治療と予後

PNESの症候学や併発障害については理解が進んでいるものの，その治療となると越え

なくてはならない高いハードルがある．さまざまな総説で指摘されているように，PNESには推奨クラス1の治療法が存在しない（LaFrance and Barry 2005；LaFrance and Devinsky 2004；Baker et al. 2007）．ただし，精神療法と薬物療法については予備的研究の結果が報告されている．今のところ，最も明確なエビデンスをもつのは認知行動療法 cognitive behavioral therapy（CBT）である．「解離発作 dissociative seizure」に対してCBTの非盲検試験を実施したGoldsteinら（2004）によると，発作頻度が減少し，心理社会的転帰が改善したという．LaFranceら（2009）はてんかんの精神療法（Reiter et al. 1987；Reiter and Andrews 2000）に準じたCBTの非盲検試験を実施している．その結果，最後まで治療を継続しえた17名のうち11名でPNESが消失し，抑うつ，不安などの併発症状も有意に改善したという．集団療法（Barry et al. 2008）と心理教育（Zaroff et al. 2004）についても非盲検試験が実施されていて，効果が期待できる．また，催眠療法はPNESの診断のみならず治療にも役立つかもしれない（Moene et al. 2002）．

PNESの薬物治療については総説が出版されている（LaFrance and Blumer 2010）．対症療法的な効果を期待できる薬剤はいくつもあるが，根本的な問題の解決には精神療法を併用する必要がある．非盲検試験によると，ベンゾジアゼピンはPNESの発作頻度を下げ，不安を軽減するが，逆説療法 paradoxical therapy（訳注：発作がどんなに生じても構わないと逆説的に教示し，自己効力期待が高まるのを期待する手法）に匹敵する効果はなかった（Ataoglu et al. 1998）．抗うつ薬あるいはベータ遮断剤と鎮痛薬の併用が有効だとする症例報告もある（Blumer 2000）．

非盲検試験と予備的な無作為化比較試験ではあるが，SSRIが補助療法として有効なことが報告されている（LaFrance et al. 2007, 2010）．抗てんかん薬はPNESに無効であるばかりか，悪化させる可能性もある（Niedermeyer et al. 1970；Oto et al. 2005）．てんかんセンターでは病名の告知がPNESの治療につながるという考えに基づいて対応していることが多い．22名のPNESに病名を告知したところ，24時間後には発作頻度が減少したという報告がある（Farias et al. 2003）．一方，診断確定後1年が経過しても80％で発作症状やなんらかの精神症状が続いていたという報告もある（Wilder et al. 2004）．病名告知は治療の第一歩であって，それだけで十分な効果が得られるほどPNESは単純ではない．

PNESの予後にはさまざまな要因が関与している（Reuber et al. 2003）．慢性抑うつ，パーソナリティ障害，被虐待歴，心的外傷を伴っていると予後不良のことが多い（Kanner et al. 1999）．また，PNESの発症から診断確定までの期間が長いほど予後が悪くなり（Reuber et al. 2002），早期に診断できれば治療面接の回数を減らせることが報告されている（Rusch et al. 2001）．

まとめ

PNESは精神障害，心理社会的ストレス，対処技能の機能不全，中枢神経系の脆弱性が複雑に絡み合って発症するのだろう（Mokleby et al. 2002）．主な併発精神障害には大うつ病，心的外傷後ストレス障害，衝動的で敵意を抱きやすいB群パーソナリティ障害がある（Bowman and Markand 1996；Rechlin et al. 1997）．また，感情制御，家族力動，就労能力といった重要な領域が損なわれてい

ることが多い（Walczak et al. 1995；Griffith et al. 1998；Holmes et al. 2001）．併発精神障害や心理社会的ストレスがあると治療予後は悪くなる（McKenzie et al. 2010）．このため，PNESの治療では心理教育，精神療法，薬物療法を併用する必要があり，てんかんを併発していない場合には並行して不要な抗てんかん薬を減量していく（LaFrance and Devinsky 2002）．治療の有効性を証明するには無作為化比較試験が欠かせない（LaFrance et al. 2006）．症例報告や先行研究の結果が示すとおり，治療を成功させるためには，神経内科医と精神科医が連携して診療にあたること，正確な診断を下し速やかに精神療法を開始すること，患者，家族，援助者のコミュニケーションを密に図ることが重要である．

文献

Alper K, Devinsky O, Perrine K, et al. Nonepileptic seizures and childhood sexual and physical abuse. Neurology 1993；43：1950-3.

Asmussen SB, Kirlin KA, Gale SD, et al. Differences in self-reported depressive symptoms between patients with epileptic and psychogenic nonepileptic seizures. Seizure 2009；18：564-6.

Ataoglu A, Sir A, Ozkan M. Paradoxical therapy in conversion disorder. Turk J Med Sci 1998；28：419-421.

Azar NJ, Tayah TF, Wang L, et al. Postictal breathing pattern distinguishes epileptic from nonepileptic convulsive seizures. Epilepsia 2008；49：132-7.

Baker GA, Brooks JL, Goodfellow L, et al. Treatments for non-epileptic attack disorder. Cochrane Database Syst Rev 2007：CD006370.

Barry JJ, Wittenberg D, Bullock KD, et al. Group therapy for patients with psychogenic nonepileptic seizures：a pilot study. Epilepsy Behav 2008；13：624-629.

Bautista RE, Gonzales-Salazar W, Ochoa JG. Expanding the theory of symptom modeling in patients with psychogenic nonepileptic seizures. Epilepsy Behav 2008；13：407-9.

Benbadis SR. A spell in the epilepsy clinic and a history of "chronic pain" or "fibromyalgia" independently predict a diagnosis of psychogenic seizures. Epilepsy Behav 2005；6：264-5.

Benbadis SR, Hauser W A. An estimate of the prevalence of psychogenic non-epileptic seizures. Seizure 2000；9：280-281.

Benbadis SR, Agrawal V, Tatum WO. How many patients with psychogenic non epileptic seizures also have epilepsy? Neurology 2001；57：915-7.

Benbadis SR, O'Neill E, Tatum WO, et al. Outcome of prolonged video-EEG monitoring at a typical referral epilepsy center. Epilepsia 2004；45：1150-3.

Benbadis SR, LaFrance Jr WC, Papandonatos GD, et al. Interrater reliability of EEG-video monitoring. Neurology 2009；73：843-6.

Benbadis SR, LaFrance Jr WC. Clinical features and the role of video-EEG monitoring. In：Schachter SC, Lafrance Jr WC（eds）Gates and Rowan's Nonepileptic Seizures, 3rd edn. Cambridge：Cambridge University Press 2010：38-50.

Blumer D. On the psychobiology of non-epileptic seizures. In：Gates JR, Rowan AJ（eds）Non-Epileptic Seizures, 2nd edn. Boston：Butterworth-Heinemann 2000：305-10.

Bodde NM, Brooks JL, Baker GA, et al. Psychogenic non-epileptic seizures - diagnostic issues：a critical review. Clin Neurol Neurosurg 2009；111：1-9.

Bowman ES. Etiology and clinical course of pseudoseizures：relationship to trauma, depression, and dissociation. Psychosomatics 1993；34：333-42.

Bowman ES, Markand ON. Psychodynamics and psychiatric diagnoses of pseudoseizure subjects. Am J Psychiatry 1996：153：57-63.

Chung SS, Gerber P, Kirlin KA. Ictal eye closure is a reliable indicator for psychogenic nonepileptic seizures. Neurology 2006；66：1730-1.

Conder RL, Zasler ND. Psychogenic seizures in brain injury：diagnosis, treatment and case study. Brain Inj 1990：4：391-7.

Cragar DE, Berry DT, Fakhoury TA, et al. A review of diagnostic techniques in the differential diagnosis of epileptic and nonepileptic seizures. Neuropsychol Rev 2002；12：31-64.

Cragar DE, Schmitt FA, Berry DT, et al. A comparison of MMPI-2 decision rules in the diagnosis of nonepileptic seizures. J Clin Exp Neuropsychol 2003；25：793-804.

Cragar DE, Berry DT, Fakhoury TA, et al. Performance of patients with epilepsy or psychogenic non-epileptic seizures on four measures of effort. Clin Neuropsychol 2006；20：552-66.

Dodrill CB. Do patients with psychogenic nonepileptic seizures produce trustworthy findings on neuropsychological tests? Epilepsia 2008；49：691-5.

Duncan R, Oto M, Martin E, et al. Late onset psychogenic nonepileptic attacks. Neurology 2006；66：1644-7.

Farias ST, Thieman C, Alsaadi TM. Psychogenic nonepileptic seizures：acute change in event frequency after presentation of the diagnosis. Epilepsy Behav 2003；4：424-429.

Fenwick P. Precipitation and inhibition of seizures. In：Reynolds EH, Trimble MR（eds）Epilepsy and Psychiatry. Edinburgh：Churchill Livingstone 1981

：306-21.

Gates JR, Mercer K. Nonepileptic events. Semin Neurol 1995 ； 15 ： 167-74.

Ghougassian DF, d'Souza W, Cook MJ, et al. Evaluating the utility of inpatient video-EEG monitoring. Epilepsia 2004 ； 45 ： 928-32.

Goldstein LH, Deale AC, Mitchell-O'Malley SJ, et al. An evaluation of cognitive behavioral therapy as a treatment for dissociative seizures ： a pilot study. Cogn Behav Neurol 2004 ； 17 ： 41-9.

Griffith JL, Polles A, Griffith ME. Pseudoseizures, families, and unspeakable dilemmas. Psychosomatics 1998 ； 39 ： 144-53.

Hoerth MT, Wellik KE, Demaerschalk BM, et al. Clinical predictors of psychogenic nonepileptic seizures ： a critically appraised topic. Neurologist 2008 ； 14 ： 266-70.

Holmes MD, Dodrill CB, Bachtler S, et al. Evidence that emotional maladjustment is worse in men than in women with psychogenic nonepileptic seizures. Epilepsy Behav 2001 ； 2 ： 568-73.

Kalogjera-Sackellares D. Psychological disturbances in patients with pseudoseizures. In ： Sackellares JC, Berent S （eds） Psychological Disturbances in Epilepsy.
Oxford ： Butterworth Heinemann 1996 ： 191-217.

Kanner AM, Parra J, Frey M, et al. Psychiatric and neurologic predictors of psychogenic pseudoseizure outcome. Neurology 1999 ； 53 ： 933-8.

Kapfhammer HP, Dobmeier P, Mayer C, et al. Conversion syndromes in neurology. A psychopathological and psychodynamic differentiation of conversion disorder, somatization disorder and factitious disorder. Psychother Psychosom Med Psychol 1998 ； 48 ： 463-74（in German）.

LaFrance Jr WC, Barry JJ. Update on treatments of psychological nonepileptic seizures. Epilepsy Behav 2005 ； 7 ： 364-74.

LaFrance Jr WC, Benbadis SR. Avoiding the costs of unrecognized psychological nonepileptic seizures. Neurology 2006 ； 66 ： 1620-1.

LaFrance Jr WC, Bjørnæs H. Designing treatment plans based on etiology of psychogenic nonepileptic seizures.
In ： Schachter SC, LaFrance Jr WC（eds） Gates and Rowan's Nonepileptic Seizures, 3rd edn.
Cambridge ： Cambridge University Press 2010 ： 266-80.

LaFrance Jr WC, Blumer D. Pharmacological treatments for psychogenic nonepileptic seizures. In ： Schachter SC, LaFrance Jr WC（eds） Gates and Rowan's Nonepileptic Seizures, 3rd edn. Cambridge ： Cambridge University Press 2010 ： 307-16.

LaFrance Jr WC, Devinsky O. Treatment of nonepileptic seizures. Epilepsy Behav 2002 ； 3（Suppl 1）： S19-23.

LaFrance Jr WC, Devinsky O. The treatment of nonepileptic seizures ： historical perspectives and future directions. Epilepsia 2004 ； 45（Suppl 2）： 15-21.

LaFrance Jr WC, Syc S. Depression and symptoms affect quality of life in psychogenic nonepileptic seizures. Neurology 2009 ； 73 ： 366-71.

LaFrance Jr WC, Alper K, Babcock D, et al. Nonepileptic seizures treatment workshop summary. Epilepsy Behav 2006 ； 8 ： 451-61.

LaFrance Jr WC, Blum AS, Miller IW, et al. Methodological issues in conducting treatment trials for psychological nonepileptic seizures. J Neuropsychiatry Clin Neurosci 2007 ； 19 ： 391-8.

LaFrance Jr WC, Miller IW, Ryan CE, et al. Cognitive behavioral therapy for psychogenic nonepileptic seizures. Epilepsy Behav 2009 ； 14 ： 591-6.

LaFrance Jr WC, Keitner GI, Ryan CE, et al. Pilot pharmacologic randomized controlled trial for psychogenic nonepileptic seizures. Neurology 2010 ； 75 ： 1166-73.

Lancman ME, Brotherton TA, Asconape JJ, et al. Psychogenic seizures in adults ： a longitudinal analysis. Seizure 1993 ； 2 ： 281-6.

Lancman ME, Lambrakis CC, Steinhardt MI. Psychogenic pseudoseizures ： a general overview. In ： Ettinger AB, Kanner AM（eds） Psychiatry Issues in Epilepsy ： A Practical Guide to Diagnosis and Treatment, 1st edn. Philadelphia ： Lippincott, Williams & Wilkins 2001 ： 341-54.

Lawton G, Mayor RJ, Howlett S, et al. Psychogenic nonepileptic seizures and health-related quality of life ： the relationship with psychological distress and other physical symptoms. Epilepsy Behav 2009 ； 14 ： 167-71.

Lempert T, Schmidt D. Natural history and outcome of psychogenic seizures ： a clinical study in 50 patients. J Neurol 1990 ； 237 ： 35-8.

Lesser RP, Lueders H, Dinner DS. Evidence for epilepsy is rare in patients with psychogenic seizures. Neurology 1983 ； 33 ： 502-4.

Mattson RH, Heninger GR, Gallagher BB, et al. Psychophysiologic precipitants of seizures in epileptics. Neurology 1970 ； 20 ： 407.

McKenzie P, Oto M, Russell A, et al. Early outcomes and predictors in 260 patients with psychogenic nonepileptic attacks. Neurology 2010 ； 74 ： 64-9.

Moene FC, Spinhoven P, Hoogduin KA, et al. A randomised controlled clinical trial on the additional effect of hypnosis in a comprehensive treatment programme for in-patients with conversion disorder of the motor type. Psychother Psychosom 2002 ； 71 ： 66-76.

Mokleby K, Blomhoff S, Malt UF, et al. Psychiatric comorbidity and hostility in patients with psychogenic nonepileptic seizures compared with somatoform disorders and healthy controls. Epilepsia 2002 ； 43 ： 193-8.

Nakken KO, Solaas MH, Kjeldsen MJ, et al. Which seizure precipitating factors do patients with epilepsy most frequently report? Epilepsy Behav 2005 ； 6 ： 85-9.

Niedermeyer E, Blumer D, Holscher E, et al. Classical hysterical seizures facilitated by anticonvulsant toxicity. Psychiatr Clin 1970 ； 3 ： 71-84.

Oto M, Espie C, Pelosi A, et al. The safety of antiepileptic drug withdrawal in patients with non-epileptic seizures. J Neurol Neurosurg Psychiatry 2005 ； 76 ： 1682-5.

Prigatano GP, Kirlin KA. Self-appraisal and objective assessment of cognitive and affective functioning in persons with epileptic and nonepileptic seizures. Epilepsy Behav 2009 ； 14 ： 387-92.

Ramani V. Intensive monitoring of psychogenic seizures, aggression, and dyscontrol syndromes. In：Gumnit RJ（ed）Intensive Neurodiagnostic Monitoring：Advances in Neurology. New York：Raven Press 1986：203-17.

Rechlin T, Loew TH, Joraschky P. Pseudoseizure "status". J Psychosom Res 1997；42：495-8.

Reiter J, Andrews D. A neurobehavioral approach for treatment of complex partial epilepsy：efficacy. Seizure 2000；9：198-203.

Reiter J, Andrews D, Janis C. Taking Control of Your Epilepsy. A Workbook for Patients and Professionals, 1st edn. Santa Rosa：The Basics 1987.

Reuber M, Fernandez G, Bauer J, et al. Diagnostic delay in psychogenic nonepileptic seizures. Neurology 2002；58：493-5.

Reuber M, Pukrop R, Bauer J, et al. Outcome in psychogenic nonepileptic seizures：1 to 10-year followup in 164 patients. Ann Neurol 2003；53：305-11.

Ritaccio AL, Singh A, Devinsky O. Cognition-induced epilepsy. Epilepsy Behav 2002；3：496-501.

Rosenbaum M. Psychogenic seizures：why women? Psychosomatics 2000；41：147-9.

Rothmer AD. 'Not everything that shakes is epilepsy.' The differential diagnosis of paroxysmal nonepileptiform disorders. Cleve Clin J Med 1989；56（Suppl 2）：S206-13.

Rusch MD, Morris GI, Allen L, et al. Psychological treatment of nonepileptic events. Epilepsy Behav 2001；2：277-83.

Scull DA. Pseudo seizures or nonepileptic seizures（NES）：15 synonyms. J Neurol Neurosurg Psychiatry 1997；62：200.

Sigurdardottir KR, Olafsson E. Incidence of psychogenic seizures in adults：a population-based study in Iceland. Epilepsia 1998；39：749-52.

Smolowitz JL, Hopkins SC, Perrine T, et al. Diagnostic utility of an epilepsy monitoring unit. Am J Med Qual 2007；22：117-22.

Sperling MR, Schilling CA, Glosser D, et al. Self-perception of seizure precipitants and their relation to anxiety level, depression, and health locus of control in epilepsy. Seizure 2008；17：302-7.

Syed TU, Arozullah AM, Suciu GP, et al. Do observer and self-reports of ictal eye closure predict psychogenic nonepileptic seizures? Epilepsia 2008；49：898-904.

Syed TU, Arozullah AM, Loparo KL, et al. A self-administered screening instrument for psychogenic nonepileptic seizures. Neurology 2009；72：1646-52.

Szaflarski TP, Szaflarski M. Seizure disorders, depression, and health-related quality of life. Epilepsy Behav 2004；5：50-7.

Szaflarski TP, Ficker DM, Cahill WT, et al. Four-year incidence of psychogenic nonepileptic seizures in adults in Hamilton County, OH. Neurology 2000；55：1561-3.

Tao JX, Baldwin M, Hawes-Ebersole S, et al. Cortical substrates of scalp EEG epileptiform discharges. 2007；24：96-100.

van Merode T, de Krom MC, Knottnerus TA. Gender-related differences in non-epileptic attacks：a study of patients' cases in the literature. Seizure 1997；6：311-6.

Vein AM, Djukova GM, Vorobieva OV. Is panic attack a mask of psychogenic seizures? - a comparative analysis of phenomenology of psychogenic seizures and panic attacks. Funct Neurol 1994；9：153-9.

Vossler DG. Nonepileptic seizures of physiologic origin. J Epilepsy 1995；8：1-10.

Wada JA. Differential diagnosis of epilepsy. Electroencephalogr Clin Neurophysiol Suppl 1985；37：285-311.

Walczak TS, Papacostas S, Williams DT, et al. Outcome after diagnosis of psychogenic nonepileptic seizures. Epilepsia 1995；36：1131-7.

Wilder C, Marquez AV, Farias ST, et al. Long-term follow-up study of patients with PNES. Epilepsia 2004；45（Suppl 7）：349.

Wood BL, McDaniel S, Burchfiel K, et al. Factors distinguishing families of patients with psychogenic seizures from families of patients with epilepsy. Epilepsia 1998；39：432-7.

Woods RJ, Gruenthal M. Cognition-induced epilepsy associated with specific emotional precipitants. Epilepsy Behav 2006；9：360-2.

Zaroff CM, Myers L, Barr W, et al. Group psychoeducation as treatment for psychological nonepileptic seizures. Epilepsy Behav 2004；5：587-92.

第13章 抗てんかん薬の向精神作用

Bettina Schmitz

　抗てんかん薬の作用は大脳皮質の興奮性の調整に留まらない．抗てんかん薬は気分や行動の制御系にも影響を与える．とはいえ，抗てんかん作用と向精神作用を切り離して考えることはできない．発作の抑制は精神状態に対しても間接的な影響を及ぼす．発作が消失すれば，発作と関連した精神症状を併発するリスクはなくなるが，「強制正常化」のような精神状態の不均衡を招くこともある．抗てんかん薬の中には用量依存性に逆説的に発作誘発作用を示すものがあり，非けいれん性発作重積による行動異常を引き起こしうる．

　抗てんかん薬の向精神作用には有害なものだけでなく，有益なものもある．こうした効果は抗てんかん薬の作用機序だけでなく，患者の生物学的あるいは心理学的な素因によっても異なってくる．新世代薬の種類も増え，治療薬を選択する際には行動面に及ぼす影響についても勘案することが重要視されるようになった．発作自体よりも抑うつ症状と抗てんかん薬の副作用のほうがQOLに影響を及ぼすことも報告されている（Gilliam 2002）．てんかんは精神障害の併発率が高く，向精神薬を必要とすることも多い．しかし，有益な向精神作用のある抗てんかん薬を用いれば，向精神薬を併用しなくてもすむかもしれない．

　実地臨床において，抗てんかん薬の有害な向精神作用は十分認識されているとはいえない．医師が直接聴取したり，精神病状態のような激しい症状を呈さないかぎり，患者自身が行動面や気分の変化を訴えることはまずない．てんかん専門医だからといって精神状態の評価が得意とはかぎらないし，症状を評価するためには時間を割かなくてはならない．また，うつ病だからといって，悲嘆や罪業感などの抑うつ症状に悩まされているとはかぎらない．てんかんでみられるうつ病の場合，睡眠障害，身体的愁訴，記憶障害を伴うことが多く，精神症状を幅広く評価しないかぎり，診断は難しい．治療を開始してから数カ月後あるいは数年後に有害作用が生じた場合，その因果関係を見逃したとしても不思議ではない．実際に投薬を中止し，症状の消失を確認しないかぎり，因果関係を証明することはできないだろう．

　抗てんかん薬による有害な向精神作用の頻度を正確に見積もることは難しいが，てんかんに併発したうつ病の約30％に抗てんかん薬が関与していたとの報告（Schmitz et al. 1999；Kanner et al. 2000）や，精神病エピソードの40％が抗てんかん薬によって惹起されていたという報告（Matsuura 1999）がある．

従来薬の有害な向精神作用

バルビツレート

　バルビツレートは成人と小児の両方でうつ病に関わっている（Brent 1986；Robertson et al. 1987）．Brentら（1987）によれば，バルビツレートで治療されている学童の40％が「大うつ病」と診断されたが，カルバマゼピンでは4％にすぎなかったという．小児では注意欠如多動性障害に似た症状がさまざまな抗てんかん薬によって惹起されるが，その中で最も多いのがフェノバルビタールである．

易刺激性や攻撃性もバルビツレートの副作用として生じるが，学習障害児に用いた場合に最も生じやすい．バルビツレートは緩徐に減量した場合であっても，神経過敏，不快気分，不眠などの離脱症状が生じることがある．

フェニトイン

フェニトインは血中濃度が高いと統合失調症に似た精神病症状を引き起こすことがある（McDanal and Bolman 1975）．興味深いことに，こうした精神病症状はフェニトインによる中枢神経系の副作用として最もよくみられる小脳症状を伴わずに生じることが多い．薬剤性精神病を呈した45名の調査では，25名（56%）がフェニトインが原因と考えられた（Kanemoto et al. 2001）．フェニトインによる慢性脳症も報告されていて，dilantin dementia（訳注：dilantinはフェニトインの商品名）とよばれている（Trimble and Reynolds 1976）．

エトスクシミド

小児の場合，2%に発作の抑制と脳波の正常化に続いて精神病状態が生じる．エトスクシミドによるこの「強制正常化」のリスクは成人では8%に上昇する（Wolf et al. 1984）．

カルバマゼピン

カルバマゼピンではまれに抑うつ状態や躁状態が生じることがある（Dalby 1975）．躁状態については三環系抗うつ薬と化学構造が似ているために生じると考えられている（Drake and Peruzzi 1986）．

バルプロ酸

バルプロ酸ではまれに急性・慢性脳症が生じる（Sackellares et al. 1979；Zaret and Cohen 1986；Schöndienst and Wolf 1992）．この脳症は用量依存性で，おそらく多剤併用とも関係している．バルプロ酸を減量すれば改善する．一方，精神機能に対する有害作用はほとんど生じない．

新世代薬の有害な向精神作用

各新世代薬の市販前比較試験における精神病状態と抑うつ状態の発症率を**表13.1**に示す．抑うつ状態はvigabatrin，tiagabine，ゾ

表13.1 比較試験における精神病状態と抑うつ状態の発症率

	精神病状態（%）	抑うつ状態（%）
Vigabatrin	2.5	12.1
ラモトリギン	0.2	—
Felbamate	0.02	—
ガバペンチン	0.5	—
トピラマート	0.8	9-18
Tiagabine	0.8-2	5.0
レベチラセタム	0.3-0.7	0.5-2
プレガバリン	—	—
ゾニサミド	1.9-2.3	7.4
Lacosamide	0-0.6	—

Besag（2001），Janssen Cilag（1996），LevinsonとDevinsky（1999），MatsuuraとTrimble（1997），Frenchら（2003），Arroyoら（2004），Schmidtら（1993），Faughtら（2001），Chungら（2010），Halászら（2009），Ben-Menachemら（2007）の報告を集計．

ニサミド，トピラマートで比較的高く，ラモトリギン，ガバペンチン，レベチラセタム，プレガバリン，lacosamide では比較的低かった．新世代薬だからといって精神症状を惹起するリスクがどれも同じというわけではない．有害な向精神作用が比較的高いものもあれば，有益な向精神作用を有するものもある．一般的には，新世代薬の精神症状惹起リスクは従来薬よりは低いと考えられている．

Vigabatrin

Vigabatrin の有害作用についてはメタ解析が2篇報告されている．ヨーロッパで実施された7件のプラセボ比較試験のメタ解析によると，投薬中止を余儀なくされた精神病状態と重度精神症状の出現率は vigabatrin 3.4%，プラセボ 0.6% であった（Ferrie et al. 1996）．もうひとつのメタ解析では精神症状の観察記録を標準的な精神医学用語に翻訳し，症候群診断にまとめ直したうえで分析している（Levinson and Devinsky 1999）．その結果，精神病状態は 2.5%（プラセボ 0.3%），抑うつ状態は 12.1%（3.5%）と見積もられ，抑うつ状態のリスクは特に高かった．

ラモトリギン

ラモトリギンでは重度の精神症状が生じることはまずない．比較試験でも精神病状態や抑うつ状態が生じた例はほとんどない（Fitton and Goa 1995）．易刺激性，不安，軽躁に伴って生じる不眠が有意差を認めた唯一の副作用である．この不眠の出現率はラモトリギン 6%，カルバマゼピン 2%，フェニトイン 3% であった（Brodie et al. 1995）．

身体障害者がラモトリギンによって機敏になり，訴えが多くなって困ると介護者が感じていることがはじめて報告されたときには，副作用ではなく介護施設の問題であると解釈された（Binnie 1997）．Besag（2001）はこれを「開放現象」とよんでいる．一方，学習障害では攻撃性などの精神症状が生じることが繰り返し報告されている（Beran and Gibson 1998 ; Ettinger et al. 1998）．また，Tourette 症候群が生じることも報告されている（Lombroso 1999）．この場合，強迫症状を伴うこともあるが，可逆性である．

Felbamate

その血液毒性と肝毒性のために Lennox-Gastaut 症候群に対してのみ用いられている．学習障害児では過覚醒となり，睡眠障害や行動異常が生じることがある（McConnell et al. 1996）．

ガバペンチン

比較対照試験では眠気以外の有害な向精神作用は報告されていない．しかし，学習障害を併発している場合，急速に増量すると攻撃性などが惹起されることがある（Lee et al. 1996 ; Wolf et al. 1995 ; Tallian et al. 1996）．ガバペンチンは腎臓から排泄されるためクレアチニン・クリアランスの低い高齢者ではさまざまな神経中毒症状が生じうる．

Tiagabine

Tiagabine は治療域が狭いために，抗てんかん薬でありながら非けいれん性発作重積を誘発することがある（Schapel and Chadwick 1996）．このため，無言症，意識変容，自閉症状，ミオクローヌスなどの発作重積を疑わせる症状を認めた際には脳波検査が必須である．

プラセボ比較試験によると，tiagabine 追加群ではプラセボ追加群に比べて緊張感

（12％対3％）と抑うつ気分（5％対1％）の出現率が高かった（Leppik 1995）．精神病症状などの深刻な有害作用の出現率はtiagabine追加群2％，プラセボ追加群1％であった．

トピラマート

市販前調査では急速増量を採用していたせいか，神経毒性の出現率が高かった．とはいえ，精神病症状は0.8％にすぎず，むしろ低かった．ところが，市販後調査による精神系副作用の出現率は12％に達し，ラモトリギン（0.7％）やガバペンチン（0.5％）に比べて極端に高い（Crawford 1998）．したがって，一部の患者ではトピラマートによって脆弱性が高まると考えられる．トピラマートによる精神病症状の大半は発作消失後に現れる交代性精神病であると解釈されている（Mula et al. 2003a）．

感情症状は用量依存的に出現し，200 mgでは9％，1000 mgでは19％である（Janssen-Cilag 1996）．抑うつ症状の出現率が増量速度および用量と有意に相関することや精神面と認知面の副作用が相関することも報告されている（Mula et al. 2003a, 2009）．こうした副作用はラモトリギンを併用することによって防げるという（Mula et al. 2009）．トピラマートによる認知面の副作用は前頭葉症候群に似ている．もともと前頭葉機能障害を有している場合にはこうした有害作用に対して特に脆弱なのかどうか，今後の調査を待たなくてはならない．

レベチラセタム

治験成績を見るかぎり，レベチラセタムによる精神症状発症リスクは高くない．市販前調査では感情障害エピソードの出現率は2％，精神病エピソードは0.7％であった．レベチラセタムによる精神病の中には強制正常化によって説明できるものもある．517名の市販後調査（Mula et al. 2003b）と比較対照試験（White et al. 2003）でも抑うつ状態の発症率は同程度であり，それぞれ2.5％と2.8％であった．増量速度に関係なく精神症状が現れること，精神障害の既往があると出現率が高くなることから，生物学的脆弱性が重要な役割を演じていると考えられる．

レベチラセタムでは年齢を問わず攻撃性や易刺激性が亢進することがある．成人の調査では10％に精神症状の副作用を認めたが，そのなかでも攻撃性が最も多かった（Mula et al. 2003b）．しかも，もともと易刺激的で不快気分を認める場合には特に攻撃性を呈しやすかった．MesadとDevinsky（2002）によると，攻撃性のあからさまな表出のためにレベチラセタムを中止せざるをえなかった重症例を460名中18名（3.9％）に認め，7名では攻撃行動の既往があったという．

小児では自殺を含めた攻撃性のリスクがさらに高くなり，68％で認めたという報告もある（Estrada et al. 2002）．神経症状や精神症状のある小児ではレベチラセタムによる行動障害が出現しやすいようである（Gustafson et al. 2002）．Kossoffら（2001）はレベチラセタム投与中に精神病症状を呈し，中止後に消失した思春期症例4例を報告しているが，いずれも以前から行動上の問題を認め，2例は強制正常化と考えられた．

ゾニサミド

この広域スペクトラムを有する抗てんかん薬は日本と米国以外では使用経験に乏しい．とはいえ，抑うつ状態や精神病状態などの有害事象が報告されている．3件の比較対照試験をまとめると，抑うつ状態の発症率はゾニ

サミド7.4％，プラセボ3％であった．この発症率は用量依存的に上昇し，200 mg以下では0.8％，200～400 mgでは1.9％，400 mg以上では5.8％であった（Schmidt et al. 1993；Faught et al. 2001；Sackellares et al. 2004）．

MatsuuraとTrimble（1997）の総説によると，精神病状態の発症率は1.9～2.3％．日本では最近までゾニサミドが唯一の新世代薬であったため，薬剤性精神病エピソードの半数を占めていた（Matsuura 1999）．

ゾニサミドによる治療歴のある74名の後方視的検討によると，14名が精神病エピソードを発症しており，そのリスクは若年者で高かった．小児では強迫症状が精神病エピソードに伴って生じていた（Miyamoto et al. 2000）．

ゾニサミドによって生じる精神症状がトピラマートと同じように認知機能障害と関連しているのかは明らかでない．ゾニサミドの特徴はトピラマートに似ているので，精神症状の発症リスクという観点から両者を比較することは興味深い．

プレガバリン

プレガバリンには好ましい向精神作用があるだけでなく，治験では目立った精神症状を認めず，精神病エピソードについては報告がない．参加者が1,000名を超える3件の治験を要約すると，抑うつ状態の発症率は1％未満であった．1番目の研究（Arroyo et al. 2004）によると，うつ病エピソードはプラセボ群4名に対し，プレガバリン群では2名にすぎなかった．2番目の研究（Beydoun et al. 2005）では，不安，抑うつ，気分の変動は各1例のみで，3番目の比較対照試験（French et al. 2003）では精神症状の副作用は生じなかった．

とはいえ，プレガバリンはどちらかというと神経痛の治療薬である．また，てんかんでは単剤使用が承認されていないので，その使用経験は併用療法だけに限られている．

Lacosamide

これは電位作動性ナトリウムチャネルを選択的に緩徐に不活化するだけでなく，collapsing rensponse mediator protein 2（CRMP-2）の働きも調節する新世代薬である．副作用のプロフィールはカルバマゼピンなどのナトリウムチャネル阻害薬に似る．3件の比較対照試験によると，精神症状の副作用はまれであった．1番目の研究では1日投与量を200 mg，400 mg，600 mgに分けて評価しているが，精神症状の副作用はいずれもプラセボ群と差がなかった（Chung et al. 2010）．2番目の研究では400 mg投与群の318名中2名に精神病症状が生じたが，プラセボ群では生じなかった（Ben-Menachem et al. 2007）．3番目の研究では精神症状の副作用については触れていない（Halasz et al. 2009）．

この薬剤が使用できるようになってまだ日が浅い．市販後調査では難治性部分てんかん25名中5名に抑うつを，2名に易刺激性を認めたという（Wehner et al. 2009）．

Oxcarbazepineとeslicarbazepine

Oxcarbazepineはカルバマゼピンの誘導体だが，代謝経路が異なるためにカルバマゼピンに比べて忍容性が高い．最近発売されたeslicarbazepineはoxcarbazepineの活性代謝産物である．両者ともに特記すべき精神症状の副作用はないが，カルバマゼピンに似た向精神作用を有していると考えられる．Oxcarbazepineは低ナトリウム血症の発症リスクが高く，これに関連した精神症状を呈する可能性がある．

抗てんかん薬の有益な向精神作用

カルバマゼピンとバルプロ酸は感情障害の治療薬としても確立しているし，新世代薬の中にも気分安定作用が期待されているものがある．従来の気分安定薬に比べ抗てんかん薬には以下のような利点がある．すなわち，発作誘発リスクがないこと，抑うつ状態を躁転させる可能性が低いこと，ラピッド・サイクル化などの非定型症状にも効果が望めることである．2007年にはラモトリギンが双極性障害の治療薬として，プレガバリンが全般性不安障害の治療薬として認可されている（**表13.2**）．Lacosamideは動物モデルでは抗不安作用を認めるものの，今のところヒトでは確認できていない（Higgins et al. 2009）．

とはいえ，抗てんかん薬の有益な向精神作用に関するてんかん患者を対象とした体系だった研究はない．また，てんかんでみられる精神障害の多くは症候学的にも病因論的にも「内因性」精神障害とは異なるので，精神科一般の臨床経験をてんかん診療に応用することも容易ではない．

カルバマゼピンとバルプロ酸の気分安定作用のエビデンスもてんかん患者が対象となるとわずかしかない（Robertson et al. 1987；Trimble and Reynolds 1976；Schmitz et al. 1999）．新世代薬の中でてんかん患者に有益な向精神作用をもたらすことが証明されているのはラモトリギンだけである（Edwards et al. 2001；Gillham et al. 2000；Kalogjera-Sackellares et al. 2002；Baker et al. 2000）．

有害作用を惹起する危険因子

精神障害の既往や家族歴があると，抗てんかん薬による精神症状が生じやすくなると考えられている（**表13.3**）．うつ病エピソードの既往がある場合には感情障害が生じやすく，統合失調症様の精神病症状の既往がある場合には精神病症状が生じる可能性が高いことから，精神機能に対する有害作用には患者の素因が関係していると考えられる．したがって，精神障害の既往がある場合には精神症状の発現リスクを増大させる急激な増量は避けたほうがよい．

重症てんかんでも精神症状の発症リスクが高まる．Mulaら（2003a）はトピラマートによってうつ病エピソードが生じた患者では生じな

表13.2　比較試験によって確認されている有益な向精神作用

	抑うつ状態	躁状態	双極性障害	不安障害
カルバマゼピン		＋	＋	
Oxcarbazepine		＋		
バルプロ酸		＋	＋	
ラモトリギン			＋	
ガバペンチン	－	－		＋／－
トピラマート	－			
Tiagabine	－			
レベチラセタム				－
プレガバリン				＋
ゾニサミド				

＋：肯定的，－：否定的，空欄：データなし

表 13.3 Vigabatrin，トピラマート，レベチラセタムによる有害作用（うつ状態と精神病状態）の危険因子

	Vigabatrin (Thomas ら, 1996)		トピラマート (Mula ら, 2003a)		レベチラセタム (Mula ら, 2003b)	
	うつ状態 22例	精神病 28例	うつ状態 46例	精神病 16例	うつ状態 13例	精神病 6例
精神障害の既往	＋	＋	＋	＋	＋	＋
熱性けいれん			＋		＋	
発作重積					＋	
増量速度・用量	＋	－	＋	－		
発作消失	－	＋	－			＋
てんかん重症度	－	＋	＋		－	
認知面の副作用			＋	－	－	

＋：関係あり，－：関係なし，空欄：不明

かった患者に比べて海馬硬化症が多かったことを報告している．このことは辺縁系の機能不全と感情障害が密接に関連していることの傍証でもある．

　学習障害や重複障害はこうした有害作用に特に脆弱である．この場合，抑うつ症状や精神病症状が攻撃行動となって現れ，正確に診断を下せないこともある．また，精神症状以外の有害作用であっても，その不快さをうまく伝えられないために不穏になることもある．したがって，こうした症例では薬剤を変更した際には注意深く観察する．そして，行動変化についての情報を介護者と共有するとよい．とはいえ，行動変化の解釈が介護者と一致するとはかぎらない．抗てんかん薬の有益な向精神作用によって活動的となった場合であっても，それによって介護者が対応を改める必要が生じると，有害作用とみなされてしまうことがある．

有害作用の発現機序

　抗てんかん薬の向精神作用の発現機序としては以下の4つが考えられる．①用量依存的な中毒症状，②特異体質反応，③離脱症状，④抗てんかん作用を介した間接的効果．もちろん，この中で最も重要なのは抗てんかん薬の作用機序と関連した薬力学的副作用と発作抑制によって生じる問題，すなわち，強制正常化に伴う交代症候群である．

　Trimbleは精神症状には抗てんかん薬のGABA作動性機序が関与しているとの仮説を唱えたが，Ketterら（1999）はこれを発展させ，抗てんかん薬をGABA作動型とグルタミン酸抑制型の2つに分けて，この問題に取り組んでいる．GABA作動型抗てんかん薬は鎮静作用，抗不安作用，抗躁作用を有し，バルビツレート，ベンゾジアゼピン，バルプロ酸，vigabatrin，tiagabine，ガバペンチンが属す．グルタミン酸抑制型抗てんかん薬は賦活作用，不安惹起作用，抗うつ作用を有し，felbamateとラモトリギンが属す．そして，抗てんかん薬投与前の精神状態に応じて異なる向精神作用が生じるのではないかと考えている．たとえば，もともと落ち着きのなかった患者には「鎮静」系の抗てんかん薬は有用だが，「賦活」系は状態を悪化させるかもしれない．一方，もともと鎮静気味だった患者には「賦活」系は有用だが，「鎮静」系は状態を悪化させるかもしれない．そして，抗て

んかん薬投与前の精神状態を考慮することによって，ときに想定外で逆説的にもみえる副作用を説明できるというのである（**表13.4**）．

強制正常化

強制正常化forced normalizationの概念はLandolt（1958）に遡る．強制正常化あるいは交代症候群alternative syndromeは新旧すべての抗てんかん薬で報告されているが，特にvigabatrin，トピラマート，レベチラセタムに多いように思われる．逆に，tiagabineとラモトリギンでは少なく，ガバペンチンでは滅多に生じない．プレガバリンでは報告がない．強制正常化の臨床像といえば精神病状態がよく知られている．しかし，Wolfら（1984）の報告では，強制正常化を呈した36名の半数は気分障害の症状が優勢であった．

また，強制正常化は外科治療や迷走神経刺激によって発作が抑制された場合にも生じる．発症間もないてんかんに強制正常化が生じることはまずない．強制正常化は長年にわたって難治に経過していた発作が突然完全に抑制された後に生じるのが一般的である．

> **まとめ**
>
> 抗てんかん薬による精神医学的有害作用はてんかんの重症度，多剤併用，急速増量，高用量投与と関連していることが多い（**表13.5**）．こうした有害事象は投薬前から精神医学的問題を抱えている患者や家族歴を有する患者に現れやすい．この他，学習障害や高齢者でも生じやすい．こうした高リスク群には注意を払い，患者と家族にはあらかじめ精神医学的副作用が

表13.4　抗てんかん薬投与前の精神状態と注意すべき精神医学的副作用

先行する精神状態	慎重投与	注意すべき副作用	推奨薬剤
情動不安定	LEV, PB, TPM, TGB, VGB, ZNS	大うつ病	CBZ, LTG, VPA
不安	LEV, LTG	不安障害	BZD, GBP, PGB
妄想	LEV, PHT, TPM, VGB	統合失調症様精神病	CBZ, VPA
興奮	LTG	不眠，不安，軽躁	BZD, GBP, PGB
過活動	LTG	Tourette症候群	BZD, CBZ, GBP, PGB, VPA
易刺激性	LEV, PB, PRM	攻撃性亢進	BZD, CBZ, GBP, PGB, VPA
学習困難	すべての抗てんかん薬	行動障害	少量で開始し漸増

BZD, benzodiazepines；CBZ, carbamazepine；GBP, gabapentine；LEV, levetiracetam；LTG, lamotrigine；PB, phenobarbital；PGB, pregabalin；PHT, phenytoin；PRM, primidone；TGB, tiagabine；TPM, topiramate；VPA, valproate；VGB, vigabatrin；ZNS, zonisamide.

表13.5　臨床で注意すべきポイント

- 精神医学的有害事象は見逃しやすい（特に感情障害，強制正常化，遅発症状）
- 機序が明らかなのはGABA作動薬による抑うつ状態と発作抑制後の強制正常化（精神病状態）
- 向精神作用は患者の精神状態によって有益にも有害にもなる
- 抗てんかん薬に対する脆弱性は患者集団によって異なる（学習障害，小児，高齢者など）
- 精神医学的有害事象は特定のてんかん症候群あるいは病因と関連する（海馬硬化症ではGABA作動薬によって抑うつ状態が生じやすくなる）
- こうした有害事象は抗てんかん薬の減量や向精神薬投与によって改善する

生じる可能性について説明しておく．そして，抗てんかん薬はゆっくり増量し，頻回に診察し，行動面と感情面の変化に注意する．早期に気づければ，軽症ですむし改善も期待できる．精神症状を併発する危険因子を有しているからといって，絶対的禁忌となる抗てんかん薬はなく，必ずしも原因薬剤を完全に中止しなければならないわけではない．精神症状の性質と程度に応じて，抗てんかん薬の減量，抗精神病薬あるいは抗うつ薬の併用を判断すればよい．向精神薬の使い方については第16章で取り上げる．

抗てんかん薬の向精神作用には有益なものと有害なものがある．したがって，薬剤を選択する際にはその向精神作用も勘案する．特定の抗てんかん薬によって精神医学的有害事象が生じやすい患者と有益な向精神作用が期待できる患者を同定できるようになる研究が望まれている．

文献

Arroyo S, Anhut H, Kugler AR, et al. Pregabalin add-on treatment：a randomized, double-blind, placebo-controlled, dose-response study in adults with partial seizures. Epilepsia 2004；45：20-7.

Baker GA, Hesdon B, Marson AG. Quality of life and behavioural outcome measures in randomized controlled trials of anti epileptic drugs：a systematic review of methodology and reporting standards. Epilepsia 2000；41：1357-63.

Ben-Menachem E, Biton V, Jatuzis D, et al. Efficacy and safety of oral lacosamide as adjunctive therapy in adults with partial-onset seizures. Epilepsia 2007；48：1308-17.

Beran RG, Gibson RJ. Aggressive behaviour in intellectually challenged patients with epilepsy treated with lamotrigine. Epilepsia 1998；39：280-2.

Besag FMC. Behavioural effects of the new anticonvulsants. Drug Safety 2001；24：513-36.

Beydoun A, Uthman BM, Kugler AR, et al. Safety and efficacy of two pregabalin regimens for add-on treatment of partial epilepsy. Neurology 2005；64：475-80.

Binnie DB. Lamotrigine. In：Engel J, Pedley TA（eds）Epilepsy. A Comprehensive Textbook. Philadelphia：Lippincott-Raven 1997：1531-40.

Brent DA. Overrepresentation of epileptics in a consecutive series of suicide attempters seen at a children's hospital, 1978-1983. J Am Acad Child Psychiatry 1986；25：242-6.

Brent DA, Crumrine PK, Varma RR, et al. Phenobarbital treatment and major depressive disorder in children with epilepsy. Pediatrics 1987；80：909-17.

Brodie MJ, Richens A, Yuen AW. Double-blind comparison of lamotrigine and carbamazepine in newly diagnosed epilepsy. Lancet 1995；345：476-9.

Chung S, Sperling MR, Biton V, et al. Lacosamide as adjunctive therapy for partial-onset seizures：a randomized controlled trial. Epilepsia 2010；51：958-67.

Crawford P. An audit of topiramate use in a general neurology clinic. Seizure 1998；7：207-11.

Dalby MA. Behavioral effects of carbamazepine. In：Penry JK, Daly DD（eds）Complex Partial Seizures and their Treatment：Advances in Neuro logy, Vol. 11. New York：Raven Press 1975：331-43.

Dinkelacker V, Dietl T, Widman G, et al. Aggressive behavior of epilepsy patients in the course of levetiracetam add-on therapy：report of 33 mild to severe cases. Epilepsy Behav 2003；4：537-47.

Drake ME, Peruzzi WT. Manic state with carbamazepine therapy of seizures. J Natl Med Assoc 1986；78：1105-7.

Edwards KR, Sackellares JC, Vuong A, et al. Lamotrigine monotherapy improves depressive symptoms in epilepsy：a double-blind comparison with valproate. Epilepsy Behav 2001；2：28-36.

Estrada G, Wildrick D, Prantazelli M. Neuropsychiatric complications of levetiracetam in children with epilepsy. Abstract, American Psychiatric Association 2002.

Ettinger AB, Weisbrot DM, Saracco J, et al. Positive and negative psychotropic effects of lamotrigine in patients with epilepsy and mental retardation. Epilepsia 1998；39：874-7.

Faught E, Ayala R, Montouris GG, et al. Randomized controlled trial of zonisamide for the treatment of refractory partial-onset seizures. Neurology 2001；57：1774-9.

Ferrie CD, Robinson RO, Panaziotopoulos CP. Psychotic and severe behavioural reactions with vigabatrin：a review. Acta Neurol Scand 1996；93：1-8.

Fitton A, Goa KL. Lamotrigine. Drugs 1995；50：691-713.

French JA, Kugler AR, Robbins JL, et al. Dose-response trial of pregabalin adjunctive therapy in patients with partial seizures. Neurology 2003；60：1631-7.

Gillham R, Kane K, Bryant-Comstock L, et al. A double-blind comparison of lamotrigine and carbamazepine in newly diagnosed epilepsy with health-related quality of life as an outcome measure. Seizure 2000；9：375-9.

Gilliam F. Optimizing epilepsy management：seizure control, reduction, tolerability, and co-morbidities. Introduction. Neurology 2002；58（Suppl 5）：1.

Gustafson MC, Ritter FJ, Frost MD, et al. Behavioral and emotional effects of levetiracetam in children with intractable epilepsy. Abstract, American Psychiatric Association 2002.

Halász P, Kälviäinen R, Mazurkiewicz-Beldzinska M. Adjunctive lacosamide for partial-onset seizures：efficacy and safety results from a randomized controlled trial. Epilepsia 2009；50：443-53.

Higgins GA, Breysse N, Undzys E, et al. The anti-epileptic drug lacosamide (Vimpat) has anxiolytic property in rodents. Eur J Pharmacol 2009；624：1-9.

Janssen-Cilag. Topamax. Product Monogr 1996.

Kalogjera-Sackellares D, Sackellares JC. Improvement in depression associated with partial epilepsy in patients treated with lamotrigine. Epilepsy Behav 2002；3：510-516.

Kanemoto K, Tsuji T, Kawasaki J. Reexamination of interictal psychoses based on DSM-IV psychosis classification and international epilepsy classification. Epilepsia 2001；42：98-103.

Kanner AM, Kozak AM, Frey M. The use of sertraline in patients with epilepsy：is it safe? Epilepsy Behav 2000；1：100-5.

Ketter TA, Post RM, Theodore WH. Positive and negative psychiatric effects of antiepileptic drugs in patients with seizure disorders. Neurology 1999；53（Suppl 2）：53-67.

Kossoff EH, Bergey GK, Freeman JM, et al. Levetiracetam psychosis in children with epilepsy. Epilepsia 2001；42：1611-3.

Landolt H. Serial electroencephalographic investigations during psychotic episodes in epileptic patients and during schizophrenic attacks. In：Lorentz de Haas AM（ed）Lectures on Epilepsy. Amsterdam：Elsevier 1958：91-131.

Lee DO, Steingard RJ, Cesena M, et al. Behavioral side effects of gabapentin in children. Epilepsia 1996；37：87-90.

Leppik E. Tiagabine：the safety landscape. Epilepsia 1995；36（Suppl 6）：10-3.

Levinson DF, Devinsky O. Psychiatric adverse events during vigabatrin therapy. Neurology 1999；53：1503-11.

Lombroso CT. Lamotrigine-induced tourettism. Neurology 1999；52：1191-4.

Matsuura M. Epileptic psychoses and anticonvulsant drug treatment. J Neurol Neurosurg Psychiatry 1999；67：231-3.

Matsuura M, Trimble MR. Zonisamide and psychosis. J Epilepsy 1997；10：52-4.

McDanal CE, Bolman WM. Delayed idiosyncratic psychosis with diphenylhydantoin. J Am Med Assoc 1975；231：1063.

Mesad SM, Devinsky O. Levetiracetam-related aggression. Abstract, American Psychiatric Association 2002.

Miyamoto T, Kohsaka M, Koyama T. Psychotic episodes during zonisamide treatment. Seizure 2000；9：65-70.

Mula M, Hesdorffer DC, Trimble M, et al. The role of titration schedule of topiramate for the development of depression in patients with epilepsy. Epilepsia 2009；50：1072-6.

Mula M, Trimble MR, Lhatoo SD, et al. Topiramate and psychiatric adverse events in patients with epilepsy. Epilepsia 2003a；44：659-63.

Mula M, Trimble MR, Yuen A, et al. Psychiatric adverse events during levetiracetam therapy. Neurology 2003b；61：704-6.

Robertson MM, Trimble MR, Townsend HRA. Phenomenology of depression in epilepsy. Epilepsia 1987；28：364-72.

Sackellares JC, Lee SI, Dreifuss FE. Stupor following administration of valproic acid to patients receiving other convulsant drugs. Epilepsia 1979；20：697-703.

Sackellares JC, Ramsay RE, Wilder BJ, et al. Randomized, controlled clinical trial of zonisamide as adjunctive treatment for refractory partial seizures. Epilepsia 2004；45：610-7.

Schapel G, Chadwick D. Tiagabine and non-convulsive status epilepticus. Seizure 1996；5：153-6.

Schmidt D, Jacob R, Loiseau P, et al. Zonisamide for add-on treatment of refractory partial epilepsy：a European double-blind trial. Epilepsy Res 1993；15：67-73.

Schmitz B, Robertson M, Trimble MR. Depression and schizophrenia in epilepsy：social and biological risk factors. Epilepsy Res 1999；35：59-68.

Schöndienst M, Wolf P. Zur Möglichkeit neurotoxischer Spätwirkungen von Valproinsäure. In：Krämer G, Laub M（eds）Valproinsäure. Berlin：Springer 1992：259-65.

Tallian KB, Nahata MC, Lo W, et al. Gabapentin associated with aggressive behavior in pediatric patients with seizures. Epilepsia 1996；37：501-2.

Thomas L, Trimble MR, Schmitz B, et al. Vigabatrin and behaviour disorders：A retrospective study. Epilepsy Res 1996；25：21-27.

Trimble MR, Reynolds EH. Anticonvulsant drugs and mental symptoms：a review. Psychol Med 1976；6：169-78.

Trimble MR, Ruasch N, Betts T, et al. Psychiatric symptoms after therapy with new antiepileptic drugs：psychopathological and seizure related variables. Seizure 2000；9：249-54.

Wehner T, Bauera S, Hajo M, et al. Six months of postmarketing experience with adjunctive lacosamide in patients with pharmacoresistant focal epilepsy at a tertiary epilepsy center in Germany. Epilepsy Behav 2009；16：423-5.

White JR, Walczak TS, Leppik IE, et al. Discontinuation of levetiracetam because of behavioral side effects：a case-control study. Neurology 2003；61：1218-21.

Wolf P. The clinical syndromes of forced normalisation. Fol Psychiat Neurol Jpn 1984；38：187-192.

Wolf P, Inoue Z, Röder-Wanner UU, et al. Psychiatric complications of absence therapy and their relation to alteration of sleep. Epilepsia 1984；25：56-9.

Wolf SM, Shinnar S, Kang H, et al. Gabapentin toxicity in children manifesting as behavioral changes. Epilepsia 1995；36：1203-5.

Zaret BS, Cohen RA. Reversible valproic acid-induced dementia：a case report. Epilepsia 1986；27：234-40.

第14章 抗てんかん薬と自殺

Michael R. Trimble

2008年5月23日，米国食品医薬品局Food and Drug Administration (FDA) は抗てんかん薬と自殺の関係性についての解析結果を公表した．これは製薬会社が提出したプラセボ，低用量プラセボ，実薬との無作為化比較試験の解析結果である．エンドポイントには自殺完遂だけでなく，自傷行為，自殺念慮，自殺企図も加えたうえで11種類の抗てんかん薬について解析している．照合したプラセボ比較試験199件，患者総数27,863名に及んだこの解析の結果を図14.1に示す．自殺完遂者は4名だったが，自殺関連事象を実薬群の0.37%，プラセボ群の0.24%に認めたのである．

この結果を受けて，FDAは抗てんかん薬には共通して自殺関連事象のリスクがあると結論し，添付文書に自殺関連事象の可能性に関する警告を記載するよう要求した．この警告によってわれわれは自殺関連事象に及ぼす抗てんかん薬の潜在的影響に関心を抱かざるをえなくなった．そして，抗てんかん薬と自殺に関する疫学研究をさらに進め，その機序を探索する契機ともなったのである．

てんかんと自殺

本書の初版でも記したように，てんかんと自殺が関連することは以前から指摘されていた（Blumer 2004）．てんかんでは自殺のリスクが高まること，特に側頭葉てんかんではリスクが高まるというのが定説となっている（Barraclough 1981）．こうした知見は疫学研究の積み重ねによるものだが，発作消失に伴う強制正常化や発作後の精神病状態や抑うつ状態によって自殺行動が生じることもある（Kanemoto et al. 1996）．

とはいえ，てんかんと自殺の関係は単純な

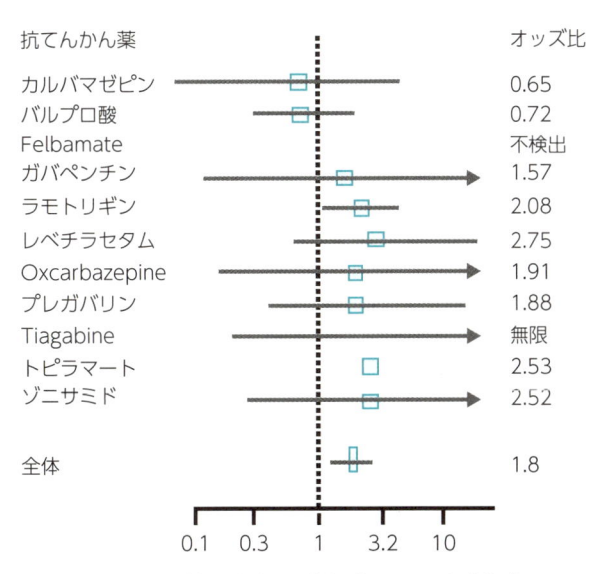

抗てんかん薬		オッズ比
カルバマゼピン		0.65
バルプロ酸		0.72
Felbamate		不検出
ガバペンチン		1.57
ラモトリギン		2.08
レベチラセタム		2.75
Oxcarbazepine		1.91
プレガバリン		1.88
Tiagabine		無限
トピラマート		2.53
ゾニサミド		2.52
全体		1.8

図14.1 抗てんかん薬と自殺関連行動のメタ解析（FDA, 2008）
199件のプラセボ比較試験の自殺行動・自殺念慮オッズ比.

ものではなく，自殺企図自体がてんかん発症の危険因子であったり，てんかん患者の自殺完遂リスクが併発精神障害の有無によって変化することが最近の疫学研究によって明らかにされている（Hesdorffer et al. 2006；Christensen et al. 2007）．

抗てんかん薬と自殺

CollinsとMcFarland（2008）はリチウム，ガバペンチン，カルバマゼピン，バルプロ酸で治療されている双極性障害12,662名の自殺関連事象を調査し，リチウムに比べてバルプロ酸では自殺企図率が高く，ガバペンチンでは自殺完遂率が高かったことを報告している．また，双極性障害20,638名を調査したGoodwinら（2003）もバルプロ酸ではリチウムに比べて自殺企図率が高くなることを指摘している．

Gibbonsら（2009）は双極性障害47,918名を対象として，FDAが調査した11種類の抗てんかん薬と自殺企図の関連性を検証している．その結果，抗てんかん薬服薬群の自殺企図率は抗てんかん薬もリチウムも服薬していない群と同程度であり，しかも，治療後の自殺企図率は治療前に比べて有意に低下していたのである．ただし，この研究では抗てんかん薬を投与する契機となった双極性障害の経過を補正していない．

Patornoら（2010）は米国の医療保険請求記録を用いて，抗てんかん薬投与開始後180日間もしくは投与中止するまでに生じた自殺企図，自殺完遂，異状死を調査した．さまざまな適応に対して297,620回の新規の治療が行われていた．ガバペンチン，ラモトリギン，バルプロ酸，oxcarbazepine，tiagabineではトピラマートに比べて自殺企図と自殺完遂のリスクが増大していたが，有意な差ではなかった．ガバペンチンでは自殺行動と異状死を合わせた自殺関連事象のリスクが有意に高かった．

1997〜2006年のデンマーク患者データベースから6,780件の自殺を抽出したOlesenら（2010）によると，422名が死亡時に抗てんかん薬を内服しており，しかもその86％は単剤治療だったという．自殺前と自殺時を比較すると，抗てんかん薬は自殺リスクの増大と関係し，そのオッズ比は1.84であった．薬剤別にみると，バルプロ酸，ラモトリギン，フェノバルビタール，トピラマートではオッズ比が有意に高かった．カルバマゼピンを参照薬としたCox比例ハザード解析では，クロナゼパム，ラモトリギン，レベチラセタム，フェノバルビタール，バルプロ酸でリスクが有意に上昇していた．

これらの研究はすべて医療保険請求記録の調査であり，たしかに症例数は多いものの，データの妥当性には疑問符が付き，その収集方法も系統的とはいえない．CollinsとMcFarland（2008）とGibbonsら（2009）の研究はてんかんではなく双極性障害を対象としている．それに比べると，Olesenら（2010）の研究の対象はてんかんを含む包括的なものであり，収集方法も系統的で，自殺完遂だけを検証している．とはいえ，抗てんかん薬の適応症がてんかんだけに限定されていないことによる混同を除外できていない．

自殺の神経化学

GABAは気分障害とも関わっている．うつ病では髄液中GABA濃度が低いことや，安定期の双極性障害では血中GABA濃度が低いことが見出されている（Berrettini et al.

1983）．Petty（1995）は気分障害の病態生理に関わるGABAに関する膨大な知見をまとめ，GABA濃度の低下そのものは特定の気分状態を指し示す指標ではなく，気分障害の発症脆弱性を反映する素因の指標ではないかと推察している．GABAが低下した状態から上昇に転じると，縫線核からのセロトニン分泌が抑制される．こうしたGABAとセロトニンの相互作用は動物実験によって証明されていて（Nishikawa and Scatton 1983；Bowery 1997），気分障害の現症や既往のある患者にこの神経化学シフトが生じると，不安やストレスに適応できなくなり，うつ病エピソードの再発を引き起こす可能性がある．

広く知られているように，セロトニン系は感情の調整に関与しており，SSRIなどのセロトニン作動薬には抗うつ作用がある．初期の研究によって明らかにされてきたことは，脳内モノアミン（特にセロトニン，ドパミン，ノルアドレナリン）を枯渇させる薬物によってうつ病が生じること，L-トリプトファンや5-ヒドロキシトリプトファンなどのセロトニン前駆物質を患者や健常者に投与すると気分が高揚すること，Parkinson病に生じるうつ状態では髄液中5-HIAA（セロトニンの代謝産物）濃度が低下すること，セロトニンの代謝回転を髄液中の代謝産物から見積もるとうつ病の一部でセロトニンの分泌が減少していること，抗うつ薬はセロトニン系活動を賦活することなどである（Trimble and George 2010）．

セロトニンとうつ病の研究と並行して，セロトニンの低代謝回転と自殺に関する研究も進められてきた．セロトニンの代謝回転が低いと経過観察中に自殺する可能性が高くなるなど，両者の関係性は繰り返し報告されていて，その再現性は高い（Trimble and George 2010）．また，衝動的に犯罪を犯したアルコール症者やうつ病を伴わない攻撃的パーソナリティ障害でも代謝回転が低くなる（Trimble and George 2010）．さらには激しい手段による自殺者の剖検では脳内のセロトニンレベルが低いと解釈しうる結果が示されている（Stanley and Mann 1983；Mann and Malone 1997）．セロトニン低値あるいはセロトニンの低代謝回転は抑うつ感情のみならず攻撃性，衝動性，自殺行動とも関連しているのである．

最近の研究でもセロトニン濃度と攻撃性尺度得点が逆相関を示し，セロトニン低値と敵意や攻撃性が関連していることが確認されている（Stanley et al. 2000）．こうした知見は動物研究によっても支持されていて，たとえば齧歯類ではセロトニン低値と攻撃性亢進が関係していることが報告されているし（Miczek et al. 1975），ヒト以外の霊長類でもセロトニン代謝回転の低下と激しい攻撃性や危険行動の頻発が関係していることが報告されている（Mehlman et al. 1994）．

衝動行為や自殺関連行動にセロトニン系の機能異常が重要な役割を演じていることは間違いないだろう．さらに，こうした知見はパーソナリティ障害のみならずさまざまな精神障害にも広く当てはまる．セロトニンと攻撃性を繋いでいるのは扁桃体神経細胞の興奮性かもしれない（Keele 2005）．扁桃体は前頭葉とともに攻撃性を表出させる回路と関連していることが知られている．このモデルではセロトニンを抑制行動の賦活系として捉え，低セロトニン状態に陥ると抑制が効かなくなると考えている．

うつ病の生化学研究では単一の神経伝達物質によって説明する単純なモデルから脱却し，モノアミン，GABA，グルタミン酸など

の複数の神経伝達物質の相互作用および平衡によって説明するモデルの構築が試みられている．興奮性伝達物質であるグルタミン酸は脳内のあらゆる部位でモノアミンと相互に作用し合っているが，GABAとは対立的に作用する．Sanacoraら（2004）は核磁気共鳴分光画像法MRSを用いて，うつ病患者の大脳皮質ではグルタミン酸のレベルが高く，GABAのレベルが低いことを報告している．グルタミン酸と気分の関係性についても研究が進みつつあるが，GABAやセロトニンに比べると不明な点が多い．

まとめると，神経伝達物質のなかでもGABAとセロトニンは自殺行動と関係が深く，この関係性は自殺行動の原因（攻撃性，情動不安定性，うつ病）によらない．したがって，GABA系とセロトニン系に影響を及ぼす抗てんかん薬が自殺と関連するというのもありえない話ではないだろう．

抗てんかん薬の神経化学

抗てんかん薬の多くは臨床用量であっても前述した神経系に影響を及ぼす．このことを念頭に置かないとFDAの解析結果を理解することはできないだろう．気分障害を誘発する可能性の高い抗てんかん薬はなんらかの機序で中枢神経系のGABAを増加させることが指摘されている（Schmitz 2006；Trimble and George 2010）．GABA作動性のバルビツレートやベンゾジアゼピンを長期に使用した場合には気分に悪影響を及ぼす可能性がある（Schmitz 2006）．1980年代，抗てんかん薬を開発する際の主たる標的といえばGABAだったが，この考えは抑制性神経伝達物質の脳内濃度を上げれば発作を抑制できるのではないかという推測を反映したものだった．

Vigabatrin, tiagabine, ガバペンチン，トピラマートはいずれも中枢神経系GABA濃度を上昇させ，このうちのいくつかはセロトニンを含むモノアミンの代謝回転にも影響を及ぼす．

精神科領域では抗てんかん薬を気分安定薬としても用いている．ところが興味深いことにGABA作動薬はこうした目的には使われず，しかも規制当局からも承認されていない．これはカルバマゼピンやバルプロ酸とは対照的である．この2剤がどのような機序で抗てんかん作用と気分安定作用を発揮するのかは不明な点が多いが，少なくともGABA系は介していない．カルバマゼピンは三環系構造を有しているので，この構造が気分安定作用に関わっているのかもしれない．

てんかん領域では抗てんかん薬がうつ病の発症に関わっていることが繰り返し報告されているが，その原因となるとバルビツレートと多剤併用以外はよくわかっていない（Schmitz 2002）．とはいえ，カルバマゼピンなどの標準的な抗てんかん薬を使っているかぎりはこうした問題が生じることは少なかった．ところが，新世代薬が導入されてから，てんかん，抗てんかん薬，気分障害の関連性が再び注目を浴びるようになったのである．

新世代薬のなかでも早くからうつ病との関連性が指摘されていたのはvigabatrinである（Ring et al. 1993）．VigabatrinはGABAアミノ基転移酵素を阻害し，中枢神経系のGABA濃度を上昇させる（Thomas et al. 1996）．その後，トピラマートとtiagabineでも同様の精神症状が生じることが知られるようになったが，これらも中枢神経系のGABA濃度を顕著に上昇させる（Trimble and George 2010；Mula et al. 2003a）．一方，レベチラセタムなどのGABA系に作用しない抗てん

かん薬ではうつ病が生じることはまれである（Mula and Sander 2007a, 2007b）．とはいえ，こうした薬剤でも自殺企図は生じる．興味深いのは，レベチラセタムなどで精神症状が生じる場合，多くは発作の抑制後に生じている点である（Mula and Sander 2007a）．これはLandoltの強制正常化に伴う交代性精神病に他ならない．

GABA系抗てんかん薬と自殺

プラセボ比較試験からGABA系抗てんかん薬と自殺に関する情報を得ることはできないだろか．しかし，こうした試験は発作抑制効果を検証するために計画されたものであって，精神症状の検証が目的ではない．もちろん，副作用は評価尺度によって検証されているが，5％とか10％とか一定以上の割合で生じた副作用だけを報告するのが一般的である．限られた観察期間（たいていは数週間）であってもうつ病エピソードが増えることはたびたび指摘されている．しかし，自殺や自殺念慮についてはその出現頻度がたとえプラセボより高くても，うつ病エピソードに比べれば低い．したがって，臨床試験では自殺関連事象が過小評価されやすくなる．

バルビツレートが自殺企図と関係することは以前から指摘されていた（Hawton et al. 1980）．Brent（1986）は自殺企図し，救急搬送されてきた青年期のてんかん患者9名のうち8名はフェノバルビタールを服薬していたと報告している．また，KalininとPolyanskiy（2005）によれば，フェノバルビタール，フェニトイン，プリミドンの総投与量と自殺行動の間に関連性はみられなかったが，フェノバルビタールの投与量とは男女両方で関連性を認めたという．また，女性だけではあるが，カルバマゼピンとバルプロ酸の投与量と自殺行動の間には負の相関が認められた．このようにフェノバルビタールが自殺行動と関連していることが示唆されているのである．

FDAは新世代薬についても自殺行動に注意するよう勧告している．特にvigabatrin, tiagabine，ガバペンチン，トピラマート，ゾニサミドなどの脳内GABAを増加させる薬剤は気分に好ましくない影響を与えているようにみえる．

新世代薬と自殺

Vigabatrin

うつ病との関連性が指摘されているvigabatrinはGABAアミノ基転移酵素を阻害する（Ring et al. 1993）．ここでは二重盲検プラセボ比較試験を解析したLevinsonとDevinsky（1999）の研究を紹介しよう．まず，うつ病エピソードについてみるとvigabatrin投与群では12～50％に生じていたが，プラセボ群では2.4～5.7％にすぎなかった．次に自殺行動についてみると，実薬投与群全体では自殺企図率は上昇していなかった．ところが，vigabatrinによって精神症状が出現した患者2,686名に限って解析してみると，その0.4％に自殺企図を認めたのである．一方，プラセボ群では0.05％にすぎなかった．

Tiagabine

Tiagabineはシナプス前膜でのGABA再取り込みを阻害することによってGABA濃度を上昇させる．比較試験ではプラセボに比べて神経過敏（12％対3％）と抑うつ（5％対1％）が増加し，精神病症状の増加とも関連していた（Schmitz 2006）．この試験では過量服薬

例も報告されているが，tiagabineが自殺行動と関係するかどうかはわかっていない．

ガバペンチン

　GABA化合物となるように開発されたのがガバペンチンであり，GABAの放出と代謝をたしかに変化させるが，その詳細はわかっていない．動物モデルによれば，ガバペンチンはGABAb受容体のサブタイプに対して作用する（Bertrand et al. 2001；Parker et al. 2004；Sills 2006）．さらに，GABA合成に関わるグルタミン酸脱炭酸酵素の活性を高め，シナプス間隙のGABAを分解するGABAアミノ基転移酵素の活性を下げ，GABAの放出を増加させる（Loescher et al. 1991；Gotz et al. 1993；Honmou et al. 1995）．しかし，こうした効果はGABA輸送体の細胞質プールから細胞膜への移動によっても説明できるので，シナプス以外の受容体についても検索が必要である．

　MRSを用いた研究によると，ガバペンチンは患者だけでなく健常者の脳内GABA濃度も上昇させる（Petroff et al. 2000a；Kuzniecky et al. 2002）．ヒト脳脊髄液中の5-HIAAの解析からはガバペンチンがセロトニンの代謝回転を変化させていることが判明している．この作用はvigabatrinでもみられるが，先に紹介したとおり，vigabatrinはGABA作動性抗てんかん薬であり，高頻度に抑うつ状態を引き起こす（Ben-Menachem et al. 1992, 1995）．

　ガバペンチンが自殺行動と関係することはFDAの解析だけでなく，一部の疫学的研究によっても指摘されている．抑うつ状態は5％に生じる．また，若年者では攻撃性が生じることが繰り返し報告されている（Cugley and Swartz 1995）．

トピラマート

　トピラマートは複数の作用機序を有しているが，そのなかでもカイニン酸受容体に作用し，グルタミン酸神経伝達を変化させることが気分作用と関係していると考えられている．なお，felbamateなどの抗てんかん薬とは異なり，N-methyl-D-aspartate（NMDA）受容体には作用しない．トピラマートはGABA作動薬としてGABAa受容体にも作用する．すでに触れたように，この作用によって縫線核のセロトニン活動が弱まるかもしれない．したがって，トピラマートがヒトのセロトニン代謝回転を変化させることは証明されてはいないものの，その可能性は排除できない．

　トピラマートではさまざまな副作用が生じるが，特に精神症状が問題となる．それは気分の変化に留まらず，認知機能にも明らかな影響を与える．こうした副作用には「思考障害」や「集中困難」もあれば，言語記憶課題などの認知機能検査によって明らかになるものもある．また，失語症が生じたり，言語流暢性が低下することもある（Gomer et al. 2010；Mula et al. 2003a, 2003b）．

　Mulaら（2003b）はトピラマートを服薬している431名について調査し，精神医学的有害事象が23.9％に生じていたと報告している．その内訳をみると，気分障害10.7％，攻撃性5.6％，その他（易刺激性，易怒性，敵意，不安など）3.9％であった．こうした有害作用が生じた患者では精神障害の既往歴や家族歴を認めたり，高用量あるいは急速に増量されていることが多かった．気分障害あるいは攻撃性が生じた患者で発作が消失していたのはごく一部であり，有害作用が生じるまでの投与日数の中央値は60日だった．そして，半数近くは精神科での治療を必要とした．

　トピラマートが前頭葉に及ぼす影響は神経

心理検査遂行中のfMRIによって研究されている（Jansen et al. 2006）．トピラマート群では対照群に比べて左前頭領域の賦活が有意に低下していた．MRSを用いた研究によると，トピラマートによって脳内GABA濃度は上昇する（Petroff et al. 1999）．したがって，このfMRIの結果にはトピラマートのGABA作動性が関係していると考えられるだろう．

トピラマートでは服薬後に自殺企図した症例が報告されている（Faubion and Christman 2007）．なお，トピラマートの添付文書には無気力，幻聴，精神病エピソード，自殺企図は「高頻度」に生じる副作用であると記載されている．二重盲検試験での自殺企図率はトピラマート群0.3％，コントロール群0.0％だった．

こうしたトピラマートの有害作用は既知の生化学的作用によっても説明できるが，前頭葉機能の変化に伴う認知面の有害作用が気分障害や自殺関連行動と関係している可能性もある．

ラモトリギン

ラモトリギンは気分安定作用を有し，てんかん患者にも有益な向精神作用があると考えられている．精神科領域でも幅広く使用されていて，特に双極性障害に対して用いることが多い．しかし，激しい攻撃性が生じた学習障害例（Schmitz 2002）や暴力行為や自傷行為が生じた例（Cardenas et al. 2010）が報告されている．自殺との関連性が論じられることは少ないが，FDAの解析によるオッズ比は2.08である．製薬会社はFDAの解析が公表される前から添付文書に自殺関連事象についての警告を記載していた（Hesdorffer and Kanner 2009）．MRSを用いたPetroffら（2000b）の研究によれば，ガバペンチンやトピラマートほどではないもののラモトリギンも脳内GABA濃度を上昇させるので，ラモトリギンの気分に及ぼす有害作用もGABAと関連しているかもしれない．

レベチラセタム

レベチラセタムはトピラマートに比べると精神医学的有害事象が少ないようにみえるが，生じた場合には重篤になりやすく，自殺関連行動や精神病エピソードに至ることがある（Mula et al. 2003c；Mula and Sander 2007b）．レベチラセタムはGABAやセロトニンとは関係しないこと，精神科領域では用いられないことから，重篤な精神症状はてんかん発作の抑制に伴う強制正常化と関連している可能性がある．

抗てんかん薬による治療中にうつ病エピソードが生じた患者にはうつ病の既往や家族歴を認めることが多い（Mula and Sander 2007a）．したがって，生物学的素因を有していると抗てんかん薬によって精神症状を発症する脆弱性が高くなると考えることができる．

FDA警告後の動き

FDAは警告を発した後，科学諮問委員会が反対したにもかかわらず，患者・医師向けに自殺行動に関する警告文を追加するよう製薬会社に命じた．製薬会社によってはその前からFDAの解析結果に基づいて添付文書を改訂し，自殺関連事象に関する警告文を追加していた．

HesdorfferとKanner（2009）はFDAの警告に関して3つの問題点を挙げている．①有害作用に関するデータの収集方法が体系的でないこと．②作用機序もオッズ比も異なる

11種の薬剤を一括りにする考え方には無理があること．③この警告によって服薬中断などの問題を招く恐れがあること．おそらく，てんかん発作による死亡リスクは自殺による死亡リスクを上回るはずである．

Bellら（2009）は抗てんかん薬と自殺に関する詳細な総説をまとめ，その中で強制正常化や社会的偏見などの交絡因子を例にあげ，この研究分野における方法論上の問題点を指摘している．そして，自殺行動の大半がうつ病と関連している点と抗てんかん薬を賦活系と鎮静系に大別できる点を踏まえて，鎮静作用の強いGABA作動性の抗てんかん薬ではうつ病が生じやすく，したがって自殺行動とも関連しやすいのではないかと指摘している．FDAの解析ではラモトリギンとトピラマートが特に注目されたが，この2剤が処方されていた患者の大半はてんかんではなかった．

てんかん専門医の多くはてんかんのうつ病併発率についても，その診断と治療についてもほとんど知らない．したがって，てんかん診療においてはうつ病，不安障害，自殺の危険性を日常的に評価すること，抗てんかん薬の臨床試験にしかるべき精神医学的評価を盛り込むこと，その際は標準化された尺度を用いることが推奨されよう（Hesdorffer and Kanner 2009）．現在，外来診療向けに使い勝手のよい評価尺度の開発が進められている．

れたが，たしかに少なくとも一部の抗てんかん薬については当てはまる事象である．

とはいえ，すべての抗てんかん薬が同じ神経化学的特徴を有しているわけではなく，自殺行動と関係が深いのはGABA作動薬であろう．GABAと気分変動の関係性は繰り返し確認されているし，セロトニン代謝回転の変化が自殺行動と関連している可能性がある．

自殺予防ではまずはうつ病に注意する．とはいえ，うつ病は自殺を引き起こす精神障害のひとつにすぎない．次に注意すべきなのは抗てんかん薬服薬に伴う人格変化であり，これには易刺激性，攻撃性，不安，不快気分，敵意，衝動性，突発的な暴力行為などがある．

うつ病の既往や家族歴があると，有害な気分変化が生じやすくなる．この場合，発作の抑制と直接関連することはまずない．ただし，強制正常化に伴う精神症状のひとつとして自殺行動が生じることもある．

FDAが警告を発した結果，てんかん専門医も併発精神障害に注意を払うようになった．神経学と精神科学を切り離すことなどできないことが再認識されたのである．

謝辞：本稿を執筆するにあたり貴重な意見をいただいたAndy Kanner博士とDale Hesdorffer博士に深謝する．

◆補遺

本稿執筆後に自殺と抗てんかん薬の関連性を扱った疫学調査が2篇報告された．はじめに報告されたのはAndersohnら（2010）のコホート内症例対照研究であり，対象は英国の一般開業医研究データベースに登録されている抗てんかん薬服薬歴を有するてんかん患者である．症例は自傷行為または自殺行動を示した

まとめ

抗てんかん薬は気分に悪影響を及ぼすことがあり，中には気分障害を引き起こすものもある．こうした知見は主にてんかん患者から得られたものだが，てんかん以外でも同じような副作用が生じる．FDAの解析によって自殺行動に対する注意が喚起さ

453名．対照は年齢，性別，罹病期間を一致させた8,962名である．うつ病との関連性を指摘されている新世代薬（訳注：レベチラセタム，トピラマート，tiagabine，vigabatrin）を服薬していた場合は過去1年間抗てんかん薬を服薬していなかった場合に比べて自傷行為と自殺行動のリスクが3倍に増大していた．一方，その他の抗てんかん薬ではリスクは増大していなかった．薬剤別の検討では，自傷行為と自殺行動のリスクが有意に増大していたのはレベチラセタムだけだった．次に報告されたのはAranaら（2010）のコホート内症例対照研究であり，対象は英国のThe Health Improvement Network（THIN）に登録されている約5,000,000名である．うつ病群では抗てんかん薬による自殺関連行動リスクの増大を認めたが，てんかんと双極性障害ではリスクは増大していなかった．

文献

Andersohn F, Schade R, Willich SN, et al. Use of antiepileptic drugs in epilepsy and the risk of self-harm or suicidal behavior. Neurology 2010；75：335-40.

Arana A, Wentworth CE, Ayuso-Mateos JL, et al. Suicide-related events in patients treated with antiepileptic drugs. N Engl J Med 2010；363：542-51.

Barraclough B. Suicide and epilepsy. In：Reynolds EH, Trimble MR（eds）Epilepsy and Psychiatry. Edinburgh：Churchill Livingstone 1981：72-6.

Bell GS, Mula M, Sander JW. Suicidality in people taking antiepileptic drugs. CNS Drugs 2009；23：281-92.

Ben-Menachem E, Persson LI, Hedner T. Selected CSF biochemistry and gbapentin concentrations in the CSF and plasma in patients with partial seizures after a single oral dose of gbapentin. Epilepsy Res 1992；11：45-9.

Ben-Menachem E, Soderfelt B, Hamberger A, et al. Seizure frequency and CSF parameters in a double-blind placebo controlled trial of gabapentin in patients with intractable complex partial seizures. Epilepsy Res 1995；21：231-36.

Berrettini WH, Nurnburger JI, Hare TA, et al. Reduced plasma and CSF GABA in affective illness：effect of lithium carbonate. Biol Psychiatry 1983；18：185-94.

Bertrand S, Ng GYK, Purisai MG, et al. The anticonvulsant, antihyperalgesic agent gabapentin is an agonist at brain GABA type B receptors negatively coupled to voltage dependent calcium channels. J Pharmacol Exp Ther 2001；298：15-24.

Blumer D. Epilepsy and suicide. In：Trimble MR, Schmitz B（eds）The Neuropsychiatry of Epilepsy. Cambridge：Cambridge University Press 2004：107-16.

Bowery NG. Pharmacology of mammalian GABAb receptors. In：Enna SJ, Bowery NG（eds）The GABA Receptors. New Jersey：Humana Press 1997.

Brent DA. Over representation of epileptics in a consecutive series of suicide attempts seen at a children's hospital, 1978-1983. J Am Acad Child Psychiatry 1986；25：242-46.

Cardenas JF, Rho JM, Ng YT. Reversible lamotrigine-induced neurobehavioral disturbances in children with epilepsy. J Child Neurol 2010；25：182-7.

Christensen J, Vestergaard M, Mortensen PB, et al. Epilepsy and risk of suicide：a population-based case-control study. Lancet Neurol 2007；6：693-8.

Collins JC, McFarland BH. Divalproex, lithium, and suicide among medicaid patients with bipolar disorder. J Affect Disord 2008；107：23-8.

Cugley AL, Swartz BE. Gabapentin-associated mood changes. Epilepsia 1995；36（Suppl 4）：S72.

Faubion MD, Christman DS. Suicide attempts following initiation of topiramate. Am J Psychiatry 2007；164：682-3.

FDA, US Department of Health and Human Services. Statistical review and evaluation：antiepileptic drugs and suicidality. 2008：24.

Gibbons RD, Hur K, Brown H, et al. Relationship between antiepileptic drugs and suicide attempts in patients with bipolar disorder. Arch Gen Psychiatry 2009；66：1354-60.

Goodwin FK, Fireman B, Simon GE, et al. Suicide risk in bipolar disorder during treatment with lithium and divalproex. J Am Med Assoc 2003；290：1467-73.

Gotz TJ, Fuerstein A, Lais A, et al. Effects of gabapentin on release of GABA from slices of rat neostriatum. Arzneim Forschung 1993；43：636-38.

Gomer B, Wagner K, Frings L, et al. The influence of antiepileptic drugs on cognition：a comparison of levetiracetam with topiramate. Epilepsy Behav 2010；10：486-94.

Gryder DS, Rogawski MA. Selective anatagonism of GluR5 kainate-receptor-mediated synaptic currents by topiramate in rat basolateral amygdala neurones. J Neurosci 2003；23：7069-74.

Hawton K, Fagg J, Marsack P. Association between epilepsy and attempted suicide. J Neurol Neurosurg Psychiatry 1980；43：168-70.

Hesdorffer DC, Kanner AM. The FDA alert on suicidality and antiepileptic drugs：fire or false alarm. Epilepsia 2009；50：978-86.

Hesdorffer DC, Hauser WA, Olafsson E, et al. Depression and suicide attempt as risk factors for incident unprovoked seizures. Ann Neurol 2006；59：35-41.

Honmou O, Kocsis JD, Richerson GB. Gabapentin potentiates the conductance increase induced by nipecotic acid in CA1 pyramidal neurons in vitro. Epilepsy Res 1995；20：193-202.

Jansen JFA, Aldenkamp AP, Marian Majoie HJ, et al. Functional MRI reveals declined prefrontal cortex activation in patients with epilepsy on topiramate therapy. Epilepsy Behav 2006；9：181-85.

Kalinin VV, Polyanskiy DA. Gender and suicidality prediction in epilepsy. Epilepsy Behav 2005；7：657-63.

Kanemoto K, Kawasaki J, Kawai I. Postictal psychosis：a comparison with acute interictal and chronic psychoses. Epilepsia 1996；37：551-6.

Keele NB. The role of serotonin in impulsive and aggressive behaviors associated with epilepsy-like neuronal hyperexcitability in the amygdala. Epilepsy Behav 2005；7：325-35.

Kuzniecky R, Pan J, Martin R, et al. Modulation of cerebral GABA by topiramate, lamotrigine and gabapentin in healthy adults. Neurology 2002；58：368-72.

Levinson DF, Devinsky O. Psychiatric adverse events during vigabatrin therapy. Neurology 1999；53：1503-11.

Loescher W, Hoenack D, Taylor CP. Gabapentin increases aminooxyacetic acid induced GABA accumulation in several regions of rat brain. Neurosci Lett 1991；128：150-4.

Mann JJ, Malone KM. Cerebrospinal fluid amines and higher-lethality suicide attempts in depressed inpatients. Biol Psychiatry 1997；41：162-71.

Mehlman PT, Higley JD, Faucher I, et al. Low CSF 5-HIAA concentrations and severe aggression and impaired impulse control in non-human primates. Am J Psychiatry 1994；151：1485-91.

Miczek KA, Altman JL, Appel JB, et al. Para-chlorophenylalanine, serotonin, and killing behavior. Pharmacol Biochem Behav 1975；3：355-61.

Mula M, Trimble MR, Lhatto SD, et al. Topiramate and psychiatric adverse events in patients with epilepsy. Epilepsia 2003a；44：456-63.

Mula M, Trimble MR, Thompson P, et al. Topiramate and word finding difficulties in patients with epilepsy. Neurology 2003b；60：1104-07.

Mula M, Trimble MR, Yuen A, et al. Psychiatric adverse events during levetiracetam therapy. Neurology 2003c；61：704-6.

Mula M, Sander JW. Negative effects of antiepileptic drugs on mood in patients with epilepsy. Drug Saf 2007a；30：555-67.

Mula M, Sander JW. Suicidal ideation in epilepsy and levetiracetam therapy. Epilepsy Behav 2007b；11：130-2.

Nishikawa T, Scatton B. Evidence for a GABAergic inhibitory influence on serotonergic neurons originating from the dorsal raphe. Brain Res 1983；279：325-9.

Olesen JB, Hansen PR, Erdal J, et al. Antiepileptic drugs and the risk of suicide：a nationwide study. Pharmacoepidemiol Drug Saf 2010；19：518-24.

Parker DAS, Ong J, Marino V, et al. Gabapentin activates presynaptic GABAb heteroreceptors in rat cortical slices. Eur J Pharmacol 2004；495：13743.

Patorno E, Bohn RL, Wahl PM, et al. Anticonvulsant medications and risk of suicide, attempted suicide or violent death. J Am Med Assoc 2010；303：1401-9.

Petroff OA, Hyder F, Mattson RH, et al. Topiramate increases brain GABA, homocarnisine and pyrrolidinone in patients with epilepsy. Neurology 1999；52：473-8.

Petroff OA, Hyder F, Rothman DL, et al. Effects of gabapentin on brain GABA, homocarnosine and pyrrolidinone in epilepsy patients. Epilepsia 2000a；41：675-80.

Petroff OA, Mattson RH, Rothman DL. Proton MRS：GABA and glutamate. Adv Neurol 2000b；83：261-71.

Petty F. GABA and mood disorders：a brief review and hypothesis. J Affect Disord 1995；34：275-81.

Ring HA, Crellin R, Kirker S, et al. Vigabatrin and depression. J Neurol Neurosurg Psychiatry 1993；56：925-8.

Sanacora G, Gueorguieva R, Epperson CN, et al. Subtype specific alterations of GABA and glutamate in major depression. Arch Gen Psychiatry 2004；61：705-13.

Schmitz B. The effects of antiepileptic drugs on behavior. In：Trimble M, Schmitz B（eds）The Neuropsychiatry of Epilepsy. Cambridge：Cambridge University Press 2002：241-55.

Schmitz B. Effects of antiepileptic drugs on mood and behaviour. Epilepsia 2006；47（Suppl 2）：28-33.

Sills GJ. The mechanisms of action of gabapentin and pregabalin. Curr Opin Pharmacol 2006；6：108-13.

Stanley B, Molcho A, Stanley M, et al. Association of aggressive behavior with altered serotonergic function in patients who are not suicidal. Am J Psychiatry 2000；157：609-14.

Stanley M, Mann JJ. Increased serotonin-2 binding sites in frontal cortex of suicide victims. Lancet 1983；321：214-6.

Thomas L, Trimble MR, Schmitz B, et al. Vigabatrin and behavior disorders：a retrospective survey. Epilepsy Res 1996；25：21-7.

Trimble MR, George MS. Biological Psychiatry, 3rd edn. Oxford：Wiley-Blackwell 2010.

第15章 抗てんかん薬と認知機能障害
Albert P. Aldenkamp

　認知機能障害はてんかんに併発する障害のなかで最も多く，なかでも記憶障害，思考力低下，注意欠如は特に頻度が高い（Aldenkamp and Dodson 1990；Dodson and Pellock 1993；Dodson and Trimble 1994；Aldenkamp et al. 1995）．こうした障害は発作以上に日常生活の妨げとなる．したがって，認知機能を悪化させている要因を突き止めることは重要である．てんかんに伴う認知機能障害の原因の詳細は不明だが，少なくともてんかん自体，てんかん発作，抗てんかん薬の副作用が関与していることは間違いない．本章では特に抗てんかん薬が認知機能に与える影響について焦点を当てる．とはいえ，てんかん臨床で遭遇する認知機能障害の原因は多元的であり，個々の臨床像は前述した3因子の組み合わせに応じてさまざまに修飾されている．さらに悩ましいのは，てんかん発作の抑制と引き替えに認知面の副作用が生じる場合である．

　認知機能に対する抗てんかん薬の有害作用が注目されるようになったのは最近にすぎない．一方，てんかん自体が認知機能を悪化させるという考え方は1885年のGowers（訳注：19世紀末の英国で活躍した神経学者）による「てんかん性認知症epileptic dementia」にまで遡ることができる．Gowersはてんかん発作の後遺症として認知機能障害が引き起こされるのではないかと考えていた．1970年代を迎え，カルバマゼピンやバルプロ酸などが導入され，薬物治療の選択肢が広がると，認知機能障害と抗てんかん薬の関連性が取り上げられ始めた（Ideström et al. 1972；Dodrill and Troupin 1977）．その後，おびただしい数の研究が公表されるようになったが，その多くはカルバマゼピン，バルプロ酸，フェニトインに関するものだった．

　この10年間で複数の新世代薬が導入された．これらは従来薬とは異なる作用機序を有し，中には特定のてんかん症候群に特に有効であると喧伝されているものもあるが，新世代薬同士あるいは従来薬との直接比較はほとんど実施されていない．Cochrane reviewのような影響力のあるメタ解析も新世代薬と従来薬の有効性に明確な差がないこと，新世代薬同士でも差がないことを示している（Marson et al. 1997；Jette et al. 2002）．また，長期の服薬継続率を比較しても差がないことが報告されている（Wong 1997；Stefan et al. 1998）．

　複数の研究が示しているように，服薬継続率は長期にわたる臨床的有用性を評価するうえで最適な指標である（Lhatoo et al. 2000）．服薬継続率は有効性と安全性の両方からなる指標であり，患者が納得して治療を受けていることを反映している．したがって，服薬継続率は副作用の影響を評価する際の最高の判断基準となる．新世代薬の1年間服薬継続率はトピラマート55％未満（Kellet et al. 1999），ラモトリギン60％，vigabatrin 58％，ガバペンチン45％と報告されている（Marson et al. 2000）．また，新世代薬全体の長期服薬継続率（おおむね3年）は約35％である（Marson et al. 2001）．ほとんどの薬剤で長期服薬継続率に最も影響を及ぼす因子は副作用であると考えられている（Chadwick et al. 1996；Aldenkamp 2001）．したがって，実

地臨床においてどの抗てんかん薬を選択するかは少なくとも忍容性を比較したうえで判断することになるだろう．また，忍容性の評価は監督官庁の指導によって新薬の開発過程でますます重視されるようになっている．そして，抗てんかん薬では認知面の副作用が忍容性に多大な影響を及ぼしているのである．

抗てんかん薬による認知機能障害

ここで取り上げる抗てんかん薬による認知機能障害はエビデンスに基づいている（Vermeulen and Aldenkamp 1995；Aldenkamp et al. 2003）．最も正確な評価を下せるのは初発患者を対象とした単剤の無作為化試験だろう（Aldenkamp 2001）．この場合，併用薬や過去に服薬していた薬剤の影響を受けない．したがって，認知機能の変化を評価する際に必須となる基準値を正確に測定することができ，認知に及ぼす影響を薬剤によるものとてんかん発作などの別の要因によるものとに分けて評価することが可能となる．2種類以上の抗てんかん薬が投与されている試験の場合，観察された副作用がどの成分によるものなのかを同定することは難しい．とはいえ，発作を抑制するためには併用療法が必要となる患者も少なくないので，併用試験の情報であっても考慮に値する．健常者を対象とした試験の結果にも注意を払う必要がある．こうした試験は被験者数が少ないために検出力が弱く，暴露期間も短いのが一般的である．急性期にはまったく観察されなかったタイプの認知機能障害が長期投与によって出現することもある．たとえば，フェニトインでは短期投与と長期投与では副作用が異なる．最後に，てんかん患者と健常者では薬剤反応部位の機能や構造が異なるかもしれない．これによっても認知機能に及ぼす影響が変化するかもしれない．もちろん，健常被験者の試験は抗てんかん薬の認知機能に対する影響を早期に知るのに有用であり，患者を対象とした臨床試験を実施する際には欠くことのできない情報を提供してくれる（Vermeulen and Aldenkamp 1995）．

フェノバルビタール

フェノバルビタールは主にGABA作動性のClチャンネルの開口時間を延長する（開口頻度は増やさない）ことによって抗てんかん作用を発揮する（Twyman et al. 1989）．つまり，GABA作動性の抑制性神経伝達を増強する．また，フェノバルビタールはGABAが存在しなくても単独でGABAa受容体を作動させることができ，この機序によって鎮静作用が生じると考えられている．

てんかん患者19名のフェノバルビタール投薬前後の認知機能を比較した研究によれば，比較的深刻な記憶障害（短期記憶の再生障害）が生じていた（MacLeod et al. 1978）．

てんかん患者を対象として，フェノバルビタールと他の抗てんかん薬を比較した研究は4件公表されている．フェニトインあるいはカルバマゼピンに比べて視覚運動課題と記憶課題の成績が悪くなり（Gallassi et al. 1992），長期投与ではバルプロ酸に比べて知能指数が明らかに低下することが報告されている（Vining et al. 1987；Calandre et al. 1990）．一方，フェニトインあるいはカルバマゼピンと差はないという報告もある（Meador et al. 1990）．

フェニトイン

フェニトインは主に電位作動性および頻度

作動性Naチャネルを阻害することによって抗てんかん作用を発揮する（Schwarz and Grigat 1989）．この作用によってNaチャネルは速やかに不活化され，高頻度神経細胞発火が抑制される．フェニトインはカルバマゼピンよりもNaチャネルに対する作用が強く，回復に要する時間も長くなる．また，興奮性グルタミン酸系と抑制性GABA系にも若干作用する．

フェニトインの投薬前後での比較試験は5件報告されているが，いずれもフェニトインによって注意，記憶，思考速度が中程度以上に損なわれることを明らかにしている（Smith and Lowrey 1975；Thompson et al. 1980, 1981；Meador et al. 1991, 1993）．しかし，いずれも健常者を対象としているので，フェニトインの急性効果をみている可能性がある．

他の抗てんかん薬との比較となると結果は一致をみていない．巧妙な研究デザインを用いて長期服薬中と退薬時の認知機能を比較したGallassiら（1992）によれば，フェニトインではカルバマゼピンよりも認知機能が損なわれていたという．一方で，カルバマゼピン，バルプロ酸，フェノバルビタールと差はないとの報告もある（Meador et al. 1990, 1991, 1993；Forsythe et al. 1991）．

エトスクシミド

エトスクシミドは電位作動性T型Caチャネルに作用し，同期発火を抑制する．この抑制効果は陰性膜電位で最も顕著であり，陽性膜電位では弱い．抗てんかん作用のほとんどは視床皮質投射系の中継神経細胞で発揮されていると考えられている．エトスクシミドは1960年に導入され，主に欠神発作の治療に用いられてきた．エトスクシミドの認知機能に及ぼす影響に関する比較試験は実施されていない．

カルバマゼピン

カルバマゼピンはフェニトインと同じように電位作動性および頻度作動性Naチャネルを阻害するが，回復時間はフェニトインほどには延長しない．

健常者（Thompson et al. 1980）とてんかん患者（Aldenkamp et al. 1993）を対象とした服薬前後の比較研究では，認知機能に変化は認めなかったと報告されている．一方，Meadorら（1991, 1993）はフェニトインと同様に記憶，注意，思考速度が障害されると報告している．

カルバマゼピンと他の抗てんかん薬の比較となると一致した結論は得られていない．フェニトインとフェノバルビタールに比べて好ましいという報告（Gallassi et al. 1992）と，同程度という報告（Meador et al. 1990, 1991, 1993）がある．

バルプロ酸

脂肪酸であるバルプロ酸はさまざまな作用機序を有している．Naチャネルにも作用するが，その機序はフェニトインやカルバマゼピンとは異なる．さらに，T型Caチャネルに加えてGABA系にも作用する．具体的には，脳内GABA濃度を高め，GABA反応を増強するが，おそらくこれはGABA合成の促進と分解の抑制によるものだろう．また，GABA放出を増強したり，グリア細胞のGABA再取り込みを阻害している可能性もある．バルプロ酸は欠神発作に最も有効な抗てんかん薬のひとつである．

バルプロ酸によって精神運動性と思考速度は軽度ないし中等度に損なわれる（Thompson and Trimble 1981；Craig and Tallis 1994；Prevey et al. 1996). 比較試験では，カルバマゼピン（Gallassi et al. 1992）よりも記憶と視運動機能が低下するが，フェノバルビタール（Vining et al. 1987；Calandre et al. 1990）に比べると好ましいと報告されている．フェニトインとは同程度という報告がある（Forsythe et al. 1991).

Oxcarbazepine

Oxcarbazepineはカルバマゼピンのケトン誘導体であり，プロドラッグとして作用する．ケトン基は速やかに水酸化され，抗てんかん作用を有するモノヒドロキシ誘導体に変化する．カルバマゼピンとは異なり，有害事象を惹起する10, 11-epoxy-carbamazepineは生成されない．作用機序はカルバマゼピンに似ているが，oxcarbazepineにはシナプス前膜からのグルタミン酸放出を抑制する作用もあると考えられている．これはおそらく高閾値Ca電流の抑制を介した作用なのだろう．

認知機能については健常者を対象とした研究が1件，てんかん患者では4件報告されている．健常者研究は12名を対象とした二重盲検プラセボ比較交差試験である（Curran and Java 1993). この研究ではoxcarbazepine高用量（600 mg），低用量（300 mg），プラセボを2週間投与し，1日目，8日目，15日目の服薬4時間後に認知機能検査を実施した．その結果，oxcarbazepineは長期記憶には影響を与えず，注意集中課題の成績が向上し，筆記速度が速まることが判明した．

てんかん患者を対象とした研究のうち3件は成人初発患者の単剤比較試験である．最初の研究は41名を対象としたカルバマゼピンとoxcarbazepineの二重盲検実薬比較試験で，治療開始1年後に検査を実施したところ，両群ともに記憶も注意も損なわれていなかった（Laaksonen et al. 1985).

次に実施されたのは32名を対象としたカルバマゼピン，バルプロ酸，oxcarbazepineの二重盲検比較試験である（Sabers et al. 1995). 治療開始4カ月後に知能，記憶，注意，精神運動速度，数唱，視空間機能を評価したところ，いずれの抗てんかん薬も認知機能を悪化させていなかった．さらに，カルバマゼピンとoxcarbazepineでは学習と記憶が有意に改善し，バルプロ酸とカルバマゼピンでは注意と精神運動速度が有意に向上した．

3番目は29名を対象としたフェニトインとoxcarbazepineの二重盲検比較試験で，投与開始6カ月後と12カ月後に記憶，注意，精神運動速度を評価した（Äikiä et al. 1992). その結果，発作が抑制された患者では両群を比較しても認知機能に与える影響に差はなかった．

4番目はカルバマゼピン，バルプロ酸，フェニトインのいずれかで治療されている患者を対象とした追加試験である（McKee et al. 1994). 各群とも12名からなり，oxcarbazepine 600 mgを7日間服薬させてからoxcarbazepine 900 mgあるいはプラセボを無作為に割り付け，3週間服薬させた．7名の未治療患者を対照群としてoxcarbazepineだけを同じ日程で服薬させた．その結果，oxcarbazepineはプラセボと比べても認知機能に遜色はなかった．

要約すると，oxcarbazepineは健常者だけでなく成人初発てんかん患者の認知機能も悪化させなかった．最近実施された小児の試験でも認知機能に悪影響を及ぼしてはいなかった（Donati et al. 2006, 2007).

トピラマート

スルファミン酸で置換された単糖類の誘導体であるトピラマートは複数の作用機序を有する（White 1997）．電位作動性・頻度作動性Naチャネルを遮断し，Caチャネルを抑制する．さらにはGABAa受容体複合を介してGABA系の活動を高める．単回投与3〜6時間後には脳内GABA濃度は60％上昇し，この効果はトピラマートを4週間継続投与しても消失しない（Petroff et al. 1996）．また，炭酸脱水素酵素阻害作用（訳注：この阻害作用自体にも抗てんかん作用があるが，代謝性アシドーシス，腎結石，発汗減少の原因ともなる）も有する．

初期のトピラマート追加試験では，思考力低下，注意欠如，言語障害，記憶困難など認知面の自覚症状を訴える割合が高かった（Privitera et al. 1996）．ただし，当時は現在よりも標的用量が高く，しかも増量速度も速かったことを指摘しておかなくてはならない（Faught et al. 1996）．とはいえ，最近の調査でも認知面の自覚症状を訴える患者の割合は高い（Ketter et al. 1999；Tatum et al. 2001）．追跡調査によると，トピラマートの4年服薬継続率は30％にとどまり，脱落した70％の約半数が副作用を理由にあげ，そのなかでも認知面の副作用が最も多かった（Bootsma et al. 2004）．

Martinら（1999）はボランティア6名を対象に急速増量法の影響を検討した．この研究では初期用量を200 mgとし，4週後までに400 mgに増量した．この投与スケジュールは先に紹介した初期のトピラマート追加試験（Privitera et al. 1996）とよく似ている．その結果，200 mgという高用量で開始すると言語機能（単語探索課題，語流暢性課題）と持続的注意が標準偏差の倍（2SD）にまで低下し，400 mgに増量すると言語記憶と思考速度が2SDを超えて著明に低下したのである．

てんかん患者を対象とした研究は5件報告されている．Meador（1997）のトピラマート追加試験では患者155名をトピラマート緩徐導入群（初期用量を50 mg，8週間にわたり1週ごとに50 mg増量）とトピラマート急速導入群（初期用量を100 mg，2週後に100 mg増量し，4週後には200 mg増量）に分けて比較した．選択的注意，語流暢性，視運動速度など23項目について評価したところ，併用薬が1剤だけの緩徐導入群においても1SD未満ではあるが認知機能の低下を認めた．

Aldenkampら（2000）はカルバマゼピン服薬中の59名を対象にバルプロ酸とトピラマートの影響を比較している．トピラマートの初期用量は25 mg，毎週25 mgずつ増量し，維持量は250 mgとやや低めの設定であった．維持量で8週を経過した時点（トピラマート追加20週後）で神経心理検査を実施した．したがって，この研究ではトピラマートに対する馴化につながる好条件（緩徐な増量，低用量での維持，長期間の服薬継続）が揃っていたことになる．にもかかわらず，言語性記憶の成績は増量期だけでなく維持期でも低下していた．

BurtonとHarden（1997）はトピラマート服薬者10名の注意機能を3カ月にわたって毎週評価した．1名は実際の服薬量が不明だったが，残り9名のうち4名ではトピラマート服薬量と注意の指標である順唱が逆相関を示した．

Thompsonら（2000）の後ろ向き研究ではトピラマート服薬患者18名と対照患者18名の服薬前後の神経心理検査成績を比較している．トピラマート服薬患者（中央値300 mg）では複数の認知機能の悪化を認め，特に言語性

知能指数，語流暢性，言語記憶で顕著だった．

41名の難治性てんかんを対象としたFritzら（2005）の前向き非盲検試験ではトピラマートまたはtiagabineを追加した際の認知機能を比較している．追加前，増量3カ月後，維持期3カ月目に注意，記憶，言語，気分，QOLなど多岐にわたる項目を評価した．トピラマート群はtiagabine群に比べて語流暢性，作動記憶の成績が振るわず，さらに抑うつ気分が強く，副作用に悩まされていると報告することが多かった．ところが，トピラマート群では維持期に移行したときに思考の柔軟性が増したとも報告しているのである．

まとめると，トピラマートが認知機能を悪化させるというエビデンスは揃っている．ただし，研究ごとに用量設定や増量速度が異なるため，一律に比較することはできない．さらに問題なのは比較対照試験がほとんど行われていない点である．

ラモトリギン

Phenyltriazine誘導体であるラモトリギンには弱い抗葉酸作用がある（訳注：抗葉酸作用のある化合物は抗てんかん作用も有しているという仮説に基づいて発見されたのがラモトリギンである）．電位作動性Naチャネルの阻害が主な作用機序なので，フェニトインやカルバマゼピンと似ているといえる．しかし，最近耳目を集めているように，ラモトリギンにはシナプス前膜からの興奮性神経伝達物質の放出を阻害する作用もある．とはいえ，ラモトリギンとカルバマゼピンの作用機序がどの程度異なるのかについては決着がついていない（Leach et al. 1995）．

ラモトリギンはよく研究されていて，健常者を対象とした研究でさえ5件報告されている．12名の健常者を対象とした急性期効果（1日）に関する研究では，ラモトリギン120 mgまたは240 mgを内服させても認知機能に明らかな変化は生じなかった（Cohen et al. 1985）．また，5名の健常被験者に単盲検法を用いて初期用量3.5 mg/kg，漸増後の維持量7.1 mg/kgを投与し，2週後と4週後に認知機能を評価した研究も報告されている（Martin et al. 1999）．この研究でも認知機能に有意な変化は認められなかった．

12名の男性健常者を対象としたラモトリギンとカルバマゼピンの比較試験では，認知機能と血中薬物濃度の関連性を観察している（Hamilton et al. 1993）．評価には眼球運動試験に加えて，視覚と手指運動の協応と注意を評価できる適応追跡課題を用いている．ラモトリギンはプラセボと変わらなかったが，カルバマゼピンでは血中濃度が高いほど適応追跡と滑動性および衝動性眼球運動が損なわれていた．

ラモトリギンとカルバマゼピンの長期効果については23名の健常者を対象とした10週間にわたる交差試験の報告がある（Meador et al. 2000）．実施された神経心理検査は19課題，40項目におよび，自記式尺度も取り入れている．23項目についてはラモトリギンとカルバマゼピンで差を認めなかったが，残りの17項目ではラモトリギンのほうが成績が優れていた．

Aldenkampら（2002）は健常者30名にラモトリギン50 mgを12日間服薬させたところ，認知機能を賦活する効果が得られたと報告している．こうした賦活効果はプラセボとバルプロ酸では認められなかったという．以上紹介した健常者研究はラモトリギンの認知に与える影響を考察するうえで参考とはなるが，この知見を抗てんかん薬を長期にわたって服薬しなくてはならない患者にも適用する

となると限界がある．

　初発てんかん患者を対象としたカルバマゼピンとラモトリギンの比較試験（Gillham et al. 2000）を紹介する．48週にわたって言語記憶，注意，思考の柔軟性を定期的に評価したところ，ラモトリギンはカルバマゼピンよりも意味処理，言語学習，注意の成績が優れていた．

　ラモトリギンは併用であっても認知機能に有益であるという結果も報告されている（Smith et al. 1993；Banks and Beran 1991）．両研究とも二重盲検交差試験であり，対象はバルプロ酸単剤か2種類以下の抗てんかん薬による治療を受け，過去3カ月間に週1回以上部分発作が生じている患者である．投薬期間は4または6週間の休薬期間を挟んだ前後12または18週間である．このように研究デザインも被験者も似ているにもかかわらず，結果は完全には一致しなかった．認知機能の間接尺度である全般的「脳効率cerebral efficiency」について，BanksとBeranはラモトリギンによって若干減弱したと報告し，Smithらは有意に改善したと報告している．また，カルバマゼピンにラモトリギン200 mgを追加した試験では認知機能の悪化は皆無だったという（Aldenkamp et al 1997）．ただし，この試験では対照群が設けられていない．

　知的障害を併発しているてんかん患者7名を対象とした試験ではラモトリギンは長短両方の向精神作用を示した（Ettinger et al. 1998）．両親あるいは施設職員の観察によれば，易刺激性が減じたり，簡単な指示に従えるようになるなど有益な効果がみられた一方で，かんしゃくを起こしたり，落ち着かず多動になるなどの問題も生じていた．知的障害67名を対象とした別のラモトリギン追加試験では，90％に社会機能の安定もしくは改善を認めたという（Earl et al. 2000）．

　ラモトリギンの認知機能に及ぼす効果は脳波によっても検証されている．てんかんでは明らかな発作症状がなくても，脳波上では放電が生じていることがある．そして，第5章で詳しく解説しているように，こうしたてんかん様放電に伴って認知機能が一過性に低下することがある（Aarts et al. 1984；Aldenkamp et al. 2001）．したがって，ラモトリギンの認知機能に及ぼす有益な作用の一部はてんかん様自発放電を減らす作用によって説明できるかもしれない．こうした可能性を示唆する研究が複数報告されているので以下に紹介する．まず，脳波上てんかん様放電を認める患者5名にラモトリギン120 mgあるいは240 mgを単回投与したところ，24時間あたりの発作間欠期放電が明らかに減少したことが報告された（Binnie et al. 1986）．

　次に，てんかん様放電に対する長期効果が報告された（Marciani et al. 1996）．対象は難治性てんかん患者21名で，ラモトリギンの投与前後で10分間の発作間欠期棘波の回数を比較した．ラモトリギン開始4カ月後には棘波の出現頻度も全般化も明らかに少なくなった．また，背景活動が徐化することもなく，ラモトリギンの有害作用は認められなかった．

　難治性部分てんかんに対するラモトリギンの併用効果も報告されている（Marciani et al. 1998）．対象となった11名はカルバマゼピンを含む2種類以上の抗てんかん薬を内服していた．脳波記録中には注意課題（7～9秒間の開眼によるアルファ阻止反応），認知課題，暗算課題を課した．ラモトリギン投与前は対照群に比べて安静閉眼時の速波活動の減少，注意課題と認知課題遂行中のアルファ

阻止反応とベータ活動の減弱を認めた．治療開始後は注意課題中のアルファ阻止反応とベータ活動がわずかに増強し，注意機能が若干改善していることが示唆された．

ラモトリギンは加齢に伴う記憶障害も改善するのではないかと期待されている（Mervaala et al. 1995）．聴覚事象関連電位を用いたこの研究によると，ラモトリギンによってP300成分（訳注：低頻度標的刺激に対して出現する脳波成分）の振幅が減少し，同時に視覚記憶の即時再生・遅延再生と論理的記憶の遅延再生が改善したという．

レベチラセタム

この新世代薬は他に類をみない分子構造と作用機序を有していて，シナプス小胞体に特異的に結合すると考えられている．また，GABA合成を抑制すると同時にGABA代謝を促進し，線条体におけるGABAの代謝回転を抑制するようである．

認知機能に対する影響については，小規模な予備的研究しか実施されていない（Neyens et al. 1995）．したがって，現状では結論を下すことはできない．現在，カルバマゼピンあるいはバルプロ酸にレベチラセタムを追加した際の認知機能の変化を評価するための共同研究がイギリスとオランダで進行中である．

Tiagabine

Tiagabineの構造はGABA取り込み阻害薬の原型であるnipecotic acidに似ているが，血液脳関門を通過するように改良されている．TiagabineにはシナプスのGABAの排出を遅らせて，GABA濃度を一時的に維持する作用がある．認知機能については3件報告されている．

Dodrillら（1997）の二重盲検試験では162名の患者をプラセボ群，tiagabine 16 mg群，32 mg群，56 mg群に割り付け，認知機能や気分に及ぼす影響を評価している．Tiagabineは4週間かけて増量し，維持量を12週間続けた．Tiagabineは単剤であれば高用量であっても認知機能に影響を与えなかったが，tiagabineの高用量を併用した場合には気分に対する影響を認め，おそらく増量の速さと関係していた．

部分てんかん患者37名を対象としたKälviäinenら（1996）の二重盲検プラセボ比較併用試験では，低用量のtiagabineとプラセボを3カ月間追加投与し，認知機能を比較したが，差は認められなかった．試験終了後には非盲検的に追跡を続け，6〜12カ月後と18〜24カ月後に評価したが，認知機能は損なわれていなかった．

Sveinbjornsdottirら（1994）は難治性部分てんかんを対象とした非盲検試験後に二重盲検プラセボ比較試験を実施している．非盲検試験には22名が参加し，増量期と維持量期を完遂したのは19名，二重盲検期を完遂したのは11名であった．維持量期と二重盲検期の平均投与量はそれぞれ32 mgと24 mgであった．Tiagabineは全試験期間を通じて認知機能になんら影響を及ぼしていなかった．

ガバペンチン

ガバペンチンはGABA作動薬として設計されたGABAの環式類似体である（Macdonald and Kelly 1995）．その後の研究によってGABAの代謝回転に特異的に影響を及ぼすことが明らかとなった．てんかんでは後頭皮質のGABA濃度を上昇させることが核磁気共鳴分光画像法MRSによって確認されている（Petroff et al. 1996）．認知機能に及ぼす影響については健常者研究2件と臨床研究

1件が報告されている.

Martinら（1999）は健常者6名に急速増量試験を実施したが，認知機能に対する影響は認めなかった．Meadorら（1999）は二重盲検交差試験を用いてガバペンチンとカルバマゼピンの認知機能に与える影響を評価している．対象は健常者35名，投与期間は5週間，投与量はガバペンチン2400 mg，カルバマゼピン731 mgであった．認知機能は各薬剤の投与開始前，投与期間終了時，投与終了1カ月後に31項目の神経心理検査を用いて評価した．ガバペンチンは8項目でカルバマゼピンよりも優れていたが，カルバマゼピンのほうが優れていた項目はなかった．

21名の患者を対象に4週間の併用試験を実施したLeachら（1997）は精神運動性と記憶に変化は生じなかったと報告している．ただし，2400 mgの高用量では傾眠を訴える割合が多かった．Mortimoreら（1998）は多剤併用群とガバペンチン併用群のQOLは同程度であったと報告している．

ゾニサミド

ゾニサミドは電位作動性Naチャネルの遮断，持続性反復放電の抑制，T型Caチャネルの遮断，GABAa受容体へのリガンド結合の阻害など，複数の作用機序を有している．また，炭酸脱水素酵素阻害作用も有している．

認知機能に対する副作用はトピラマートに似ているといわれているが，現在進行中の研究については情報がない．

Rufinamide

Rufinamideは今までの抗てんかん薬にはない構造を有し，Na作動性活動電位の頻度に制限をかける．

認知機能については多施設二重盲検プラセボ比較併用試験で検討が加えられている（Aldenkamp and Alpherts 2006）．Rufinamideの1日投与量は先行研究に基づいて，200 mg，400 mg，800 mg，1600 mgに設定された．Rufinamide追加12週間後に実施された認知機能検査では悪化している項目はひとつもなかった．また，プラセボ追加群と比較しても有意差は認められなかった．

まとめ

メタ解析によると，どの抗てんかん薬であっても多剤治療では単剤治療に比べて認知機能が損なわれやすいことが指摘されている（Vermeulen and Aldenkamp 1995）．個々の抗てんかん薬が認知機能に与える影響が軽度であっても，併用することによって重度の認知機能障害が引き起こされることがあり，これは忍容性の問題ともつながるだろう（Trimble 1987）．

抗てんかん薬は認知機能に大した影響は及ぼさないと考えられがちだが，重要なことは広く用いられている抗てんかん薬のどれもが認知機能になんらかの影響を及ぼすということである．軽度の影響であっても状況によっては問題は深刻化し，小児であれば学習（Aldenkamp et al. 1995），成人であれば自動車運転（ミリ秒単位の正確さを要求されることもある）に関わる重要な能力が影響を受けることがある．また，高齢者であれば，すでに損なわれている記憶などの機能がさらに損なわれることになる（Trimble 1987）．さらには長期転帰にも影響する．つまり，長期にわたる治療によって認知機能障害が慢性化すれば，難治性てんかん患者の日常生活能力はさらに損なわれてしまう（American Academy of Pediatrics 1985）．

フェノバルビタールによる記憶障害，フェニトインによる思考力低下，トピラマート

による思考力低下と言語障害は薬剤性と考えて間違いない．これらの薬剤で治療する際にはこうした副作用を念頭に置き，小まめに観察するとよい．カルバマゼピン，oxcarbazepine，バルプロ酸，ラモトリギンでは軽微な認知機能障害（ほとんどは精神運動性の低下）が生じる．なお，ラモトリギンには認知機能を若干賦活する作用もある．エトスクシミド，tiagabine，ガバペンチン，レベチラセタム，ゾニサミドについては結論は得られていない．

文献

Aarts JH, Binnie CD, Smit AM, et al. Selective cognitive impairment during focal and generalized epileptiform EEG activity. Brain 1984；107：293-308.

Äikiä M, Kälviäinen R, Sivenius J, et al. Cognitive effects of oxcarbazepine and phenytoin monotherapy in newly diagnosed epilepsy：one year follow-up. Epilepsy Res 1992；11：199-203.

Aldenkamp AP. Cognitive effects of topiramate, gabapentin and lamotrigine in healthy young adults. Neurology 2000；54：270-2.

Aldenkamp AP. Cognitive and behavioural assessment in clinical trials：when should they be done? Epilepsy Res 2001；45：155-9.

Aldenkamp AP, Alpherts WC, Dekker MJ, et al. Neuropsychological aspects of learning disabilities in epilepsy. Epilepsia 1990；31（Suppl 4）：S9-20.

Aldenkamp AP, Alpherts WC, Blennow G, et al. Withdrawal of antiepileptic medication - effects on cognitive function in children：The Multicentre Holmfrid Study. Neurology 1993；43：41-50.

Aldenkamp AP, Dreifuss FE, Renier WO, et al. Epilepsy in Children and Adolescents. Boca Raton：CRC Press 1995.

Aldenkamp AP, Mulder OG, Overweg J. Cognitive effects of lamotrigine as first line add-on in patients with localized related（partial）epilepsy. J Epilepsy 1997；10：117-21.

Aldenkamp AP, Baker G, Mulder OG, et al. A multicentre randomized clinical study to evaluate the effect on cognitive function of topiramate compared with valproate as add-on therapy to carbamazepine in patients with partial-onset seizures. Epilepsia 2000；41：1167-78.

Aldenkamp AP, Baker G. A systematic review of the effects of lamotrigine on cognitive function and quality of life. Epilepsy Behav 2001；2：85-91.

Aldenkamp AP, Arends J, Overweg-Plandsoen TC, et al. Acute cognitive effects of nonconvulsive difficult-to-detect epileptic seizures and epileptiform electroencephalographic discharges. J Child Neurol 2001；16：119-23.

Aldenkamp AP, Arends J, Bootsma HP, et al. Randomized, double-blind parallel-group study comparing cognitive effects of a low-dose lamotrigine with valproate and placebo in healthy volunteers. Epilepsia 2002；43：19-26.

Aldenkamp AP, De Krom M, Reijs R. Newer antiepileptic drugs and cognitive issues. Epilepsia 2003；44（Suppl 4）：21-9.

Aldenkamp AP, Alpherts WC. The effect of the new antiepileptic drug rufinamide on cognitive function. Epilepsia 2006；47：1153-9.

American Academy of Pediatrics. Behavioral and cognitive effects of anticonvulsant therapy. Committee on Drugs. Pediatrics 1985；76：644-7.

Banks GK, Beran RG. Neuropsychological assessment in lamotrigine treated epileptic patients. Clin Exp Neurol 1991；28：230-7.

Binnie CD, van Emde BW, Kasteleijn-Nolste-Trenite DG, et al. Acute effects of lamotrigine（BW430C）in persons with epilepsy. Epilepsia 1986；27：248-54.

Bootsma HP, Coolen F, Aldenkamp AP, et al. Topiramate in clinical practice：long-term experience in patients with refractory epilepsy referred to a tertiary epilepsy center. Epilepsy Behav 2004；5：380-7.

Burton LA, Harden C. Effect of topiramate on attention. Epilepsy Res 1997；27：29-32.

Calandre EP, Dominguez-Granados R, Gomez-Rubio M, et al. Cognitive effects of long-term treatment with phenobarbital and valproic acid in school children. Acta Neurol Scand 1990；81：504-6.

Chadwick DW, Marson T, Kadir Z. Clinical administration of new antiepileptic drugs：an overview of safety and efficacy. Epilepsia 1996；37（Suppl 6）：S17-22.

Cohen AF, Ashby L, Crowley D, et al. Lamotrigine, a potential anticonvulsant：effects on the central nervous system in comparison with phenytoin and diazepam. Br J Clin Pharmacol 1985；20：619-29.

Craig I, Tallis R. Impact of valproate and phenytoin on cognitive function in elderly patients：results of a single-blind randomized comparative study. Epilepsia 1994；35：381-90.

Curran HV, Java R. Memory and psychomotor effects of oxcarbazepine in healthy human volunteers. Eur J Clin Pharmacol 1993；44：529-33.

Dodrill CB, Troupin AS. Psychotropic effects of carbamazepine in epilepsy：a double-blind comparison with phenytoin. Neurology 1977；27：1023-28.

Dodrill CB, Arnett JL, Sommerville KW, et al. Cognitive and quality of life effects of differing dosages of tiagabine in epilepsy. Neurology 1997；48：1025-31.

Dodson WE, Pellock JM. Pediatric Epilepsy：Diagnosis and treatment. New York：Demos Publications 1993.

Dodson WE, Trimble MR. Epilepsy and Quality of Life. New York：Raven Press 1994.

Donati F, Gobbi G, Campistol J, et al. Effects of oxcarbazepine on cognitive function in children and adolescents with partial seizures. Neurology 2006 ; 67 : 679-82.

Donati F, Gobbi G, Campistol J, et al. The cognitive effects of oxcarbazepine versus carbamazepine or valproate in newly diagnosed children with partial seizures. Seizure 2007 ; 16 : 670-9.

Earl N, McKee JR, Sunder TR, et al. Lamotrigine adjunctive therapy in patients with refractory epilepsy and mental retardation. Epilepsia 2000 ; 41 （Suppl 1） : 72.

Ettinger AB, Weisbrot DM, Saracco J, et al. Positive and negative psychotropic effects of lamotrigine in patients with epilepsy and mental retardation. Epilepsia 1998 ; 39 : 874-7.

Faught E, Wilder BJ, Ramsay RE, et al. Topiramate placebo-controlled dose-ranging trial in refractory partial epilepsy using 200-, 400-, and 600-mg daily dosages. Neurology 1996 ; 46 : 1684-90.

Forsythe I, Butler R, Berg I, et al. Cognitive impairment in new cases of epilepsy randomly assigned to carbamazepine, phenytoin and sodium valproate. Dev Med Child Neurol 1991 ; 33 : 524-34.

Fritz N, Glogau S, Hoffmann J, et al. Efficacy and cognitive side effects of tiagabine and topiramate in patients with epilepsy. Epilepsy Behav 2005 ; 6 : 373-81.

Gallassi R, Morreale A, Di Sarro R, et al. Cognitive effects of antiepileptic drug discontinuation. Epilepsia 1992 ; 33 （Suppl 6） : S41-4.

Gillham R, Kane K, Bryant-Comstock L, et al. A double-blind comparison of lamotrigine and carbamazepine in newly diagnosed epilepsy with health-related quality of life as an outcome measure. Seizure 2000 ; 9 : 375-9.

Hamilton MJ, Cohen AF, Yuen AW, et al. Carbamazepine and lamotrigine in healthy volunteers : relevance to early tolerance and clinical trial dosage. Epilepsia 1993 ; 34 : 166-73.

Ideström CM, Schalling D, Carlquist U, et al. Acute effects of diphenylhydantoin in relation to plasma levels : behavioral and psychological studies. Psychol Med 1972 ; 2 : 111-20.

Jette NJ, Marson AG, Hutton JL. Topiramate add-on for drug-resistant partial epilepsy. Cochrane Database Syst Rev 2002 ; CD001417.

Kälviäinen R, Äikiä M, Mervaala E, et al. Long-term cognitive and EEG effects of tiagabine in drug-resistant partial epilepsy. Epilepsy Res 1996 ; 25 : 291-7.

Kellet MW, Smith DF, Stockton PA, et al. Topiramate in clinical practice : first year's postlicensing experience in a specialist epilepsy clinic. J Neurol Neurosurg Psychiatry 1999 ; 66 : 759-63.

Ketter TA, Post RM, Theodore WH. Positive and negative psychiatric effects of antiepileptic drugs in patients with seizure disorders. Neurology 1999 ; 53 （Suppl 2） : 53-67.

Laaksonen R, Kaimola K, Grahn-Teräväinen E, et al. A controlled clinical trial of the effects of carbamazepine and oxcarbazepine on memory and attention. 16th International Epilepsy Congress 1985.

Leach MJ, Lees G, Riddall DR. Lamotrigine : mechanisms of action. In : Levy RH, Mattson RH, Meldrum BS （eds） Antiepileptic Drugs, 4th edn. New York : Raven Press 1995 : 861-9.

Leach JP, Girvan J, Paul A, et al. Gabapentin and cognition : a double blind, dose ranging, placebo controlled study in refractory epilepsy. J Neurol Neurosurg Psychiatry 1997 ; 62 : 372-6.

Lhatoo SD, Wong IC, Sander JW. Prognostic factors affecting long-term retention of topiramate in patients with chronic epilepsy. Epilepsia 2000 ; 41 : 338-41.

Macdonald RL, Kelly KM. Antiepileptic drug mechanisms of action. Epilepsia 1995 ; 36 （S2） : 2-12.

MacLeod CM, Dekaban AS, Hunt E. Memory impairment in epileptic patients : selective effects of phenobarbital concentration. Science 1978 ; 202 : 1102-4.

Marciani MG, Spanedda F, Bassetti MA, et al. Effect of lamotrigine on EEG paroxysmal abnormalities and background activity : a computerized analysis. Br J Clin Pharmacol 1996 ; 42 : 621-7.

Marciani MG, Stanzione P, Mattia D, et al. Lamotrigine add-on therapy in focal epilepsy : electroencephalographic and neuropsychological evaluation. Clin Neuropharmacol 1998 ; 21 : 41-7.

Marson AG, Kadir ZA, Hutton JL, et al. The new antiepileptic drugs : a systematic review of their efficacy and tolerability. Epilepsia 1997 ; 38 : 859-80.

Marson AG, Kadir ZA, Hutton JL, et al. Gabapentin for drug-resistant partial epilepsy. Cochrane Database Syst Rev 2000 ; CD001415.

Marson AG, Hutton JL, Leach JP, et al. Levetiracetam, oxcarbazepine, remacemide and zonisamide for drug resistant localization-related epilepsy : a systematic review. Epilepsy Res 2001 ; 46 : 259-70.

Martin R, Kuzniecky R, Ho S, et al. Cognitive effects of topiramate, gabapentin, and lamotrigine in healthy young adults. Neurology 1999 ; 52 : 321-7.

McKee PJ, Blacklaw J, Forrest G, et al. A double-blind, placebo-controlled interaction study between oxcarbazepine and carbamazepine, sodium valproate and phenytoin in epileptic patients. Br J Clin Pharmacol 1994 ; 37 : 27-32.

Meador KJ. Assessing cognitive effects of a new AED without the bias of practice effects. Epilepsia 1997 ; 38 （Suppl 3） : 60.

Meador KJ, Loring DW, Huh K, et al. Comparative cognitive effects of anticonvulsants. Neurology 1990 ; 40 : 391-4.

Meador KJ, Loring DW, Allen ME, et al. Comparative cognitive effects of carbamazepine and phenytoin in healthy adults. Neurology 1991 ; 41 : 1537-40.

Meador KJ, Loring DW, Abney OL, et al. Effects of carbamazepine and phenytoin on EEG and memory in healthy adults. Epilepsia 1993 ; 34 : 153-7.

Meador KJ, Loring DW, Ray PG, et al. Differential cognitive effects of carbamazepine and gabapentin. Epilepsia 1999 ; 40 : 1279-85.

Meador KJ, Loring DW, Ray PG, et al. Differential effects of carbamazepine and lamotrigine. Neurology 2000 ; 54 （Suppl 3） : A84.

Mervaala E, Koivista K, Hanninen T, et al. Electrophysiological and neuropsychological profiles of lamotrigine in young and age-associated memory impairment subjects. Neurology 1995；45（Suppl 4）：A259.

Mortimore C, Trimble M, Emmers E. Effects of gabapentin on cognition and quality of life in patients with epilepsy. Seizure 1998；7：359-6.

Neyens LGJ, Alpherts WCJ, Aldenkamp AP. Cognitive effects of a new pyrrolidine derivative（levetiracetam）in patients with epilepsy. Prog Neuropsychopharmacol Biol Psychiatry 1995；19：411-9.

Petroff OA, Rothman DL, Behar KL, et al. The effect of gabapentin on brain gamma-aminobutyric acid in patients with epilepsy. Ann Neurol 1996；39：95-9.

Prevey ML, Delaney RC, Cramer JA, et al. Effect of valproate on cognitive function：comparison with carbamazepine. Arch Neurol 1996；53：1008-16.

Privitera M, Fincham R, Penry J, et al. Topiramate placebo-controlled dose-ranging trial in refractory partial epilepsy using 600-, 800-, and 1000-mg daily dosages. Neurology 1996；46：1678-83.

Sabers A, Moller A, Dam M, et al. Cognitive function and anticonvulsant therapy：effect of monotherapy in epilepsy. Acta Neurol Scand 1995；92：19-27.

Schwarz JR, Grigat G. Phenytoin and carbamazepine：potential- and frequency-dependent block of NA currents in mammalian myelinated nerve fibers. Epilepsia 1989；30：286-94.

Smith D, Baker G, Davies G, et al. Outcomes of add-on treatment with lamotrigine in partial epilepsy. Epilepsia 1993；34：312-22.

Smith WL, Lowrey JB. Effects of diphenylhydantoin on mental abilities in the elderly. J Am Geriatr Soc 1975；23：207-11.

Stefan H, Krämer G, Mamoli B. Challenge Epilepsy - New Antiepileptic Drugs. Berlin：Blackwell Science 1998.

Sveinbjornsdottir S, Sander JW, Patsalos PN, et al. Neuropsychological effects of tiagabine, a potential new antiepileptic drug. Seizure 1994；3：29-35.

Tatum WO, French JA, Faught E, et al. Postmarketing experience with topiramate and cognition. Epilepsia 2001；42：1134-40.

Thompson PJ, Trimble MR. Sodium valproate in cognitive functioning in normal volunteers. Br J Clin Pharmacol 1981；12：819-24.

Thompson PJ, Huppert F, Trimble MR. Anticonvulsant drugs, cognitive function and memory. Acta Neurol Scand 1980；S80：75-80.

Thompson PJ, Huppert FA, Trimble MR. Phenytoin and cognitive functions：effects on normal volunteers and implications for epilepsy. Br J Clin Psychol 1981；20：155-62.

Thompson PJ, Baxendale SA, Duncan JS, et al. Effects of topiramate on cognitive function. J Neurol Neurosurg Psychiatry 2000；69：636-41.

Trimble MR. Anticonvulsant drugs and cognitive function：a review of the literature. Epilepsia 1987；28（Suppl 3）：37-45.

Twyman RE, Rogers CJ, Macdonald RL. Differential regulation of gamma-aminobutyric acid receptor channels by diazepam and phenobarbital. Ann Neurol 1989；25：213-20.

Vermeulen J, Aldenkamp AP. Cognitive side-effects of chronic antiepileptic drug treatment：a review of 25 years of research. Epilepsy Res 1995；22：65-95.

Vining EP, Mellitis ED, Dorsen MM, et al. Psychologic and behavioral effects of antiepileptic drugs in children：a double-blind comparison between phenobarbital and valproic acid. Pediatrics 1987；80：165-74.

White HS. Clinical significance of animal seizure models and mechanism of action studies of potential antiepileptic drugs. Epilepsia 1997；38（Suppl 1）：S9-S17.

Wong IC New antiepileptic drugs：study suggests that under a quarter of patients will still be taking the new drugs after six years. Br Med J 1997；314：603-4.

第16章 併発精神障害と向精神薬の使い方

Jane V. Perr, Alan B. Ettinger

　てんかんと精神障害のつながりについてはギリシャ・ローマ時代から臨床家の関心を集めてきた（Reynolds and Trimble 2009）．本書で繰り返し述べているように，その関係性は複雑である．本章ではてんかんに併発した精神障害の治療上の注意点を取り上げる．

　多くの臨床家は向精神薬が発作閾値を低下させるのではないか，抗てんかん薬との間で相互作用が生じるのではないかと心配するあまり，てんかん併発精神障害を十分に治療できずにいる．てんかん患者の自殺リスクが一般人口に比べて著しく高いのもこうした現状を反映しているのかもしれない（Bell and Sander 2009）．

　この領域の薬物療法に関するエビデンスが少ないことも臨床家を戸惑わせている．向精神薬の治験ではてんかんなどの併発疾患を有する患者を除外するのが一般的である．一方，市販後の観察データにはさまざまな患者が含まれるため，発作が増えたとしても交絡因子のために原因を特定することは難しい．大量服薬時に発作が生じたとしても，臨床用量で発作閾値が低下することを意味しているわけではない．たしかに抗てんかん薬の併用あるいは向精神薬との併用によって重大な相互作用が生じることはある．だからといって，てんかん患者にはできれば向精神薬は使いたくないというためらいを正当化することはできないだろう．抗てんかん薬にはさまざまな好ましくない向精神作用がある．しかし，一部の抗てんかん薬は気分障害の治療薬として承認されているし，攻撃性，不安，易刺激性，衝動性などに対して適応外で使用されてもいる．

　本章ではてんかんに併発しやすい気分障害，不安障害，精神病，注意欠如多動性障害に関する知見を紹介する．そして，向精神薬の発作閾値に及ぼす影響，てんかん併発精神障害に対する有効性，有害事象，薬物相互作用を順に取り上げる．てんかん併発精神障害を対象とした比較試験はほとんど実施されていない．したがって，一般の臨床試験で得られたデータを参考にして，治療計画を立案することが多い．

うつ病

　うつ病が疑われた場合，まずは抗てんかん薬による医原性のうつ状態を鑑別する．うつ病あるいは不快気分障害との関連性が指摘されている抗てんかん薬にはベンゾジアゼピン（Grabowska-Grzyb et al. 2006），フェニトイン（Ettinger 2006），プリミドン（Lopez-Gomez et al. 2005），その他のバルビツレート（Ettinger 2006），レベチラセタム（Mula and Sander 2007），トピラマート（Mula and Trimble 2003；Mula et al. 2009）がある．経過によっては抗うつ薬を考慮する前に抗てんかん薬の用量や種類を変更するのがよいだろう．双極Ⅰ型障害の維持療法としても承認されているラモトリギンはてんかん患者に対しても顕著な気分増強作用を発揮する（Kalogjera-Sackellares and Sackellares 2002；Ettinger et al. 2007；Fakhoury et al. 2007；Weisler et al. 2008；Labiner et al. 2009）．二重盲検比較試験は実施されていないが，ラモトリギンがてんかん併発うつ病に

も奏効する可能性を示唆する臨床報告がある．1980年代以降，クロナゼパム（単剤または抗うつ薬との併用）の抗うつ効果が盛んに研究され，単極性うつ病と双極性うつ病に対する急性期治療効果，再発予防効果が明らかとなった．10年にわたる追跡研究によると，クロナゼパム中断群のうつ病再発率が80％であったのに対し継続群では26.7％にすぎなかった（Morishita 2009）．とはいえ，ベンゾジアゼピンの耐性形成と離脱症状を考えると，てんかん患者には使いづらい．Oxcarbazepineにも気分増強作用があるようだが，十分に実証されているわけではない（Mazza et al. 2007）．症例報告（Harden et al. 2000）や原発性うつ病の研究（Rush et al. 2000）によると，迷走神経刺激も有益な向精神作用を有しているかもしれない．

抗うつ薬の発作惹起作用

　非科学的で的外れの逸話が流布されてしまうことがある．発作閾値が下がることを恐れて抗うつ薬の処方をためらってきたのはまさにこの例であり（Dailey and Naritoku 1996），てんかん原性におけるセロトニンとノルアドレナリンの役割を研究することをも遅らせてきた（Jobe and Browning 2005；Bagdy et al. 2007）．抗うつ薬が発作を惹起するとほのめかした初期の研究には問題がある．というのも，Pisaniら（1999）が指摘しているように，結果は一定せず，しかも結果を比較すること自体が無意味なのである．臨床用量であっても向精神薬を併用すると発作が生じたり増えたりするに違いないと思い込んでしまうと，それ以外の可能性には考えが及ばなくなってしまう．抗てんかん薬によっても発作が増悪することがあるし（Greenwood 2000；Somerville 2002；Gayatri and Livingston 2006），精神疾患自体に内在する発作発症リスク，抗うつ薬の血中濃度を上昇させる薬物相互作用やpoor metabolizerの存在も考慮すべきである（Dailey and Naritoku 1996）．

　動物研究では抗うつ薬が用量依存性の抗けいれん作用を有していることが証明されている．たとえば，desipramine（Yan et al. 1998），イミプラミン（Macedo et al. 2004；Smolders et al. 2008），doxepin（Sun et al. 2009），fluoxetine（Yan et al. 1994；Browning et al. 1997；Wada et al. 1999），citalopram（Smolders et al. 2008），ミルタザピン（Yilmaz et al. 2007），ミルナシプラン（Borowicz et al. 2009）で報告されている．ただし，fluoxetineなどでは相反する結果も報告されている（Zienowicz et al. 2005；Freitas et al. 2006；Mostert et al. 2008）．しかし，高用量あるいは中毒量では，局所麻酔作用，抗ムスカリン作用，抗ヒスタミン作用などの別の機序を介して臨床用量でみられる抗けいれん作用を逆転させると考えられている（Dailey and Naritoku 1996）．ヒスタミン1受容体遮断作用は海馬のグルタミン酸を増加させ，発作閾値の低下に関わっている可能性があり（Scherkl et al. 1991；Jobe and Browning 2005；Ago et al. 2006），こうした作用は高用量あるいは中毒量のモノアミンによって促進されるだろう（Clinckers et al. 2004）．

　SSRIは抗利尿ホルモン不適合分泌症候群SIADHによる低ナトリウム血症を惹起することがあるが，これも発作誘発の原因となりうる（Degner et al. 2004；Flores et al. 2004；Maramattom 2006）．

　臨床研究によっても抗うつ薬の抗けいれん作用は確認されている．まず，Favaleら（1995）によって抗てんかん薬にfluoxetineを

追加した試験が報告された．この試験は非盲検ではあったが，35％で発作が消失し，残りの65％でも発作頻度が30％減ったという注目すべき結果をもたらした．Favaleら（2003）はさらに難治性てんかんを対象としたcitalopram追加試験を実施し，発作頻度が平均64％減少したと報告している．

　米国食品医薬品局Food and Drug Administration（FDA）の新薬承認審査概要を用いて発作発症率を調査したAlperら（2007）は，向精神薬が発作を惹起するという考えは誤りであり，精神症状自体に発作発症リスクがあるという納得のいく解釈を示した．また，Popliら（1995）は精神科入院中に向精神薬によって発作が生じる危険性は30カ月の観察期間で0.1％未満であったと報告している．てんかん患者を対象としたGrossら（2000）の研究では，発作頻度が増えたのは23％にすぎず，33％では発作頻度が減っていた．セルトラリンについては6％で発作頻度が増加したという報告がある（Kanner et al. 2000）．

　三環系抗うつ薬tricyclic antidepressant（TCA）については過量服薬や中毒によって発作が生じたという報告に端を発して，その発作惹起作用に関心が向けられるようになった．クロミプラミンを除くTCAの臨床用量における発作発現率は0.1％と見積もられているが，この値は一般人口における非誘発性発作の発症率（0.061％）に近い（Levenson 2008）．クロミプラミンは用量依存性に発作を惹起し，その発症率は0.7％と見積もられている（Mylan Pharmaceuticals 2007a）．このため，てんかん患者に禁忌ではないが，処方されることはまずない．Alperら（2007）による強迫性障害を対象とした比較試験では，クロミプラミンによる発作発症率はプラセボの4.08倍に達していたが，用量設定がうつ病治療の場合よりも高かったことが関係しているだろう．マプロチリンの発作発症率は0.1％未満と記載されているが（Mylan Pharmaceuticals 2007b），この四環系抗うつ薬もてんかん患者に用いることはまずない．アモキサピンについては具体的な数字は示されていないが（Watson Laboratories 2007），てんかん患者に用いる場合には「細心の注意」を払うようにと警告されている．Monoamine oxidase（MAO）阻害薬には発作を惹起する危険性はないが（Trimble 1978），チラミンを多く含む食品を摂取すると高血圧性緊急症が生じることがあるので，第三選択薬に位置づけられている（Kanner and Gidal 2008）．ドパミン・ノルアドレナリン再取り込み阻害薬のbupropionは発作惹起リスクが高く，そのリスクは用量だけでなく剤形によっても変化する．速放錠の場合の発作発症率は0.4％だが，徐放錠では0.1％に低下する（Dunner et al. 1998；Fava et al. 2005）．医療過誤を避けたいのであれば，bupropion以外に選択肢がない場合を除いて，てんかん患者には用いないほうがよい．発作の既往がない場合，SSRIとSNRIによって発作が生じるリスクは0.1％以下である（Trimble and Hensiek 2002）．

抗うつ薬の有効性

　SSRIとSNRIは副作用が少なく，過量服薬されたり，循環器疾患などを併発していても比較的安全であることから，TCAやMAO阻害薬はほとんど使われなくなってしまった．てんかん併発うつ病に対するSSRIの有効性を検討した試験はあるにはあるが，無作為化比較試験は実施されていない．SNRIとなると情報はさらに少なくなる．

　Kannerら（2000）はてんかんに併発したうつ病性障害に対するセルトラリンの有効性

を検討し，54％が寛解に至ったと報告している．なお，この試験には抗てんかん薬によって医原性に生じたうつ病も含まれている．また，高用量のセルトラリンにも反応しなかった場合にはパロキセチンに置換することによって寛解が得られたという．

Citalopram（訳注：光学異性体であるS体とR体の等量からなるラセミ体として販売されている．S体は現存するSSRIの中で最も選択的にセロトニン再取り込みを阻害する．S体だけを光学分離したものがエスシタロプラム）も発作間欠期うつ病性障害に有効である．観察期間8週での反応率65％という報告（Hovorka et al. 2000）と，著明もしくは中等度改善率67％，寛解率18％という報告（Specchio et al. 2004）がある．Kühnら（2003）はcitalopram，ミルタザピン，reboxetineのいずれもが側頭葉てんかんに併発した大うつ病性障害に有効だと報告している．20〜30週後の反応率はそれぞれ36.4％，51.9％，53.3％，寛解率は21.2％，14.8％，20.0％であった．

Blumerら（1997，2004）はてんかんに特異的な発作間欠期不快気分障害interictal dysphoric disorder（IDD）には少量のTCA（単剤あるいはパロキセチンまたはfluoxetineとの併用）が有効であり，しかも発作頻度の増加や深刻な副作用や相互作用も認めなかったと報告している．BarryとJones（2005）はBlumerの唱えるIDDは原発性うつ病の治療過程でみられる残遺症状のような「診断基準を満たさないうつ病性障害」であり，経過によってはうつ病の診断基準を満たすこともあるのではないかと指摘している．そして，作用機序の異なる抗うつ薬の併用は治療抵抗性うつ病の一般的な治療戦略であり，Blumerらの症例でもセロトニン作動性とアドレナリン作動性の抗うつ薬の相乗効果によって治療が奏功したのだろうと述べている．

SNRIにも同様の抗うつ効果を期待できるだろう．しかし，SNRIとよぶにふさわしいだけの十分なノルアドレナリン作動性を有しているといえるのか，あるいは実際にSSRIよりも優れているのかについては意見の一致をみていない（Burke 2004；Gillman 2007）．うつ病の臨床試験97件をメタ解析したPapakostasら（2007）によれば，SNRIとSSRIの治療反応率はそれぞれ63.6％と59.3％であり，SNRIのほうが「若干」優れているという．Nelsonら（2004）による初期の研究ではfluoxetineとdesipramine（TCA）を併用すると抗うつ効果が増強され，寛解までの日数が短縮することが指摘されていた．Gillmanら（2007）はSNRIを単剤で用いるよりもSSRIとTCAを併用したほうがセロトニン効果とノルアドレナリン効果を別々に調整できるので価値があると推奨しつつも，SSRIにはチトクロームP450阻害作用があり，TCAの血中濃度が劇的に上昇することがあると注意も喚起している．

今のところvenlafaxineやデュロキセチンなどのSNRIの使用経験は限られている．したがって，てんかん併発うつ病の第一選択薬はSSRIであり，その後にSNRI，TCAと続く．TCAを用いるのであれば，少量から漸増し，「低代謝群slow metabolizer」を特定するために定期的に血中濃度を測定するとよい（Kanner and Gidal 2008）．てんかん領域で最も研究されているSSRIはセルトラリン，パロキセチン，citalopram，エスシタロプラムである．

抗うつ薬の副作用

TCAとMAO阻害薬はその副作用のためにSSRIに取って代わられてしまった．先にも

述べたように，MAO阻害薬はチラミンを多く含有する食品によって高血圧性緊急症が生じることがある．食事制限は治療遵守に影響するし，血圧上昇が致死的となりうるために自殺のおそれのある患者には使いたくない．TCAを避ける理由としては過量服薬の致死性をあげるものが多いが，実際には意見の一致をみていない．TCAのなかでもノルトリプチリンの毒性はvenlafaxineよりも低く，ノルトリプチリンを大量服薬した際の致死率は5.5/1,000,000（SSRIと同等）であるが，venlafaxineでは13.2と報告されている（Gillman 2007）．

とはいえ，TCAはさまざまな受容体を遮断し，それに伴う副作用のために忍容性がかなり低い．ムスカリン受容体遮断作用によって，口渇，便秘，排尿障害，閉塞隅角緑内障の悪化，かすみ目，頻脈，記憶障害，もうろうなどの抗コリン性副作用が生じる．アルファ1アドレナリン受容体も遮断し，起立性低血圧，ふらつき，反応性頻脈，降圧薬の効果増強が生じる．ヒスタミン1受容体遮断作用によって体重増加と鎮静が生じる．ノルアドレナリン再取り込み阻害作用は振戦や頻脈を惹起し，交感神経作動性アミンの昇圧効果を増強する．セロトニン再取り込み阻害作用は消化器症状や性機能障害だけでなく，意識障害，焦燥，ミオクローヌス，腱反射亢進，発熱，戦慄，発汗，運動失調，下痢を特徴とする「セロトニン症候群」を引き起こすことがある（Richelson 2003；Schatzberg 2007）．

SSRIが抗うつ薬市場を支配したのはその忍容性の高さと大量服薬しても安全と考えられているからである．とはいえ，SSRIもセロトニン再取り込み阻害作用に伴う副作用を引き起こす．ムスカリン受容体遮断作用やアルファ1遮断作用は弱く，抗コリン性副作用や循環器系の副作用はまれである．しかし，パロキセチンのムスカリン受容体親和性は0.93と高く，この値はイミプラミン（1.1）とdesipramine（0.5）の中間に位置し，したがって，高用量では抗コリン性副作用が生じやすくなる（Richelson 2003）．SSRIの重篤な副作用は焦燥，低ナトリウム血症，肝機能障害，セロトニン症候群だが（Degner et al. 2004），「煩わしい」副作用として，体重増加，消化器症状，不眠，性機能障害が生じる．高齢者であってもSSRIの中断率は低いが，17～21%に忍容できない副作用が生じる（Wilson and Mottram 2004）．Venlafaxineでは用量依存性に血圧上昇，不安，不眠，嘔気，ふらつき，口渇，眠気，性機能障害が増加し，デュロキセチンでは嘔気，口渇，倦怠感，不眠，ふらつき，便秘が生じることがある（Schatzberg 2007）．

抗うつ薬の薬物相互作用

薬物相互作用には大別して薬物動態学的相互作用と薬力学的相互作用があり，前者にはチトクロームP450（CYP）代謝の変化，後者には相加作用，相乗作用，拮抗作用がある．大半の向精神薬と抗てんかん薬はCYPアイソザイムの基質として代謝されるが，中にはCYPを誘導したり，阻害するものもある．主要なCYPアイソザイムの基質，阻害薬，誘導薬を**表16.1**にまとめておく．TCAとSNRIは臨床用量であればCYPにほとんど影響を与えないが，CYPの誘導薬や阻害薬を併用した場合には基質として影響を受ける．TCAの有効血中濃度域は狭いので，血中濃度の変化は治療効果の減弱や中毒症状を引き起こすことになる（Nemeroff et al. 2007）．TCA中毒は150 mg以上の高用量，女性，CYP2D6を阻害するfluoxetineあるいはパロキセチン

表 16.1 向精神薬とチトクローム P450（CYP）

CYP	基質		阻害薬（抗うつ薬）	阻害薬（その他）	誘導薬
1A2	Amitriptyline Clomipramine Clozapine Cyclobenzaprine Duloxetine Estinyl estradiol Fluvoxamine Haloperidol Imipramine Mexiletine	Mirtazapine Olanzapine Ondansetron Pentazocine Tacrine Tizanidine Verapamil Warfarin Zileuton Zolmitriptan	Fluvoxamine Paroxetine*	Amiodarone Cimetidine Fluoroquinolones Methoxsalen Mibefradil Ticlopidine	Inhaled smoke Insulin Modafinil Nafcillin Omeprazole Phenobarbital Rifampicin
2B6	Bupropion Cyclophosphamide Efavirenz	Ifosfamide Methadone		Thiotepa Ticlopidine	Phenobarbital Rifampicin
2C8	Amodiaquine Cerivastatin Paclitaxel Repaglinide Torsemide			Gemfibrozil Glitazones Montelukast	Rifampicin
2C9	Amitriptyline Celecoxib Diclofenac Fluoxetine Fluvastatin Glipizide Glyburide Meloxicam Nateglinide Phenytoin Piroxicam Irbesartan Losartan	Rosiglitazone Tamoxifen Tolbutamide Torsemide Sertraline Warfarin	Fluoxetine* Fluvoxamine	Amiodarone Fluconazole Fluvastatin Isoniazid Lovastatin Phenylbutazone Probenecid Sulfamethoxazole Sulfaphenazole Teniposide Ticlopidine Trimethoprim Zafirlukast	Phenobarbital Rifampicin Secobarbital
2C19	Amitriptyline Carisoprodol Citalopram Clomipramine Cyclophosphamide Diazepam Escitalopram Fluoxetine Hexobarbital Imipramine Indomethacin	Lansoprazole Mephenytoin Phenytoin Primidone Sertraline	Fluoxetine* Fluvoxamine	Chloramphenicol Cimetidine Felbamate Indomethacin Ketoconazole Lansoprazole Modafinil Omeprazole Oxcarbazepine Ticlopidine Topiramate	Carbamazepine Norethindrone Prednisone Rifampicin
2D6	Amitriptyline Amphetamine Aripiprazole Atomoxetine Carvedilol Chlorpheniramine Chlorpromazine Citalopram Clomipramine Desipramine Duloxetine Encainide Escitalopram Flecainide Fluoxetine Fluvoxamine Haloperidol	Paroxetine Perphenazine Phanothiazines Propafenone Risperidone Sertraline Tamoxifen Thioridazine Timolol Tramadol TCAs Venlafaxine	Bupropion Citalopram* Duloxetine Fluoxetine Fluvoxamine Paroxetine	Amiodarone Celecoxib Chlorpheniramine Chlorpromazine Cimetidine Clemastine Clomipramine Cocaine Diphenhydramine Doxepin Doxorubicin Halofantrine Haloperidol Hydroxyzine Levomepromazine Methadone Mibefradil	Dexamethasone Rifampicin

表 16.1 （続き）

CYP	基質		阻害薬（抗うつ薬）	阻害薬（その他）	誘導薬
2D6 （続き）	Metoclopramide Metoprolol Mexiletine Mirtazapine Nortriptyline Olanzapine Ondansetron			Moclobemide Quinidine Ritonavir Terbinafine Thioridazine Ticlopidine Tripelennamine	
2E1	Chlorzoxazone Dapsone Enflurane Halothane Isoflurane Isoniazid Sevoflurane Venlafaxine			Disulfiram	Isoniazid
3A4/5/7	Alfentanil Alprazolam Amitriptyline Amlodipine Aripiprazole Astemizole Atorvastatin Benzodiazepines Buspirone Cafergot Carbamazepine Cerivastatin Chlorpheniramine Cisapride Citalopram Clarithromycin Clomipramine Clozapine Cocaine Cyclosporine Dapsone Diazepam Dihydropyridine Diltiazem Docetaxel Doxycycline Eplerenone Ergotamine Escitalopram Ethinyl estradiol Ethosuximide Etoposide Felodipine Fentanyl Finasteride Fluconazole Fluoxetine Haloperidol HIV protease inhibitors Hydrocortisone	Ifosfamide Imatinib mesylate Imipramine Irinotecan Isradipine Itraconazole Lidocaine Loratadine Lovastatin Methadone Midazolam Mirtazapine Nefazodone Omeprazole Ondansetron Paclitaxel Paroxetine Pimozide Progesterone Quetiapine Reboxetine Risperidone Salmeterol Sertraline Sildenafil Simvastatin Sirolimus Tacrolimus Tamoxifen Telithromycin Testosterone Trazodone Triazolam Venlafaxine Verapamil Vincristine Zaleplon Ziprasidone Zolpidem	Fluvoxamine Nefazodone	Amiodarone Aprepitant Chloramphenicol Cimetidine Ciprofloxacin Clarithromycin Diethyl- 　dithiocarbamate Diltiazem Erythromycin Fluconazole Gestodene HIV protease 　inhibitors Itraconazole Ketoconazole Macrolide 　antibiotics Mibefradil Mifepristone Nefazodone Norfloxacin Verapamil	Barbiturates Carbamazepine Efavirenz Glucocorticoids Modafinil Nevirapine Phenobarbital Phenytoin Pioglitazone Rifabutin Rifampicin Troglitazone

＊弱い阻害作用だが，高用量であれば相互作用が十分生じうる．
TCAs, tricyclic antidepressants
（Ereshevsky L, Sloan DM. Q & A：drug-drug interactions with the use of psychotropic medications. CNS Spectr 2009（Suppl 8）より許可を得て掲載）

の併用で生じやすく，CYP2D6阻害作用の弱いセルトラリン，citalopram，bupropionとの併用では生じにくい（Billups et al. 2009）．

バルプロ酸はCYPを阻害するのでTCAの血中濃度を50〜60％押し上げる（Fleming and Chetty 2005；Kanner and Gidal 2008）．カルバマゼピン，フェニトイン，フェノバルビタール，プリミドンはCYPを誘導し，TCAの血中濃度を押し下げる（Spina and Perucca 2002）．てんかん併発うつ病では血中濃度を監視しながらTCAを漸増するのが安全である．また，CYP誘導薬を中止するとTCAの代謝が遅くなり，忍容できる用量だったものが中毒域に達することがある．こうした場合はあらかじめTCAの血中濃度を測定しておくか，前もってTCAを減量しておく必要がある（Armstrong et al. 2003）．

SSRIはCYPにかなりの影響を及ぼし，抗てんかん薬や向精神薬の血中濃度を変動させる．フルボキサミンはCYP2C9とCYP2C19を阻害するので，フェニトインの血中濃度を押し上げる（Mamiya et al. 2001）．また，CYP1A2を阻害し，オランザピン（Weigmann et al. 2001）とクロザピン（Koponen et al. 1996；Peritogiannis et al. 2005）の血中濃度を低下させる．てんかん患者によく用いられるセルトラリンはCYP1A2，CYP2C9，CYP2C19に対して弱い阻害作用を有する．また，CYP2D6とCYP3A4を中等度に阻害するが，薬物相互作用に関する報告は少ない（Spina et al. 2003）．なお，セルトラリン100 mgを追加した後にバルプロ酸の血中濃度が3倍に跳ね上がり，中毒症状を呈したという症例が報告されている（Spina and Perucca 2002）．また，セルトラリンのグルクロン酸抱合阻害作用によってラモトリギンの中毒症状を呈した2症例が報告されている（Kaufman and Gerner 1998）．しかし，Reimersら（2005）はラモトリギンの血中濃度に影響を及ぼすのはfluoxetineだけであり，セルトラリンによる血中濃度の上昇は再現できなかったと報告している．

セルトラリンはCYP2D6の基質の代謝を用量依存的に阻害する．セルトラリンの用量が50 mg，100 mg，150 mgと増えるに従い，血中濃度曲線下面積（訳注：血中濃度時間曲線と時間軸で囲まれた面積．循環血液中に入った薬物量に比例する）は20％，30％，64％増加する．これに対し，fluoxetineとパロキセチンの2D6阻害作用は用量によらず，血中濃度曲線下面積は5倍となる（Nemeroff et al. 2007）．Fluoxetineは半減期が長く，強力な薬物相互作用が生じる．したがって，てんかん患者では第一選択薬とはなりえない．パロキセチンもCYP2D6を阻害するが，半減期はfluoxetineよりもかなり短い（Brosen et al. 1993；Ashton 2000；Spina et al. 2002）．CitalopramとそのS体であるエスシタロプラムでは薬物動態学的相互作用が生じることはまれである（Baettig et al. 1993；Ashton 2000；Brosen and Naranjo 2001；Moller et al. 2001；Kuhn et al. 2003；Specchio et al. 2004）．VenlafaxineはCYPに目立った影響は与えない（Ereshefsky 1996）．詳細については総説（Patsalos and Perucca 2003a, 2003b；Spina et al. 2003；Perucca 2005；Kanner and Gidal 2008）を参照されたい．

鎮静や体重増加などの副作用が生じる抗てんかん薬と抗うつ薬を併用する際は，薬力学的相互作用に注意する．抗てんかん薬ではバルプロ酸，ガバペンチン，vigabatrineは体重増加と関係し，カルバマゼピンも多少関係する．抗うつ薬ではTCA，パロキセチン，フルボキサミンが体重増加と関係し，セルトラリン，fluoxetine，citalopram，エスシタ

ロプラムも多少関係する．カルバマゼピンとoxcarbazepineは低ナトリウム血症を引き起こすことがあるので，SSRIとの併用には注意が必要である（Gates 2000）．

不安障害

　不安障害とうつ病は併発しやすいが，治療薬も共通するものが多い．不安障害とうつ病を併発した場合，重症化しやすく，治療反応性は低下し，慢性化し，寛解しにくくなるだけでなく，全般的機能は低下し，自殺率も上昇することが多くの研究によって明らかにされている（Coryell et al. 1988；Joffe et al. 1993；Keller et al. 2005）．一方，抗うつ薬を適切に用いれば，両方の症状を改善することができるという報告もある（Brown et al. 1996；Mohamed et al. 2006）．てんかん患者の不安障害有病率（20.5％）は一般人口（13.9％）に比べて高く（Mensah et al. 2007），うつ病と並んでQOLに影響を及ぼす独立した因子でもある（Johnson et al. 2004）．不安症状はうつ病症状と同じように発作と関連しても生じる．パニック障害と側頭葉てんかんの鑑別は特に難しく，誤診すれば無用な治療を施すことになる（Weilburg et al. 1987；Bernik et al. 2002；Sazgar et al. 2003；Saegusa et al. 2004；Deutsch et al. 2009）．側頭葉てんかんでは一般人口に比べて強迫性障害の有病率が高いが，見過ごされていることも少なくない（Monaco et al. 2005）．また，てんかん発症後に新たに強迫性障害を発症することもある（Kettl and Marks 1986）．抗てんかん薬の中には不安障害の発症に関わるものがあり，プリミドン（Lopez-Gomez et al. 2008），felbamate，トピラマート（Vazquez and Devinsky 2003）が該当する．

　不安障害の発症には心因も関わっているが（de Souza and Salgado 2006），その生物学的発症機序についていえば，てんかんと共通しているようであり，双方向性の関係がある（Kanner 2009）．動物モデル，前臨床試験，臨床試験からは中枢神経のノルアドレナリン系とセロトニン系に加えて，GABAやグルタミン酸も関与していることが示唆されている．1964年，Kleinはイミプラミンが広場恐怖患者のパニック発作を完璧に抑えることを示したが，これはノルアドレナリン系が関与していることの証左でもあった（Sullivan et al. 1999）．その後，イミプラミン以外のTCAやSSRIも有効だということがわかり，セロトニンの欠乏も関与していることが理解されるようになった．おもしろいことに，5-HT1A受容体作動薬だけでなく5-HT2A受容体遮断薬にも抗不安作用がある（Kim and Gorman 2005）．さらに，これらの受容体の密度は抗うつ薬の慢性投与によって減少する．セロトニン系とノルアドレナリン系の相対的均衡は調節機能として働いていて，この均衡が崩れると気分障害や不安障害が惹起される．背側縫線核のセロトニン作動性神経細胞は青斑核を抑制し，青斑核のノルアドレナリン作動性神経細胞は背側縫線核のセロトニン作動性神経細胞を刺激する．SSRIはこの回路を介してセロトニン作動性神経細胞の持続放電を回復させ，青斑核からの出力を減らすのだろう．青斑核からの興奮性出力は不安と密接に関わる脳領域のひとつである扁桃体につながっている．SSRIはさらにallopregnanoloneなどの神経ステロイドの合成に影響を及ぼすことによって，GABAa受容体のアロステリック部位を変化させ，受容体の結合能を高めているのかもしれない（Czlonkowska et al. 2003）．また，GABA系とグルタミン酸系

の不均衡によって不安が生じるとすれば，SSRIはN-methyl D-aspartate（NMDA）受容体に影響を及ぼすことによって，グルタミン酸系をも調節している可能性がある（Kent et al. 2002）．ベンゾジアゼピンはGABAa受容体のアルファ2サブユニットに結合することによって抗不安作用を発揮するが，抗けいれん作用，記憶障害，鎮静作用はアルファ1サブユニットを介した作用である（Mohler et al. 2002）．このようにてんかんと不安は密接に関係しているのである．なお，明らかな抗不安作用を有する抗てんかん薬であるプレガバリンには前シナプス神経細胞のCaチャネルを調整することによってグルタミン酸などの興奮性神経伝達物質の放出を抑制する作用がある（Garner et al. 2009）．

抗不安薬の有効性

てんかんに併発した不安障害の治療はうつ病ほどは研究されていない．SSRI，特にセルトラリン，citalopram，エスシタロプラムが不安障害の第一選択薬であり，SNRIがこれに続く．Venlafaxineは全般性不安障害の治療薬としてFDAの承認を受けているが，てんかん領域では未知数である．てんかん患者を対象とした無作為化比較試験は実施されていないので，一般集団での知見から効果を類推し，安全性と忍容性を天秤にかけて薬剤を選択することになる（Hoffman and Mathew 2008）．TCAも不安障害に極めて有効だが，うつ病と同じく第三選択薬である．抗うつ薬に反応した場合，治療を継続することによって再発を予防できることがメタ解析によって明らかにされている（Donovan et al. 2010）．抗うつ薬に対する反応性は不安障害の種類によって異なり，全般性不安障害が最もよく反応し，パニック障害と強迫性障害の反応性が最も低く，再発の相対危険率もNNT（訳注：治療効果発現必要症例数）も大きかった．こうした反応性の違いの一部は大うつ病性障害併発の程度によって説明できるのではないかと述べている．

ベンゾジアゼピンも全般性不安障害とパニック障害に有効だが，実際にはSSRIやSNRIが効果を発揮するまでの補助療法として用いられることが多い．ベンゾジアゼピンを長期に連用すると，乱用，依存，交通事故，転倒，認知機能障害などが生じることが懸念され，不安障害の治療に用いることは積極的には勧められてはいない（Fang et al. 2009）．異論がないわけではないが（Martin et al. 2007），ジアゼパム，アルプラゾラム，ロラゼパムは全般性不安障害に有効であり，うつ病を併発している場合には抗うつ薬によって効果がより高まるという（Davidson 2009）．クロナゼパムはパニック障害の治療薬としてもFDAから認可されているが，現在でもSSRIの初期併用薬として広く用いられている（Susman and Klee 2005）．

ベンゾジアゼピン類はどれも似たような薬理特性（抗不安作用，鎮静作用，睡眠導入作用，筋弛緩作用，抗けいれん作用）を有しているが，半減期，分布，受容体親和性，力価は薬剤によって異なる．アルプラゾラムのように半減期が短いと離脱症状や依存形成が生じやすくなる（Fang et al. 2009）．ジアゼパム，ロラゼパム，クロナゼパムはてんかん重積，群発発作，難治性発作の治療に現在でも用いられている（Trimble 2002；Riss et al. 2008）．とはいえ，鎮静作用や認知・記憶障害だけでなく，耐性形成，依存形成，反跳現象，離脱症状を引き起こす可能性があるので，長期にわたって使うべきかについては議論がある．中止する場合には十分に時間をかけな

いと，逆説的脱抑制，発作の深刻な増悪，精神症状の変化を引き起こすことがある（Ettinger 2006）．クロバザムは抗不安薬としても有用であり，耐性も生じにくく，優れた抗てんかん薬といえる．

5-HT1A受容体部分作動薬であるbuspironeの抗不安作用はシナプス後膜の5-HT2受容体の抑制に続いて生じるようにみえる．全般性不安障害の治療に用いられることが多く，パニック障害に対しては効果に乏しいが，心的外傷後ストレス障害post-traumatic stress disorder（PTSD）に対して効果が期待されている．しかし，治療効果発現までに2～3週間を要するのが難点ではある（Argyropoulos et al. 2000）．なお，ほとんどの場合，単剤ではなく補助療法として用いられている（Pollack 2009）．発作閾値に用量依存的に影響するという報告（Macêdo et al. 2004）もあるが，てんかんを併発している成人自閉症に最大治療用量である60 mgを上回る90 mgを投与しても発作頻度は増加しなかったという報告（Brahm et al. 2008）や，ラットのピロカルピン誘発発作を阻止し，海馬のスーパーオキサイド不均化酵素やカタラーゼ（ともに抗酸化酵素）を賦活化したという報告（de Freitas et al. 2009）がある．

抗てんかん薬の中には抗不安作用を有すると考えられているものがあり，てんかんに併発した不安障害を治療する際には都合がよい．とはいえ，無作為化比較試験はほとんど実施されていない．プレガバリンはプラセボ比較試験（Pohl et al. 2005；Montgomery et al. 2008），アルプラゾラム（Rickels et al. 2005）あるいはvenlafaxine（Montgomery et al. 2006）との比較試験によって全般性不安障害に有効であることが報告されており，欧州では適応症に治療抵抗性全般性不安障害が加えられている（Pollack 2009）．社交不安障害にも効果があることが無作為化比較試験によって証明されている（Pande et al. 2004）．プレガバリンはSSRIやSNRIとは異なり，精神症状と身体症状を速やかに軽減するので，ベンゾジアゼピンに似ている．また，併発する抑うつ症状に対してもプラセボに勝る効果を発揮する（Pohl et al. 2005）．さらに，統合失調症の不安症状の治療にも用いることができる（Schonfeldt-Lecuona et al. 2009）．

選択的GABA再取り込み阻害作用を有する抗てんかん薬であるtiagabineは全般性不安障害には無効であることが3件のプラセボ比較試験によって確認されている（Pollack et al. 2008）．クロミプラミン，fluoxetine，fluoxetineとリスパダールの併用が無効だったてんかんに併発した強迫性障害に対して，カルバマゼピンが有効だったという症例が報告されている（da Rocha et al. 2009）．作用機序は十分解明されてはいないが，ガバペンチンは社交不安障害（Pande et al. 2004），パニック障害（Pande et al. 2000）に有効であり，さらにはfluoxetineと併用すると強迫性障害に対する治療効果が速まるという（Onder et al. 2008）．難治性強迫性障害にSSRIあるいはSNRIとトピラマート（平均275 mg）を併用したところ，83％（12名中10名）が良好な反応を示し，社会機能の改善に伴って復職することができたという（Rubio et al. 2006）．非盲検試験だが，PTSDにトピラマートを用いたところ，再体験，回避，過覚醒が49％減少し，侵入体験が94％，悪夢が79％減少したと報告されている（Berlant 2004）．この報告を検証するために実施されたプラセボ比較試験では脱落率が高く，有効性は見出せなかった（Lindley et al. 2007）．とはいえ，PTSDに有効な薬

剤が存在しない現状ではトピラマートに対する期待は捨てがたく，新たなプラセボ比較試験が企画されている（Mello et al. 2009）．

抗不安薬の副作用

Buspironeではふらつき，頭痛，嘔気，神経過敏などが副作用として生じる（Clark and Agras 1991）．プレガバリンは高齢者に対してもおおむね忍容性に優れているが（Montgomery et al. 2008），眠気，ふらつき，口渇，嘔気が用量依存性に生じる．とはいえ，体重増加以外の副作用は2週間以内に消退する（Rickels et al. 2005）．ガバペンチンではふらつき，口渇，頭痛，嘔気，眠気，不眠，顔面浮腫，体重増加が生じることがある（Pande et al. 1999, 2000；Greenwood 2000）．先にトピラマートによるPTSDの治験を紹介したが，投薬を中止する原因となった副作用はすべて精神神経系の症状であり，これには認知機能障害，感覚異常，頭痛，鎮静，運動失調，耐えがたい感覚過敏などがあった（Lindley et al. 2007；Berlant 2004）．また，用量依存性に体重が減少することがある（Kirov and Tredget 2005）．うつ病の素因を有する患者ではトピラマートを急速に増量するとうつ病を発病することがある（Mula et al. 2009）．また，精神病症状が生じたり，緩徐な増量であっても語健忘や思考力低下が生じることがある（Ettinger 2006）．

抗不安薬の薬物相互作用

ベンゾジアゼピンと抗てんかん薬を併用すると薬力学的相互作用によって鎮静，認知機能障害，記憶障害が生じやすくなる．CYPで代謝されるベンゾジアゼピンであれば，フェニトイン，フェノバルビタール，プリミドン，カルバマゼピンのCYP誘導作用によって代謝が速まる．一方，ロラゼパムはバルプロ酸によるグルクロン酸抱合阻害によって血中濃度が上昇する（Tanaka 1999）．なお，トピラマート（Bourgeois 1996），ガバペンチン（Pande et al. 2000），プレガバリン（Rickels et al. 2005）はCYPにほとんど影響しない．

双極性障害

うつ病に比べると，双極性障害に対する関心は低く，てんかんにおける併発率もほとんど調査されていない．双極性障害とてんかんには症状が反復する点や抗てんかん薬に反応する点など類似点もあるが，両者の関係を詳らかにすることは難しい（Amann and Grunze 2005）．「典型的な双極性障害はてんかんでは極めてまれである」という指摘もあるが，Schmitz（2005）によれば，てんかんと双極性障害は「排他的」な関係にあるのかもしれないが，抗てんかん薬による症状の変化やてんかんに特異的なIDDとの症状の重複などの交絡因子によって双極性障害の診断率が低下している可能性もあるという．

Ettingerら（2005）の地域住民研究ではMood Disorder Questionnaire（MDQ）を用いて，てんかん，片頭痛，喘息，糖尿病，健常対照の双極性症状を比較している．それによると，てんかん患者の12.2％に双極性症状を認め，この割合はてんかん以外の疾患群の1.6〜2.2倍，健常対照群の6.6倍に相当していた．この双極性症状を認めたてんかん患者のうち，47.9％は双極性障害，26.3％は大うつ病性障害とすでに診断されていて，若年，男性，双極性障害の家族歴が双極性症状の予測因子であった．しかし，著者らも指摘しているように，この研究で評価しているのは双

極性症状にすぎず，それは必ずしも双極性障害とはかぎらない．実際，てんかんセンターの患者110名を対象とした追試では，MDQの双極性症状を認めた10名のうち，構造化診断面接によって双極性障害の診断基準を満たしたのは1名にすぎなかった（Lau et al. 2010）．注目すべきはMDQ陽性の患者の一部がIDDの診断基準も満たしていた点である．てんかん患者にみられる気分不安定性は双極性障害よりもIDDによる可能性が高いといえよう．この考えを支持する知見がBlumerら（1997，2004）によって報告されている．気分不安定性を示すてんかん患者をTCA単剤あるいはSSRIの併用によって治療しても躁転やラピッド・サイクル化は生じなかったのである．他にもてんかんセンターの患者を対象とした研究がある．Mulaら（2008）はDSM-IVによって双極性障害と診断された患者とMDQ陽性患者のうち，IDDの診断基準を満たすもの，明らかに抗てんかん薬によるもの，発作時症状であるものを除外した「真性」の双極性障害はそれぞれ1.4%と2.0%にすぎず，一般人口の有病率と変わらなかったと報告している．

　誤診によって被る損害は甚大である．とはいえ，IDDと双極性症状に重複があること，IDDは抗うつ薬で治療可能なこと，抗てんかん薬の長期服薬によって双極性障害の症状が変化する可能性があることを考えると，この領域の誤診が患者に与える影響をどのように捉えればよいのかわからなくなる．抗てんかん薬の多くは気分安定作用も有しているので，双極性障害に対する抗うつ薬の有害作用は抗てんかん薬によってある程度予防できているのかもしれない．しかし，てんかんに併発したうつ病にセルトラリンを用いたKannerら（2000）の報告によれば，2番目に多かった副作用は軽躁状態（7%）であり，しかも軽躁状態を呈した7名中6名でうつ病の家族歴を認めたという．研究者によっては，抗うつ薬によって惹起された軽躁状態あるいは躁状態は100%の特異度で双極性の経過をたどることから「双極性スペクトラム障害」と考えるべきだと主張している（Akiskal et al. 2000；Phelps et al. 2008）．このことがてんかんにも当てはまるかどうかは現状では研究もなく，答えは得られていない．

気分安定薬をめぐる問題

　Post（2009）は双極性障害の治療について，有益な研究が少なく，治療法が複雑極まりないことを引き合いに出し，双極性障害のEBMは「神話」にすぎないと批判し，躁うつ両方の病相に効果があり，さらに「初期治療，維持療法，再発予防だけでなく，残遺症状，認知機能障害，治療抵抗性にも対処できるような」あらゆる面で有効な治療法が望まれていると述べている．2004年のNeurontin訴訟（訳注：ガバペンチンの適応外使用を勧めたとして製薬会社に賠償命令が下された裁判）の後，オレゴン健康科学大学ではメディケイド・コンソーシアムの資金提供を受けて薬剤効果判定事業を実施した．それによると，カルバマゼピン，バルプロ酸，ラモトリギンは最終エピソードが躁病エピソード・混合性エピソードの双極I型に対しては十分な「寛解維持」効果を有しているが，双極II型と最終エピソードがうつ病エピソードの双極I型に対しては「若干」の「寛解導入と寛解維持」効果しか有していなかった．また，この3剤の双極I型に対する効果はリチウムと同程度であった．カルバマゼピンとバルプロ酸は急性躁病エピソードに対してリチウムと同等の治療反応率を示したが，ラモトリギンはうつ病

エピソードにより効果的であった．しかし，この3剤のどれを用いても服薬中断率と再発率はかなり高かった（Carey et al. 2008）．

リチウムはまぎれもなく双極Ⅰ型に対して有効であり，自殺に対する抑止効果も有している（Tondo et al. 1998；Baldessarini and Tondo 2000）．また，てんかん領域でも安全に使うことができる（Barry et al. 2008）．とはいえ，てんかん患者には第二選択薬にすぎず，しかも補助的に低用量で用いられている．リチウムによって脳症が生じることがあるが，特にカルバマゼピンと併用した際に生じやすい（Prueter and Norra 2005）．カルバマゼピンとバルプロ酸はリチウムと同等の自殺抑止効果を有しており，中断すると自殺率が16倍に上昇するという（Yerevanian et al. 2007）．抗てんかん薬の中断に伴う自殺の危険性を考えると，治療遵守の注意深い観察が重要となろう．

最近報告された複数のプラセボ比較試験によると，ラモトリギンは十分な再発予防効果と忍容性を有する一方で，双極Ⅰ型とⅡ型のうつ病エピソードの急性期治療にはあまり効果的ではなかった（Calabrese et al. 2008；Geddes et al. 2009）．プラセボ反応の高さを考えると，効果を立証するには実薬比較試験が必要だろう．また，バルプロ酸は双極性うつ病の急性期治療にも効果があるかもしれず（Smith et al. 2009），双極Ⅱ型うつ病に対する治療効果についても検討する価値がある（Wang et al. 2009）．Redmondら（2006）によると，双極性障害55名にラモトリギンとバルプロ酸またはラモトリギンとリチウムの併用療法を実施し，3年転帰を比較したところ，前者の67％，後者の62％が中等度以上の改善を示したという．細かくみていくと，治療開始前がうつ病エピソードであった場合の中等度以上改善率はそれぞれ67％と44％，躁病エピソードであった場合は33％と44％であった．

非定型抗精神病薬も双極性障害に対して効果を発揮する．オランザピン，クエチアピン，リスペリドン，ziprasidoneの単剤または抗てんかん薬との併用が躁病エピソードの急性期治療に有効であることが指摘されている（Scherk et al. 2007；McElroy et al. 2010；Novick et al. 2009）．また，オランザピンとクエチアピンがうつ病エピソードの急性期治療と再発予防に効果があり，オランザピンとアリピプラゾールが躁病エピソードの再発予防に効果があることも報告されている（Beynon et al. 2009；Malhi et al. 2009）．これらの非定型薬にはメタボリック症候群，過鎮静，錐体外路症状，遅発性ジスキネジアなどの深刻な副作用があるので，双極性障害に対する治療効果については今後も検討を重ねる必要がある（Malhi et al. 2009）．

精神病

精神病とてんかんの双方向性の関係は実証されてはいないものの，よく知られているように疾患としての「類縁性」を共有している（Sachdev 2007）．一方，精神病症状とてんかん発作の間には電気けいれん療法，強制正常化，交代性精神病にみられるような「拮抗関係」も存在する（Wolf and Trimble 1985）．統合失調症では抗精神病薬の標的でもある皮質下D2受容体がドパミン過剰となり，精神病症状を惹起すると考えられているが，このドパミン過剰はNMDA受容体の機能低下によるグルタミン酸系の機能不全によって二次的に生じている可能性もある（Laruelle et al. 2005）．

精神病の原因がどのように概念化されたとしても，てんかんとの関係性が揺らぐことはない．地域住民調査を実施したQinら（2005）は，てんかんの既往があると一般人口に比べて統合失調症（2.48倍）と統合失調症様精神病（2.93倍）の発病リスクが高くなると報告している．さらに孤発性の精神病に限ると，てんかんの既往は発病リスクをかなり高めていたが，てんかんの家族歴はそれほど影響していなかった．てんかんと精神病が共通の発症機序を有している可能性を示唆する結果といえる．ただし，先行研究とは異なり，側頭葉てんかんは精神病の発病リスクを若干上昇させてはいたが，有意ではなかった．他にもてんかんと精神病の双方向性の関係を支持する知見がある．たとえば，てんかんは他の慢性疾患に比べて精神病の発病リスクが8倍高いことや（van der Feltz-Cornelis et al. 2008），さまざまな精神障害の中で精神病の既往だけが65歳以上の高齢初発てんかんの発症と関係することが報告されているのである（Ettinger et al. 2010）．

　てんかん併発精神病も発作との時系列に従って分類することができる．発作周辺期の精神病症状と発作後精神病に関しては第7章と第8章で詳述されているので本章では触れない．発作間欠期精神病は発作後精神病と無関係ではなく，発作後精神病の経験者の一部は発作間欠期精神病を発病し，慢性化することが指摘されている（Umbricht et al. 1995）．これらの精神病では例外なく自殺を含む死亡率が上昇する（Tarulli et al. 2001）．精神病状態に遭遇した場合，まずは抗てんかん薬による医原性の精神病状態を鑑別する．薬剤性であれば，抗てんかん薬の調整によって改善が得られるだろう．特に注意が必要なのは，エトサクシミド（Mula and Monaco 2009），ゾニサミド（Miyamoto et al. 2000），tigabine（Weintraub et al. 2007），vigabatrin（Trimble et al. 2000），トピラマート（Kanner et al. 2003），レベチラセタム（Kossoff et al. 2001；Krishnamoorthy et al. 2002）である．こうした薬剤性精神病は発作抑制力の強力な抗てんかん薬による強制正常化（Mula and Trimble 2003；Mula et al. 2007）や抗てんかん薬の急速増量あるいは高用量投与によって惹起されたり，難治性発作や精神病発病素因（Mula and Monaco 2009）を背景に発病することがある．ベンゾジアゼピン類などでは突然の中断によって精神病状態が出現することがあり，少量の非定型抗精神病薬が短期間必要になることがある（Kanner 2000；Ettinger 2006）．

抗精神病薬の発作惹起作用

　抗精神病薬はクロザピンを除いて主に線条体のD2受容体を遮断することによって効果を発揮する．動物実験が明らかにしているように，D1作動薬とD2遮断薬にはけいれん惹起作用があり，D1遮断薬とD2作動薬にはけいれん抑制作用がある（al-Tajir et al. 1990；Barone et al. 1991；Starr 1996；Clinckers et al. 2004）．したがって，抗精神病薬が発作惹起作用を有しているだろうことは想像に難くなく，特定の神経回路を興奮させることが抗精神病作用には必須だとする考えもある（Denney and Stevens 1995）．クロザピンはD1受容体の部分作動薬と考えられているが，おそらくこの作用によって発作閾値を下げ，強力な抗精神病作用を発揮するのだろう（Laruelle et al. 2005）．

　定型薬も非定型薬も脳波異常を惹起しうるが，最もリスクが高いのはクロザピンであり，オランザピンがこれに続き，クエチアピンと

molindoneはリスクが最小である（Centorrino et al. 2002）．FDAの医薬品承認審査概要をまとめたAlperら（2007）によると，クロザピンの発作惹起率（3.5％）はオランザピン（0.9％），クエチアピン（0.8％），リスペリドン（0.3％）に比べて明らかに高い．なお，クエチアピン（0.4％）についてはプラセボ（0.5％）と変わらなかったという報告もある（Torta and Monaco 2002）．クロザピンによる発作リスクは用量依存性に増大し，1日300 mg未満であれば1％程度であり，他の非定型薬と同等だが，600 mg以上では4.4％に上昇する．とはいえ，てんかん患者を対象とした小規模研究によると，50％で発作が減少し，残りも発作頻度は変わらなかったという（Langosch and Trimble 2002）．定型薬の中で発作惹起リスクが低いものにはハロペリドール，molindone，フルフェナジン，ペルフェナジン，トリフロペラジンがある．一方，クロルプロマジンとloxepineは発作惹起作用が強い（Kanner and Gidal 2008）．

てんかん患者に抗精神病薬を用いる場合，少量から開始し，ゆっくりと増量する．デポ剤は用いないほうがよい．というのも，発作活動が高まったときに速やかに退薬できないからである（Haddad and Dursun 2008）．

抗精神病薬の有効性

てんかん併発精神病を対象とした抗精神病薬の比較試験はほとんどなく，Cochrane Reviewでも「客観的で信頼できるエビデンスはない」と結論づけている（Farooq and Sherin 2008）．第一選択薬は非定型薬だが，定型薬もまだ使われている．推奨薬は研究者によって異なり，Alperら（2002）はオランザピン（2.5〜25 mg），リスペリドン（0.5〜6 mg），molindone（50〜200 mg）を，Kanner（2004）は少量のリスペリドンあるいはハロペリドールを，Nadkarniら（2007）はziprasidone，クエチアピン，アリピプラゾールを，Elliottら（2009）はリスペリドン（2〜6 mg），オランザピン（5〜15 mg），クエチアピン（25〜600 mg）を推奨している．発作後精神病であれば治療は短期間で済むが，発作間欠期精神病の慢性経過型では長期にわたる（Kanner 2000）．発作間欠期精神病は統合失調症よりも抗精神病薬によく反応するので低用量で済むという報告もある（Tadokoro et al. 2007）．

統合失調症の場合，難治性の精神病症状に対してはクロザピンがまずは推奨される．クロザピンの発作惹起作用は非定型薬の中で最大だが，てんかん患者にも有効かつ安全であるという報告もある（Langosch and Trimble 2002）．バルプロ酸を併用すると発作リスクが軽減するだけでなく，クロザピンによる全般性放電も抑制することができる．高齢のてんかん患者には少量のリスペリドン，オランザピン，クエチアピンが推奨されている（Zaccara and Cornaggia 2002）．IDDは精神病症状を伴うこともあり，Blumerら（2000）はこれを「発作活動の減少と制止の目立つIDD重症型」とよび，三環系抗うつ薬（イミプラミンまたはアミトリプチリンを100〜150 mg）あるいはSSRI（パロキセチン20 mg）に必要があれば抗精神病薬（リスペリドン2 mgまで）を追加することを推奨している．ただし，これは症例報告にすぎないので，この特異な症候群を明確にしたうえで比較試験を実施する必要があるだろう．

抗精神病薬の副作用

定型薬には忍容できない副作用が多いといわれているが，この認識が果たして正しいの

か，疑義を唱える研究者もいる（Jones et al. 2006；Swartz et al. 2008）。**表16.2**に示したように，定型薬は血中プロラクチンの上昇，「感情鈍麻」の惹起（Kanner and Gidal 2008），過鎮静だけでなく，急性ジストニア，Parkinson症状，遅発性ジスキネジア，遅発性ジストニアなどの錘体外路症状も引き起こす．非定型薬ではこうした副作用が生じにくいとはいえ，効果や有害事象の程度は薬剤ごとに異なるので，患者に応じた治療薬を選択しなくてはならない（Leucht et al. 2009）．Correllら（2004）は定型薬と非定型薬による遅発性ジスキネジアの加重平均年間発症率をそれぞれ5%と0.8%と見積もり，定型薬は低用量であっても非定型薬よりも発症リスクが高くなるだろうと述べている．しかし，非定型薬であっても高用量になれば錘体外路症状が生じやすくなるし，これに対して抗コリン薬を追加すれば，遅発性ジスキネジアのリスクも高まる．最近報告されたCATIEとよばれる定型薬と非定型薬の大規模比較試験の結果はこうした知見と矛盾しているようにみえる（Swartz et al. 2008）．しかし，観察期間が18カ月と短く，代表的定型薬として選択されたペルフェナジンの用量設定が低めだったことが定型薬に有利になるような結果をもたらしたのかもしれない（Casey 2006）．非定型薬のなかでもリスペリドンは錘体外路症状が生じやすい．一方，クロザピンとクエチアピンでは生じにくい（Edwards and Smith 2009）．米国精神医学会の治療ガイドライン（Lehman et al. 2004）では，AIMSなどの尺度を用いて，定型薬であれば半年ごとに，非定型薬であれば1年ごとに遅発性ジスキネジアを評価することを推奨している．

非定型薬で問題となる副作用は体重増加，脂質異常，メタボリック症候群だが，これらは治療遵守に影響するだけでなく，糖尿病や循環器疾患のリスクも高める．最も生じやすいのはクロザピンとオランザピンであり，アリピプラゾールとziprasidoneでは生じにくい（Edwards and Smith 2009；Novick et al. 2009）．耐糖能を24週にわたって追跡した研究によると，オランザピンでは顕著に低下し，リスペリドンでも軽度とはいえ有意に低下していた（Newcomer et al. 2009）．この耐糖

表16.2 使用頻度の高い抗精神病薬の副作用

	錘体外路症状 TD	PRL 上昇	体重増加	糖異常	脂質異常	QT 延長	鎮静	低血圧	抗コリン作用
Thioridazine[a]	+	++	+	+?	+?	+++	++	++	++
ペルフェナジン	++	++	+	+?	+?	0	+	+	0
ハロペリドール	+++	+++	+	0	0	0	++	0	0
クロザピン[b]	0[c]	0	+++	+++	+++	0	+++	+++	+++
リスペリドン	+	+++	++	++	++	+	+	+	0
オランザピン	0[c]	+++	+++	+++	+++	0	+	+	++
クエチアピン[d]	0[c]	0	++	++	++	0	++	++	+
Ziprasidone	0[c]	+	0	0	0	++	0	0	0
アリピプラゾール[e]	0[c]	0	0	0	0	0	+	0	0

0：治療用量ではリスクなし，＋：まれ，＋＋：ときに生じる，＋＋＋：生じやすい，？：データなし
PRL, プロラクチン；TD, 遅発性ジスキネジア
[a] 2005年，日本国内販売中止，[b] 無顆粒球症，けいれん発作，心筋炎が生じることあり，
[c] アカシジアが生じることあり，[d] 白内障発症の注意勧告，[e] 嘔気，頭痛が生じることあり．
（米国精神医学会編治療ガイドライン（2006）より許可を得て掲載）

能の低下はおそらくインスリン抵抗性と関係するのだろう．また，オランザピンでは総コレステロール，LDLコレステロール，中性脂肪が著しく上昇した．一方，リスペリドンでは変化せず，クエチアピンでは総コレステロールとLDLコレステロールだけが軽度ながら有意に上昇した．体重増加は治療開始後6カ月以内に生じるので，治療開始時に体重，身長，腹囲，BMI，糖尿病，高脂血症，糖尿病家族歴，HbA1c，空腹時血糖，空腹時脂質，心電図を評価しておく．リスクが高い場合は空腹時血糖と脂質を6カ月ごとに検査するとよい（de Leon et al. 2009）．なお，米国精神医学会ガイドラインでは治療開始4カ月後に空腹時血糖もしくはHbA1cを測定し，その後は年に1回検査すること，脂質については少なくとも5年に1回は検査することを推奨している．臨床所見，既往歴，家族歴，併用薬などがあれば，検査間隔を短くしたほうがよいだろう（Lehman et al. 2004；Nasrallah 2003；Meyer and Stahl 2009）．

定型薬と一部の非定型薬は高プロラクチン血症を引き起こし，性機能障害，月経異常，不妊症の原因となる．高プロラクチン血症が長期にわたれば，男女を問わず骨粗鬆症の原因にもなる．リスペリドンではハロペリドール以上にプロラクチンが上昇する．一方，アリピプラゾールとオランザピンではあまり上昇しない（Henderson and Doraiswamy 2008；Melkersson 2005）．とはいえ，米国精神医学会ガイドラインに記されているように，プロラクチン濃度は「女性であれば性欲や月経の変化や乳汁分泌，男性であれば性欲，射精，勃起機能の変化」に基づいて検査すべきである．こうした情報を正確に把握できない場合でも年に1回測定しておけば，プロラクチンの上昇を見逃さなくて済むだろう（de Leon et al. 2009）．

よく知られているように，非定型薬のなかでもクロザピンとクエチアピンには鎮静作用がある．また，ziprasidoneはthioridazineと同じく，治療用量でQTcを延長させることがある（Leucht et al. 2009；Mathews and Muzina 2007）．発作に伴ってQTcが延長することもあるので，注意したほうがよい（Brotherstone et al. 2009）．

クロザピンはその深刻な副作用のために治療抵抗性統合失調症にしか用いることができない．この場合の治療抵抗性とは1種類以上の定型薬と2種類の非定型薬によっても効果が得られないことを意味する（Kane et al. 2003）．無顆粒球症が生じることがあり，定期検査は必須となっている．また，心筋炎，心筋症，体重増加，高血糖，高脂血症，糖尿病，起立性低血圧，頻脈，発熱，鎮静，便秘，流涎，尿失禁が生じることもある．一方，錐体外路症状，遅発性ジスキネジア，高プロラクチン血症が生じるリスクは極めて低い（Sabaawi et al. 2006；Melkersson 2005）．

抗精神病薬の薬物相互作用

薬力学的相互作用の観点からすると，同じ副作用が生じる抗精神病薬と抗てんかん薬を併用することは可能なかぎり避けたほうがよいだろう．たとえば，カルバマゼピンとクロザピンを併用すれば，無顆粒球症のリスクが相加的に高まる．体重増加や鎮静作用が生じる抗精神病薬と抗てんかん薬についても同じことがいえるだろう．抗てんかん薬によっては骨塩密度を低下させる（Sheth et al. 2008）ので，高プロラクチン血症を惹起する抗精神病薬を長期にわたって併用する場合には骨粗鬆症にも注意する．

薬物動態学的相互作用も考慮する必要があ

る．カルバマゼピン，フェノバルビタール，フェニトイン，プリミドンなどのCYPを誘導する抗てんかん薬とクロザピン，ハロペリドール，オランザピン，クエチアピン，リスペリドン，ziprasidone，mesoridazineを併用する場合，治療効果を得るためには通常より高用量を投与する必要がある．これらの抗精神病薬にCYPを誘導する抗てんかん薬を追加した場合，抗精神病作用が急激に減弱し，精神症状が増悪する可能性がある（Perucca 2005）．たとえば，フェニトインはクエチアピンのクリアランスを5倍に押し上げるという報告がある（Wong et al. 2001）．また，CYPを誘導する抗てんかん薬の併用を中止した場合には，抗精神病薬のクリアランスが低下し，副作用が重篤化する可能性もあるだろう（Kanner and Gidal 2008）．クロザピンとリスペリドンに及ぼすバルプロ酸の影響は一定しない（Fleming and Chetty 2005）．オランザピン代謝に対するバルプロ酸の影響は無視できるという報告もある（Spina et al. 2009）．ラモトリギンはオランザピンの血中濃度を若干上昇させるものの，リスペリドンとクロザピンには影響しない（Spina et al. 2006）．クロルプロマジンなどのフェノチアジン系にはCYP阻害作用があり，フェニトイン中毒を引き起こしたり（Spina and Perucca 2002），バルプロ酸のクリアランスを低下させる（Fleming and Chetty 2005）．非定型薬は治療用量であればCYP阻害作用は軽微であり，抗てんかん薬の代謝に影響を及ぼすことはない（Spina and Perucca 2002）．小規模研究ではあるが，リスペリドン1 mgを追加したところ24時間後から2週間にわたってカルバマゼピン濃度が若干上昇したものの，忍容性は損なわれなかったという報告がある（Mula and Monaco 2002）．

注意欠如多動性障害

　てんかんと注意欠如多動性障害attention-deficit hyperactivity disorder（ADHD）は双方向性に関係し合う（Kanner 2009）．たとえば，ADHD，特に不注意型の既往があるとてんかん発症率が高くなる（Dunn et al. 2003；Hesdorffer et al. 2004；Jones et al. 2007）．また，てんかん児のADHD有病率も極めて高く，非てんかん児では3～5％であるのに対し，20％に達すると見積もられている（Gross-Tsur et al. 1997）．さらに認知機能と注意機能は難治性発作，てんかん様放電，抗てんかん薬によっても損なわれるだろう（Torres et al. 2008）．特に側頭葉てんかんでは成人（Bocquillon et al. 2009；Zhang et al. 2009）でも小児（Rzezak et al. 2007）でも認知・注意機能が損なわれやすい．本章は成人てんかん患者を対象としているが，ADHDは小児期ないしは思春期に診断され，研究のほとんどはこの年齢層を対象としたものである．ADHDの大半は成人しても不注意が続くが（Greenhill et al. 2002），症状は発達段階によって異なる．しかし，DSM-IVの診断基準は年齢によらない症状項目からなり，「かんしゃく，情動不安定，過剰な感情反応，混乱」などの成人に特徴的な症状は含まれていない（Wender et al. 2010）．

　ADHD児の大半はてんかんを併発していなくても脳波異常を認める．ある研究によると，脳波が正常であったのは27.8％にすぎず，「正常異型」である陽性棘波を34.1％に認め，焦点性放電（23.9％），frontal arousal rhythm（12.5％），extreme spindle（6.8％），両側性棘徐波（6.3％）がこれに続いた．Hughesら（2000）はADHDの19.7％に陽性棘波とfrontal arousal rhythmの両方を認め，対照群で

は0.22％にすぎなかったことから，この脳波所見がADHDと関連するのではないかと述べている．Richerら（2002）の後ろ向き研究では脳波の異常率はこれよりも低かったが，それでも健常児の2倍に達していた．てんかんを併発したADHD児を調査したHesdorfferら（2004）によると，不注意型の71.4％に脳波異常を認め，それ以外のタイプでは50％であったという．

Austinら（2001）によると，てんかん発作を初発したと考えられる小児を詳細に調査したところ，1/3では以前から発作が生じていたことが判明したという．しかも，発作を繰り返していた群は初発群に比べて行動上の問題（34.2％対19.6％）を認めることが多く，特に注意の問題（15.8％対8.1％）が顕著であった．その後の追試でも発作初発と考えられた小児の35.9％は実際には以前から発作が生じていて，しかも「注意・実行・構成」に関する神経心理検査の成績が明らかに悪かったことが報告されている（Fastenau et al. 2009）．

てんかんに併発したADHDの治療を考える前に，抗てんかん薬の認知と注意に与える影響を評価し，発作抑制を最適化することが重要である．有害事象のなかでも「認知・協調運動」に対する副作用はQOLの低下と最も強く関係しているので（Perucca et al. 2009），こうした副作用を惹起している抗てんかん薬を中止，減量，整理することによってQOLを向上させることができる．バルビツレートとベンゾジアゼピンは認知機能に対する影響が大きいが，カルバマゼピン，バルプロ酸（Shehata et al. 2009），フェニトインであれば影響は少ない．ガバペンチンは小児に対してはリスクが高いようにみえる（Loring et al. 2007）．Cramerら（2000）はレベチラセタムは認知機能に影響を与えないと報告しているが，易刺激性などの副作用が生じるという報告もある（Weintraub et al. 2007）．ラモトリギンは単剤でも併用でもトピラマートよりも認知機能に対する影響が少なく（Blum et al. 2006），ADHD児では第一選択薬となるかもしれない（Schubert 2005；Parisi et al. 2009）．Oxcarbazepine, tiagabine, ゾニサミドの認知行動面に及ぼす影響についてはほとんど報告がない（Schubert 2005）．

精神刺激薬の発作惹起作用

ADHDの治療にはメチルフェニデートやdextroamphetamineなどの精神刺激薬を用いる．米国の医薬品集には「メチルフェニデートは発作閾値を低下させることがある．特にてんかん発作の既往や脳波異常があると生じやすい．てんかん発作が生じた場合は中止すること」と記されていて，dextroamphetamineも同様である．もっとも，1950年以前は欠神発作に対する補助薬としてdextroamphetamineが用いられていたし，1980年代には難治性てんかん2例の発作を抑制したとの報告もある（Schubert 2005）．とはいえ，ADHDを併発したてんかんに対するdextroamphetamineの有効性は検証されたことがない．

Hemmerら（2001）はてんかんと診断されたことのないADHD児205名を対象として，メチルフェニデートによる発作発症リスクを調査している．治療開始前の脳波では30名（14.6％）がてんかん様放電を示し，そのうち12名はRolando棘波だった．治療開始後，4名（2％）にてんかん発作が生じたが，治療前の脳波が正常だったのは1名だけで，1名は特発性全般てんかん，2名はRolandoてんかんと矛盾しない脳波が記録されていた．Rolando棘波の2名では治療開始後かなり経

過してから発作が生じていたことから，精神刺激薬の発作惹起作用はそれほど強くないか，長期にわたって曝露されないかぎり発作は生じないと結論している．脳波所見別の発作発症率を比較すると，正常脳波では0.6％（1/175），Rolando棘波では16.7％（2/12）ということになり，てんかん素因を有していないかぎり精神刺激薬によって臨床発作が惹起されることはまれであると考えられる．先に紹介したように，はじめて発作が生じたと考えられた患児の1/3では初発発作が見逃されていて，この一群ではADHDに類似した行動上の問題を認めることが多い（Austin et al. 2001；Fastenau et al. 2009）．この知見を踏まえると，てんかんと診断されたことのないADHD児が精神刺激薬投与後に発作を起こしたとしても，過去に発作を起こしたことがないと断定することはできず，したがって，精神刺激薬と発作には因果関係があると結論することは難しいだろう．

　ADHDを併発したてんかんの研究といえば，メチルフェニデート服薬中のてんかん児に関するものがほとんどだが，発作頻度，抗てんかん薬血中濃度，脳波に影響を与えるという結果は報告されていない（McBride et al. 1986；Feldman et al. 1989）．メチルフェニデート内服開始後2カ月間を追跡したGross-Tsurら（1997）によると，発作がすでに抑制されていた患児では発作は再発しなかったが，発作が抑制されていなかった5名のうち3名で発作頻度が上昇し，1名で低下したという．そして，この程度の発作頻度の変化は自然経過とも考えられるが，発作が抑制されていないADHD児にメチルフェニデートを用いる場合には「注意」が必要だと述べている．この研究では17％に不眠，41％に食欲低下が生じたと報じているが，こうした有害事象が発作頻度の変化とどのように関係していたのかについては触れていない．断眠は言うまでもなく発作の増悪因子（Tan and Appleton 2005）であるし，体重減少も抗てんかん薬の血中濃度に悪影響を及ぼしうる（Gonzalez-Heydrich et al. 2006）．Gucuyenerら（2003）は臨床発作を伴うADHD児と脳波異常のみを認めるADHD児の両方でメチルフェニデートによって脳波の改善が得られたと報告している．後者では発作が生じることもなく，29％で脳波は正常化し，てんかん様放電を示す患児も半減した．てんかん併発児では正常脳波が4倍に増え，てんかん様放電の出現率も35％から19％に減少した．1年にわたる調査期間中に8％（5/57）で発作頻度が上昇したが，その詳細については触れていない．てんかんを併発しているADHD児であっても注意深く監視すればメチルフェニデートを投与しても安全であるというのが著者らの結論であった．Torresら（2008）はてんかん併発ADHD児に対してはメチルフェニデートもdextroamphetamineも注意が必要だと述べているが，Parisiら（2009）は発作が十分抑制されていれば中等度から重度のADHDにメチルフェニデートを試す価値があると述べている．なお，「小児，青年，成人における精神刺激薬の使用指針」では精神刺激薬を投与する前に抗てんかん薬の調節を終えておくことを推奨している（Greenhill et al. 2002）．また，Gonzalez-Heydrichら（2006）はADHD治療の相対的禁忌に「未治療のてんかん，日単位で発作が生じているてんかん，てんかん様放電が持続する重症変性疾患」をあげている．

　ADHDを併発している成人てんかん患者を対象とした精神刺激薬の発作に対する影響は検討されたことがない．Mooreら（2002）は

精神刺激薬が成人てんかん患者の認知機能と抗てんかん薬による倦怠感や鎮静を改善しうるかを評価するために，8名にメチルフェニデートを3カ月間投与した．その結果，発作が抑制されていた6名のうち1名で3カ月目に発作が2回生じ，発作が抑制されていなかった2名のうち1名では発作を認めず，もう1名では発作頻度は変わらなかったという．

ADHD治療の第二選択薬であるアトモキセチンは精神刺激薬ではないが，強力なノルアドレナリン再取り込み阻害作用を有する．抄録しか公開されていないが，HernandezとBarragan（2005）によると，アトモキセチンを投与した小児17名のうち1名で抗てんかん薬血中濃度の変化を伴わずに発作頻度が上昇したという．Wernickeら（2007）は熱性けいれん以外のてんかん発作の既往のない小児および成人を対象としたアトモキセチン臨床試験31件のメタ解析と市販後調査の結果を報告している．アトモキセチン服薬中の発作出現率は小児0.2％，成人0.1％であり，プラセボおよびメチルフェニデートと変わらなかった．市販後副作用報告に基づく発作発生率は8/100,000であり，そのうち誘因がまったくみつからなかったのは2％にすぎなかった．とはいえ，この種のデータから発作頻度が上昇するという因果関係を実証することは方法論上の問題もあり，かなり難しい．

てんかんとADHDを併発した小児および成人に対して精神刺激薬が安全であると結論づけるためには被験者数と観察期間を十分に確保した比較試験が是非とも必要である．特に重要なのは発作が抑制できていない患者に対する安全性の確認である．また，部分てんかんの併発例と全般てんかんの併発例では治療反応性が異なるかどうかも検討すべき課題である（Kaufmann et al. 2009）．

精神刺激薬の有効性

てんかんを併発しているADHD児に対する有効性を検討した研究はわずかであり，成人にいたっては皆無に等しい．前述した小規模試験によると，メチルフェニデートとアトモキセチンは安全であり，さまざまな評価尺度得点が改善する（Hernandez and Barragan 2005）．一方，dextroamphetamineの効果ははっきりしない（Torres et al. 2008）．先に成人てんかん患者に対する精神刺激薬治療を論じた研究を紹介したが，この研究でもADHDについては検討していない（Moore et al. 2002）．とはいえ，QOL低下を招いた抗てんかん薬による注意障害がメチルフェニデート（7.5〜25 mg）によって改善したという結果から考えて，ADHD症状に対しても期待が持てる．現時点では十分なエビデンスがないため，われわれは「発作抑制が良好」の「中等度ないし重度」のADHDに対し，メチルフェニデートとアトモキセンチンを慎重に用いることを推奨している（Parisi et al. 2009）．

精神刺激薬の副作用

メチルフェニデートの副作用としては食欲不振，入眠障害，腹痛，嘔気，頭痛がよくみられるが（Gucuyener et al. 2003），食欲不振を除いて2週間以内に軽減する（Gross-Tsur et al. 1997）．運動チックもよくみられるが，プラセボと比較しても既に存在するチックを悪化させることはない（Law and Schachar 1999）．Dextroamphetamineについてはあまり研究されていないが，似たような副作用が生じると考えられる．てんかん児ではアトモキセチンによって鎮静，食欲不振，嘔気が生じる（Hernandez and Barragan 2005）．アトモキセチンはまれに重度の肝毒

性を示すことがある．アトモキセチンでは不眠や乱用は認められていない．しかし，最近になって自殺念慮が強まることが指摘されているので（Ashton et al. 2006），抑うつ，自殺傾向，易刺激性には注意する（Torres et al. 2008）．成人てんかん患者ではメチルフェニデートによってジッタリネスjitteriness（訳注：静止不能症あるいはアカシジア様症状）が生じることがあるが，減量すれば消退する（Moore et al. 2002）．精神刺激薬では循環器系に深刻な副作用が生じることもある．頻脈や血圧上昇を惹起することがあり，多くは軽症だが重症化することもあるので，治療を開始する前にはバイタルサインを確認し，治療中も監視を怠ってはならない．

現在，議論の的になっているのは精神刺激薬と心臓突然死の関係である．市販後調査によると，4年間にメチルフェニデートで治療されていた若年者8名とアンフェタミンで治療されていた若年者18名が「非致死性脳血管系有害事象」を経験し，メチルフェニデートを服薬していた小児7名と成人1名，アンフェタミンを服薬していた小児12名と成人5名が突然死していたのである．こうした症例の多くでは循環器系の問題やリスクが見過ごされていたり，多剤を併用していたなどの問題が絡んでいる（Newcorn and Donnelly 2009）．報告された症例は精神刺激薬を処方された患者のほんの一部にすぎず，その割合も一般人口における心臓突然死よりも低いのだが，精神刺激薬と心臓突然死の間に因果関係がないとは断定できない．低いとはいえリスクがあるかぎりはそのリスクを下げるべきであり，循環器疾患の既往歴と家族歴を治療前に徹底的に聴取し，判明した場合には専門医に紹介し，詳細な検査を行うことが推奨されている．既往歴，家族歴，身体所見を認めるのであれば，心電図検査が必要となる．

精神刺激薬の薬物相互作用

メチルフェニデートと抗てんかん薬には限定的ながら薬物動態学的相互作用があることが複数の小規模研究によって指摘されている．まず，フェニトイン，プリミドン，フェノバルビタールの代謝を阻害することが報告されている（Torres et al. 2008）．また，カルバマゼピンによってメチルフェニデートの血中濃度が著明に低下した症例が報告されている（Behar et al. 1998；Schaller and Behar 1999）．なお，アトモキセチンについては報告がない．薬力学的相互作用については報告されていないが，アトモキセチンではまれに肝不全が生じるので，バルプロ酸やfelbamateなどの肝毒性を呈しうる抗てんかん薬と併用する際には注意したほうがよい．

まとめ

てんかんと精神障害のつながりは疑いようもなく，おそらく共通の素因を有している．てんかんの包括的転帰は発作自体よりも併発する精神障害によって決定的に左右される．てんかんだけでも自殺のリスクが高まるにもかかわらず，精神障害を併発すればそのリスクはさらに何倍にも高まる．てんかん診療においても向精神薬を安全に用いることができるし，実際に必要不可欠な薬剤であり，さらには発作抑制の改善をもたらすこともある．

神経内科と精神科は本来協力しあうべき関係にあるのに，両者の関係は断絶し，さらには誤解と俗説によって適切なてんかん診療が妨げられてきた．Kanner（2003）が述べているように，神経内科医と精神科医は専門領域と関心領域が重複しているにもかかわらず，理解し合おうとしないの

はなぜなのか．両者の間で生じる衝突についてCaplanら（2008）は以下のように述べている．「神経内科医と精神科医の意見の食い違いのほとんどはそれぞれが専門とする陣地の境界領域における認識の相違に由来する」と．たとえば，神経内科医が精神症状評価尺度を過信することによって双極性うつ病を誤診し，さらには抗うつ薬を誤って用いる可能性が生じるし，精神科医はうつ病を併発したてんかん患者に満足のいく治療を提供できていない可能性がある（Kanner 2003）．しかし，この20年にわたる神経科学の発展は中枢神経疾患についての機能対器質あるいは心対脳という従来からの二分法を否定し，両者が統合しうることを知らしめたのである（Price et al. 2000）．

医療システムの変化も神経内科医と精神科医を引き離す斥力として作用してきた．神経内科の診察時間は短くなり，通院間隔は長くなり，精神医学的問題が存在したとしても十分な情報を得ることができなくなってしまった．さらに，不十分な臨床研修に加えて保険適用と保健医療の財政基盤の不均衡のために，精神症状の診療に関わることができる精神科医の数も足りない．皮肉なことに，米国のてんかんセンター施設基準では精神科は必須診療科のひとつとなっている（Gumnit and Walczak 2001）．てんかんの自殺リスクは高いが，症例対照研究によれば，潜在的危険因子のひとつとして神経内科医による不適切な診療が考えられるという（Nilsson et al. 2002）．これは診察回数の問題だけでなく，精神症状を治療対象として認識していないことにもよるという．

患者自身が精神症状であるという病識に欠け，治療に消極的なこともあるだろう．スティグマも治療の障壁となるが，Alonsoら（2008）によれば，うつ病と不安障害ではスティグマを経験している尤度が2倍となり，両者を併発していると3倍を超えるという．一方，身体疾患だけの場合は1.3～1.4倍にすぎなかった．また，精神疾患が未治療のままだと治療の不遵守や治療中断の原因ともなる．

最も研究されている併発精神障害であるうつ病の治療には「医療連携」が極めて効果的である．通常の診療に比べると，治療開始6カ月後の服薬遵守率が2倍に上昇し，これは2～5年にわたる再発予防につながる．Stepped-care approachを用いれば，転帰が不良な場合や病態が複雑な場合を除いて精神科医が直接介入する必要はなくなるだろう（Katon and Seelig 2008）．この「医療連携」モデルはうつ病以外では研究されていないが，精神障害とてんかんが併発しうるという認識を深め，よりよい治療を提供するための枠組みを提供するだろう．もちろん，そのためには精神科医が直接関わる段階でなくても診断および治療反応性，副作用，併発症の監視が適切に行われなくてはならない（Jones et al. 2005）．てんかんは何世紀にもわたって神経学と精神科学の境界領域に位置してきた．そして，その治療には両分野の専門知識を動員することが必要とされてきたし，そうすることが「両分野のかけ橋」となるのである（Reynolds and Trimble 2009）．

文献

Ago J, Ishikawa T, et al. Mechanism of imipramine-induced seizures in amygdala-kindled rats. Epilepsy Res 2006；72：1-9.

Akiskal HS, Bourgeois ML, et al. Re-evaluating the prevalence of and diagnostic composition within the broad clinical spectrum of bipolar disorders. J Affect Disord 2000；59（Suppl 1）：S5-30.

al-Tajir G, Chandler CJ, et al. Opposite effects of stimulation of D1 and D2 dopamine receptors on the expression of motor seizures in mouse and rat. Neuropharmacology 1990

; 29 : 657-61.

Alonso J, Buron A, et al. Association of perceived stigma and mood and anxiety disorders : results from the World Mental Health Surveys. Acta Psychiatr Scand 2008 ; 118 : 305-14.

Alper K, Barry JJ, et al. Treatment of psychosis, aggression, and irritability in patients with epilepsy. Epilepsy Behav 2002 ; 3 : 13-8.

Alper K, Schwartz KA, et al. Seizure incidence in psychopharmacological clinical trials : an analysis of Food and Drug Administration (FDA) summary basis of approval reports. Biol Psychiatry 2007 ; 62 : 345-54.

Amann B, Grunze H. Neurochemical underpinnings in bipolar disorder and epilepsy. Epilepsia 2005 ; 46 (Suppl 4) : 26-30.

Argyropoulos SV, Sandford JJ, et al. The psychobiology of anxiolytic drug. Part 2 : Pharmacological treatments of anxiety. Pharmacol Ther 2000 ; 88 : 213-27.

Armstrong SC, Cozza KL, et al. Six patterns of drug-drug interactions. Psychosomatics 2003 ; 44 : 255-8.

Ashton AK. Lack of desipramine toxicity with citalopram. J Clin Psychiatry 2000 ; 61 : 145.

Ashton H, Gallagher P, et al. The adult psychiatrist's dilemma : psychostimulant use in attention deficit/hyperactivity disorder. J Psychopharmacol 2006 ; 20 : 602-10.

Austin JK, Harezlak J, et al. Behavior problems in children before first recognized seizures. Pediatrics 2001 ; 107 : 115-22.

Baettig D, Bondolfi G, et al. Tricyclic antidepressant plasma levels after augmentation with citalopram : a case study. Eur J Clin Pharmacol 1993 ; 44 : 403-5.

Bagdy G, Kecskemeti V, et al. Serotonin and epilepsy. J Neurochem 2007 ; 100 : 857-73.

Baldessarini RJ, Tondo L. Does lithium treatment still work? Evidence of stable responses over three decades. Arch Gen Psychiatry 2000 ; 57 : 187-90.

Barone P, Palma V, et al. Dopamine D1 and D2 receptors mediate opposite functions in seizures induced by lithium-pilocarpine. Eur J Pharmacol 1991 ; 195 : 157-62.

Barry JJ, Ettinger AB, et al. Consensus statement : the evaluation and treatment of people with epilepsy and affective disorders. Epilepsy Behav 2008 ; 13 (Suppl 1) : S1-29.

Barry JJ, Jones JE. What is effective treatment of depression in people with epilepsy? Epilepsy Behav 2005 ; 6 : 520-8.

Behar D, Schaller J, et al. Extreme reduction of methylphenidate levels by carbamazepine. J Am Acad Child Adolesc Psychiatry 1998 ; 37 : 1128-9.

Bell GS, Sander JW. Suicide and epilepsy. Curr Opin Neurol 2009 ; 22 : 174-8.

Berlant, JL. Prospective open-label study of add-on and monotherapy topiramate in civilians with chronic nonhallucinatory posttraumatic stress disorder. BMC Psychiatry 2004 ; 4 : 24.

Bernik MA, Corregiar FM, et al. Panic attacks in the differential diagnosis and treatment of resistant epilepsy. Depress Anxiety 2002 ; 15 : 190-2.

Beyenburg S, Mitchell AJ, et al. Anxiety in patients with epilepsy : systematic review and suggestions for clinical management. Epilepsy Behav 2005 ; 7 : 161-71.

Beynon S, Soares-Weiser K, et al. Pharmacological interventions for the prevention of relapse in bipolar disorder : a systematic review of controlled trials. J Psychopharmacol 2009 ; 23 : 574-91.

Biederman J, Spencer T, et al. Evidence-based pharmacotherapy for attention-deficit hyperactivity disorder. Int J Neuropsychopharmacol 2004 ; 7 : 77-97.

Billups SJ, Delate T, et al. Evaluation of risk factors for elevated tricyclic antidepressant plasma concentrations. Pharmacoepidemiol Drug Saf 2009 ; 18 : 253-7.

Blum D, Meador K, et al. Cognitive effects of lamotrigine compared with topiramate in patients with epilepsy. Neurology 2006 ; 67 : 400-6.

Blumer D. Antidepressant and double antidepressant treatment for the affective disorder of epilepsy. J Clin Psychiatry 1997 ; 58 : 3-11.

Blumer D, Montouris G, et al. The interictal dysphoric disorder : recognition, pathogenesis, and treatment of the major psychiatric disorder of epilepsy. Epilepsy Behav 2004 ; 5 : 826-40.

Blumer D, Wakhlu S, et al. Treatment of the interictal psychoses. J Clin Psychiatry 2000 ; 61 : 110-22.

Bocquillon P, Dujardin K, et al. Attention impairment in temporal lobe epilepsy : a neurophysiological approach via analysis of the P300 wave. Hum Brain Mapp 2009 ; 30 : 2267-77.

Borowicz KK, Furmanek-Karwowska K, et al. Effect of acute and chronic treatment with milnacipran potentiates the anticonvulsant activity of conventional antiepileptic drugs in the maximal electroshock-induced seizures in mice. Psychopharmacology 2010 ; 207 : 661-9.

Bourgeois BF. Drug interaction profile of topiramate. Epilepsia 1996 ; 37 (Suppl 2) : S14-7.

Brahm NC, Fast GA, et al. Buspirone for autistic disorder in a woman with an intellectual disability. Ann Pharmacother 2008 ; 42 : 131-7.

Brosen K, Hansen JG, et al. Inhibition by paroxetine of desipramine metabolism in extensive but not in poor metabolizers of sparteine. Eur J Clin Pharmacol 1993 ; 44 : 349-55.

Brosen K, Naranjo CA. Review of pharmacokinetic and pharmacodynamic interaction studies with citalopram. Eur Neuropsychopharmacol 2001 ; 11 : 275-83.

Brotherstone R, Blackhall B, et al. Lengthening of corrected QT during epileptic seizures. Epilepsia 2010 ; 51 : 221-32.

Brown C, Schulberg HC, et al. Treatment outcomes for primary care patients with major depression and lifetime anxiety disorders. Am J Psychiatry 1996 ; 153 : 1293-300.

Browning RA, Wood AV, et al. Enhancement of the anticonvulsant effect of fluoxetine following blockade of 5-HT1A receptors. Eur J Pharmacol 1997 ; 336 : 1-6.

Burke WJ. Selective versus multi-transmitter antidepressants : are two mechanisms better than one? J Clin Psychiatry 2004 ; 65 (Suppl 4) : 37-45.

Calabrese JR, Huffman RF, et al. Lamotrigine in the acute treatment of bipolar depression：results of five double-blind, placebo-controlled clinical trials. Bipolar Disord 2008；10：323-33.

Caplan JP, Epstein LA, et al. Consultants' conflicts：a case discussion of differences and their resolution. Psychosomatics 2008；49：8-13.

Carey TS, Melvin CL, et al. Extracting key messages from systematic reviews. J Psychiatr Pract 2008；14（Suppl 1）：28-34.

Casey DE. Implications of the CATIE trial on treatment：extrapyramidal symptoms. CNS Spectr 2006；11（Suppl 7）：25-31.

Centorrino F, Price BH, et al. EEG abnormalities during treatment with typical and atypical antipsychotics. Am J Psychiatry 2002；159：109-15.

Clark DB, Agras WS. The assessment and treatment of performance anxiety in musicians. Am J Psychiatry 1991；148：598-605.

Clinckers R, Smolders I, et al. Anticonvulsant action of hippocampal dopamine and serotonin is independently mediated by D and 5-HT receptors. J Neurochem 2004；89：834-43.

Correll CU, Leucht S, et al. Lower risk for tardive dyskinesia associated with second-generation antipsychotics：a systematic review of 1-year studies. Am J Psychiatry 2004；161：414-25.

Coryell W, Endicott J, et al. Depression and panic attacks：the significance of overlap as reflected in follow-up and family study data. Am J Psychiatry 1988；145：293-300.

Cramer JA, Arrigo C, et al. Effect of levetiracetam on epilepsy-related quality of life. Epilepsia 2000；41：868-74.

Czlonkowska AI, Zienowicz M, et al. The role of neurosteroids in the anxiolytic, antidepressive- and anticonvulsive-effects of selective serotonin reuptake inhibitors. Med Sci Monit 2003；9：RA270-5.

da Rocha FF, Bamberg TO, et al. Obsessive-compulsive disorder secondary to temporal lobe epilepsy with response to carbamazepine treatment. Prog Neuropsychopharmacol Biol Psychiatry 2009；33：568-9.

Dailey JW, Naritoku DK. Antidepressants and seizures：clinical anecdotes overshadow neuroscience. Biochem Pharmacol 1996；52：1323-9.

Davidson JR. First-line pharmacotherapy approaches for generalized anxiety disorder. J Clin Psychiatry 2009；70（Suppl 2）：25-31.

de Freitas RL, Santos IM, et al. Oxidative stress in rat hippocampus caused by pilocarpine-induced seizures is reversed by buspirone. Brain Res Bull 2010；81：505-9.

de Leon J, Greenlee B, et al. Practical guidelines for the use of new generation antipsychotic drugs（except clozapine）in adult individuals with intellectual disabilities. Res Dev Disabil 2009；30：613-69.

de Souza EA, Salgado PC. A psychosocial view of anxiety and depression in epilepsy. Epilepsy Behav 2006；8：232-8.

Degner D, Grohmann R, et al. Severe adverse drug reactions of antidepressants：results of the German multicenter drug surveillance program AMSP. Pharmacopsychiatry 2004；37（Suppl 1）：S39-45.

Denney D, Stevens JR. Clozapine and seizures. Biol Psychiatry 1995；37：427-33.

Deutsch SI, Rosse RB, et al. Temporal lobe epilepsy confused with panic disorder：implications for treatment. Clin Neuropharmacol 2009；32：160-2.

Donovan MR, Glue P, et al. Comparative efficacy of antidepressants in preventing relapse in anxiety disorders：a meta-analysis. J Affect Disord 2010；123：9-16.

Dunn DW, Austin JK, et al. ADHD and epilepsy in childhood. Dev Med Child Neurol 2003；45：50-4.

Dunner DL, Zisook S, et al. A prospective safety surveillance study for bupropion sustained-release in the treatment of depression. J Clin Psychiatry 1998；59：366-73.

Edwards SJ, Smith CJ. Tolerability of atypical antipsychotics in the treatment of adults with schizophrenia or bipolar disorder：a mixed treatment comparison of randomized controlled trials. Clin Ther 2009；31：1345-59.

Elliott B, Joyce E, et al. Delusions, illusions and hallucinations in epilepsy：2. complex phenomena and psychosis. Epilepsy Res 2009；85：172-86.

Ereshefsky L. Drug-drug interactions involving antidepressants：focus on venlafaxine. J Clin Psychopharmacol 1996；16（Suppl 2）：37S-50S.

Ettinger AB. Psychotropic effects of antiepileptic drugs. Neurology 2006；67：1916-25.

Ettinger AB, Copeland LA, et al. Are psychiatric disorders independent risk factors for new-onset epilepsy in older individuals? Epilepsy Behav 2010；17：70-4.

Ettinger AB, Reed ML, et al. Prevalence of bipolar symptoms in epilepsy vs other chronic health disorders. Neurology 2005；65：535-40.

Ettinger AB, Kustra RP, et al. Effect of lamotrigine on depressive symptoms in adult patients with epilepsy. Epilepsy Behav 2007；10：148-54.

Fakhoury TA, Barry JJ, et al. Lamotrigine in patients with epilepsy and comorbid depressive symptoms. Epilepsy Behav 2007；10：155-62.

Fang SY, Chen CY, et al. Predictors of the incidence and discontinuation of long-term use of benzodiazepines：a population-based study. Drug Alcohol Depend 2009；104：140-6.

Farooq S, Sherin A. Interventions for psychotic symptoms concomitant with epilepsy. Cochrane Database Syst Rev 2008；CD006118.

Fastenau PS, Johnson CS, et al. Neuropsychological status at seizure onset in children：risk factors for early cognitive deficits. Neurology 2009；73：526-34.

Fava M, Rush AJ, et al. 15 years of clinical experience with bupropion HCl：from bupropion to bupropion SR to bupropion XL. J Clin Psychiatry 2005；7：106-13.

Favale E, Audenino D, et al. The anticonvulsant effect of citalopram as an indirect evidence of serotonergic impairment in human epileptogenesis. Seizure 2003；12：316-8.

Favale E, Rubino V, et al. Anticonvulsant effect of fluoxetine in humans. Neurology 1995；45：1926-7.

Feldman H, Crumrine P, et al. Methylphenidate in children with seizures and attention-deficit disorder. Am J Dis Child 1989；143：1081-6.

Fleming J, Chetty M. Psychotropic drug interactions with valproate. Clin Neuropharmacol 2005；28：96-101.

Flores G, Perez-Patrigeon S, et al. Severe symptomatic hyponatremia during citalopram therapy：a case report. BMC Nephrol 2004；5：2.

Freitas RM, Sousa FC, et al. Effect of GABAergic, glutamatergic, antipsychotic and antidepressant drugs on pilocarpine-induced seizures and status epilepticus. Neurosci Lett 2006；408：79-83.

Garner M, Mohler H, et al. Research in anxiety disorders：from the bench to the bedside. Eur Neuropsychopharmacol 2009；19：381-90.

Gates JR. Side effect profiles and behavioral consequences of antiepileptic medications. Epilepsy Behav 2000；1：153-9.

Gayatri NA, Livingston JH. Aggravation of epilepsy by anti-epileptic drugs. Dev Med Child Neurol 2006；48：394-8.

Geddes JR, Calabrese JR, et al. Lamotrigine for treatment of bipolar depression：independent meta-analysis and meta-regression of individual patient data from five randomized trials. Br J Psychiatry 2009；194：4-9.

Gillman PK. Tricyclic antidepressant pharmacology and therapeutic drug interactions updated. Br J Pharmacol 2007；151：737-48.

Gonzalez-Heydrich J, Weiss M, et al. Pharmacological management of a youth with ADHD and a seizure disorder. J Am Acad Child Adolesc Psychiatry 2006；45：1527-32.

Grabowska-Grzyb A, Jedrzejczak J, et al. Risk factors for depression in patients with epilepsy. Epilepsy Behav 2006；8：411-7.

Greenhill LL, Pliszka S, et al. Practice parameter for the use of stimulant medications in the treatment of children, adolescents, and adults. J Am Acad Child Adolesc Psychiatry 2002；41（Suppl）：26S-49S.

Greenwood RS. Adverse effects of antiepileptic drugs. Epilepsia 2000；41（Suppl 2）：S42-52.

Gross A, Devinsky O, et al. Psychotropic medication use in patients with epilepsy：effect on seizure frequency. J Neuropsychiatry Clin Neurosci 2000；12：458-64.

Gross-Tsur V, Manor O, et al. Epilepsy and attention deficit hyperactivity disorder：is methylphenidate safe and effective? J Pediatr 1997；130：670-4.

Gucuyener K, Erdemoglu AK, et al. Use of methylphenidate for attention-deficit hyperactivity disorder in patients with epilepsy or electroencephalographic abnormalities. J Child Neurol 2003；18：109-12.

Gumnit RJ, Walczak TS. Guidelines for essential services, personnel, and facilities in specialized epilepsy centers in the United States. Epilepsia 2001；42：804-14.

Haddad PM, Dursun SM. Neurological complications of psychiatric drugs：clinical features and management. Hum Psychopharmacol 2008；23（Suppl 1）：15-26.

Harden CL, Pulver MC, et al. A pilot study of mood in epilepsy patients treated with vagus nerve stimulation. Epilepsy Behav 2000；1：93-9.

Hemmer SA, Pasternak JF, et al. Stimulant therapy and seizure risk in children with ADHD. Pediatr Neurol 2001；24：99-102.

Henderson DC, Doraiswamy PM. Prolactin-related and metabolic adverse effects of atypical antipsychotic agents. J Clin Psychiatry 2008；69（Suppl 1）：32-44.

Hernandez A, Barragan P. Efficacy of atomoxetine treatment in children with ADHD and epilepsy. Epilepsia 2005；46（Suppl 6）：239.

Hesdorffer DC, Ludvigsson P, et al. ADHD as a risk factor for incident unprovoked seizures and epilepsy in children. Arch Gen Psychiatry 2004；61：731-6.

Hoffman EJ, Mathew SJ. Anxiety disorders：a comprehensive review of pharmacotherapies. Mt Sinai J Med 2008；75：248-62.

Hovorka J, Herman E, et al. Treatment of interictal depression with citalopram in patients with epilepsy. Epilepsy Behav 2000；1：444-7.

Hughes JR, DeLeo AJ, et al. The electroencephalogram in attention deficit-hyperactivity disorder：emphasis on epileptiform discharges. Epilepsy Behav 2000；1：271-7.

Jobe PC, Browning RA. The serotonergic and noradrenergic effects of antidepressant drugs are anticonvulsant, not proconvulsant. Epilepsy Behav 2005；7：602-19.

Joffe RT, Bagby RM, et al. Anxious and nonanxious depression. Am J Psychiatry 1993；150：1257-8.

Johnson EK, Jones JE, et al. The relative impact of anxiety, depression, and clinical seizure features on health-related quality of life in epilepsy. Epilepsia 2004；45：544-50.

Jones JE, Hermann BP, et al. Clinical assessment of Axis I psychiatric morbidity in chronic epilepsy：a multicenter investigation. J Neuropsychiatry Clin Neurosci 2005；17：172-9.

Jones JE, Watson R, et al. Psychiatric comorbidity in children with new onset epilepsy. Dev Med Child Neurol 2007；49：493-7.

Jones PB, Barnes TR, et al. Randomized controlled trial of the effect on Quality of Life of second- vs first-generation antipsychotic drugs in schizophrenia：cost utility of the latest antipsychotic drugs in schizophrenia study. Arch Gen Psychiatry 2006；63：1079-87.

Kalogjera-Sackellares D, Sackellares JC. Improvement in depression associated with partial epilepsy in patients treated with lamotrigine. Epilepsy Behav 2002；3：510-6.

Kane JM, Leucht S, et al. The expert consensus guideline series. Optimizing pharmacologic treatment of psychotic disorders. Introduction：methods, commentary, and summary. J Clin Psychiatry 2003；64（Suppl 12）：5-19.

Kanner AM. Psychosis of epilepsy：a neurologist's perspective. Epilepsy Behav 2000；1：219-27.

Kanner AM. When did neurologists and psychiatrists stop talking to each other? Epilepsy Behav 2003；4：597-601.

Kanner AM. Recognition of the various expressions of anxiety, psychosis, and aggression in epilepsy. Epilepsia 2004；45（Suppl 2）：22-7.

Kanner AM. Psychiatric issues in epilepsy：the complex relation of mood, anxiety disorders, and epilepsy. Epilepsy Behav 2009；15：83-7.

Kanner AM, Gidal BE. Pharmacodynamic and pharmacokinetic interactions of psychotropic drugs with antiepileptic drugs. Int Rev Neurobiol 2008；83：397-416.

Kanner AM, Kozak AM, et al. The use of sertraline in patients with epilepsy：is it safe? Epilepsy Behav 2000；1：100-5.

Kanner AM, Wuu J, et al. A past psychiatric history may be a risk factor for topiramate-related psychiatric and cognitive adverse events. Epilepsy Behav 2003；4：548-52.

Katon WJ, Seelig M. Population-based care of depression：team care approaches to improving outcomes. J Occup Environ Med 2008；50：459-67.

Kaufman KR, Gerner R. Lamotrigine toxicity secondary to sertraline. Seizure 1998；7：163-65.

Kaufmann R, Goldberg-Stern H, et al. Attention deficit disorders and epilepsy in childhood：incidence, causative relations and treatment possibilities. J Child Neurol 2009；24：727-33.

Keller MB, Krystal JH, et al. Untangling depression and anxiety：clinical challenges. J Clin Psychiatry 2005；66：1477-84.

Kent JM, Mathew SJ, et al. Molecular targets in the treatment of anxiety. Biol Psychiatry 2002；52：1008-30.

Kettl PA, Marks IM. Neurological factors in obsessive-compulsive disorder：two case reports and a review of the literature. Br J Psychiatry 1986；149：315-9.

Kim J, Gorman J. The psychobiology of anxiety. Clin Neurosci Res 2005；4：335-47.

Kirov G, Tredget J. Add-on topiramate reduces weight in overweight patients with affective disorders：a clinical case series. BMC Psychiatry 2005；5：19.

Koponen HJ, Leinonen E, et al. Fluvoxamine increases the clozapine serum levels significantly. Eur Neuropsychopharmacol 1996；6：69-71.

Kossoff EH, Bergey GK, et al. Levetiracetam psychosis in children with epilepsy. Epilepsia 2001；42：1611-3.

Krishnamoorthy ES, Trimble MR, et al. Forced normalization at the interface between epilepsy and psychiatry. Epilepsy Behav 2002；3：303-8.

K?hn KU, Quednow BB, et al. Antidepressive treatment in patients with temporal lobe epilepsy and major depression：a prospective study with three different antidepressants. Epilepsy Behav 2003；4：674-9.

Labiner DM, Ettinger AB, et al. Effects of lamotrigine compared with levetiracetam on anger, hostility, and total mood in patients with partial epilepsy. Epilepsia 2009；50：434-42.

Langosch JM, Trimble MR. Epilepsy, psychosis and clozapine. Hum Psychopharmacol 2002；17：115-9.

Laruelle M, Frankie WG, et al. Mechanism of action of antipsychotic drugs：from dopamine D2 receptor antagonism to glutamate NMDA facilitation. Clin Ther 2005；27（Suppl A）：S16-24.

Lau C, Ettinger AB, et al. Do mood instability symptoms in epilepsy represent formal bipolar disorder? Tronto：American Academy of Neurology Meetings 2010.

Law SF, Schachar RJ. Do typical clinical doses of methylphenidate cause tics in children treated for attention-deficit hyperactivity disorder? J Am Acad Child Adolesc Psychiatry 1999；38：944-51.

Ledoux T, Barnett MD, et al. Predictors of recent mental health service use in a medical population：implications for integrated care. J Clin Psychol Med Settings 2009；16：304-10.

Lehman AF, Lieberman JA, et al. Practice guideline for the treatment of patients with schizophrenia, 2nd edn. Am J Psychiatry 2004；161（Suppl）：1-56.

Leucht S, Komossa K, et al. A meta-analysis of head-to-head comparisons of second-generation antipsychotics in the treatment of schizophrenia. Am J Psychiatry 2009；166：152-163.

Levenson JL. Psychiatric issues in neurology, Part 3：epilepsy. Primary Psychiatry 2008；15：21-5.

Lindley SE, Carlson EB, et al. A randomized, double-blind, placebo-controlled trial of augmentation topiramate for chronic combat-related posttraumatic stress disorder. J Clin Psychopharmacol 2007；27：677-81.

Lopez-Gomez M, Espinola M, et al. Clinical presentation of anxiety among patients with epilepsy. Neuropsychiatr Dis Treat 2008；4：1235-9.

Lopez-Gomez M, Ramirez-Bermudez J, et al. Primidone is associated with interictal depression in patients with epilepsy. Epilepsy Behav 2005；6：413-6.

Loring DW, Marino S, et al. Neuropsychological and behavioral effects of antiepileptic drugs. Neuropsychol Rev 2007；17：413-25.

Macêdo DS, Santos RS, et al. Effect of anxiolytic, antidepressant, and antipsychotic drugs on cocaine-induced seizures and mortality. Epilepsy Behav 2004；5：852-6.

Malhi GS, Adams D, et al. Medicating mood with maintenance in mind：bipolar depression pharmacotherapy. Bipolar Disord 2009；11（Suppl 2）：55-76.

Mamiya K, Kojima K, et al. Phenytoin intoxication induced by fluvoxamine. Ther Drug Monit 2001；23：75-7.

Maramattom BV. Duloxetine-induced syndrome of inappropriate antidiuretic hormone secretion and seizures. Neurology 2006；66：773-4.

Martin JL, Sainz-Pardo M, et al. Benzodiazepines in generalized anxiety disorder：heterogeneity of outcomes based on a systematic review and meta-analysis of clinical trials. J Psychopharmacol 2007；21：774-82.

Mathews M, Muzina DJ. Atypical antipsychotics：new drugs, new challenges. Cleve Clin J Med 2007；74：597-606.

Mazza M, Della Marca G, et al. Oxcarbazepine improves mood in patients with epilepsy. Epilepsy Behav 2007；10：397-401.

McBride MC, Wang DD, et al. Methylphenidate in therapeutic doses does not lower seizure threshold. Ann Neurol 1986

: 20 : 428.

McElroy SL, Martens BE, et al. Placebo-controlled study of quetiapine monotherapy in ambulatory bipolar spectrum disorder with moderate-to-severe hypomania or mild mania. J Affect Disord 2010 ; 124 : 157-63.

Melkersson K. Differences in prolactin elevation and related symptoms of atypical antipsychotics in schizophrenic patients. J Clin Psychiatry 2005 ; 66 : 761-7.

Mello MF, Yeh MS, et al. A randomized, double-blind, placebo-controlled trial to assess the efficacy of topiramate in the treatment of post-traumatic stress disorder. BMC Psychiatry 2009 ; 9 : 28.

Mensall SA, Beavis JM, et al. A community study of the presence of anxiety disorder in people with epilepsy. Epilepsy Behav 2007 ; 11 : 118-24.

Meyer JM, Stahl SM. The metabolic syndrome and schizophrenia. Acta Psychiatr Scand 2009 ; 119 : 4-14.

Miyamoto T, Kohsaka M, et al. Psychotic episodes during zonisamide treatment. Seizure 2000 ; 9 : 65-70.

Mohamed S, Osatuke K, et al. Escitalopram for comorbid depression and anxiety in elderly patients : A 12-week, open-label, flexible-dose, pilot trial. Am J Geriatr Pharmacother 2006 ; 4 : 201-9.

Mohler H, Fritschy JM, et al. A new benzodiazepine pharmacology. J Pharmacol Exp Ther 2002 ; 300 : 2-8.

Moller SE, Larsen F, et al. Lack of effect of citalopram on the steady-state pharmacokinetics of carbamazepine in healthy male subjects. J Clin Psychopharmacol 2001 ; 21 : 493-9.

Monaco F, Cavanna A, et al. Obsessionality, obsessive-compulsive disorder, and temporal lobe epilepsy. Epilepsy Behav 2005 ; 7 : 491-6.

Montenegro MA, Arif H, et al. Efficacy of clobazam as add-on therapy for refractory epilepsy : experience at a US epilepsy center. Clin Neuropharmacol 2008 ; 31 : 333-8.

Montgomery S, Chatamra K, et al. Efficacy and safety of pregabalin in elderly people with generalized anxiety disorder. Br J Psychiatry 2008 ; 193 : 389-94.

Montgomery SA, Tobias K, et al. Efficacy and safety of pregabalin in the treatment of generalized anxiety disorder : a 6-week, multicenter, randomized, double-blind, placebo-controlled comparison of pregabalin and venlafaxine. J Clin Psychiatry 2006 ; 67 : 771-82.

Moore JL, McAuley JW, et al. An evaluation of the effects of methylphenidate on outcomes in adult epilepsy patients. Epilepsy Behav 2002 ; 3 : 92-5.

Morishita S. Clonazepam as a therapeutic adjunct to improve the management of depression : a brief review. Hum Psychopharmacol 2009 ; 24 : 191-8.

Mostert JP, Koch MW, et al. Therapeutic potential of fluoxetine in neurological disorders. CNS Neurosci Ther 2008 ; 14 : 153-64.

Mula M, Hesdorffer DC, et al. The role of titration schedule of topiramate for the development of depression in patients with epilepsy. Epilepsia 2009 ; 50 : 1072-6.

Mula M, Monaco F. Carbamazepine-risperidone interactions in patients with epilepsy. Clin Neuropharmacol 2002 ; 25 : 97-100.

Mula M, Monaco F. Antiepileptic drugs and psychopathology of epilepsy : an update. Epileptic Disord 2009 ; 11 : 1-9.

Mula M, Pini S, et al. The role of anticonvulsant drugs in anxiety disorders : a critical review of the evidence. J Clin Psychopharmacol 2007 ; 27 : 263-72.

Mula M, Sander JW. Suicidal ideation in epilepsy and levetiracetam therapy. Epilepsy Behav 2007 ; 11 : 130-2.

Mula M, Schmitz B, et al. On the prevalence of bipolar disorder in epilepsy. Epilepsy Behav 2008 ; 13 : 658-61.

Mula M, Trimble MR. The importance of being seizure free : topiramate and psychopathology in epilepsy. Epilepsy Behav 2003 ; 4 : 430-4.

Mula M, Trimble MR, et al. Are psychiatric adverse events of antiepileptic drugs a unique entity? A study on topiramate and levetiracetam. Epilepsia 2007 ; 48 : 2322-6.

Mylan Pharmaceutical Drug Information. On clomipramine hydrochloride. 2007a.

Mylan Pharmaceutical Drug Information. On maprotiline hydrochloride. 2007b.

Nadkarni S, Arnedo V, et al. Psychosis in epilepsy patients. Epilepsia 2007 ; 48 (Suppl 9) : 17-9.

Nasrallah H. A review of the effect of atypical antipsychotics on weight. Psychoneuroendocrinology 2003 ; 28 (Suppl 1) : 83-96.

Nelson JC, Mazure CM, et al. Combining norepinephrine and serotonin reuptake inhibition mechanisms for treatment of depression : a double-blind, randomized study. Biol Psychiatry 2004 ; 55 : 296-300.

Nemeroff CB, Preskom SH, et al. Antidepressant drug-drug interactions : clinical relevance and risk management. CNS Spectr 2007 ; 12 (5 Suppl 7) : 1-13.

Newcomer JW, Ratner RE, et al. A 24-week, multicenter, open-label, randomized study to compare changes in glucose metabolism in patients with schizophrenia receiving treatment with olanzapine, quetiapine, or risperidone. J Clin Psychiatry 2009 ; 70 : 487-99.

Newcorn JH, Donnelly C. Cardiovascular safety of medication treatments for attention-deficit hyperactivity disorder. Mt Sinai J Med 2009 ; 76 : 198-203.

Nilsson L, Ahlbom A, et al. Risk factors for suicide in epilepsy : a case control study. Epilepsia 2002 ; 43 : 644-51.

Novick D, Gonzalez-Pinto A, et al. Translation of randomized controlled trial findings into clinical practice : comparison of olanzapine and valproate in the EMBLEM study. Pharmacopsychiatry 2009 ; 42 : 145-52.

Novick D, Haro JM, et al. Tolerability of outpatient antipsychotic treatment : 36-month results from the European Schizophrenia Outpatient Health Outcomes (SOHO) study. Eur Neuropsychopharmacol 2009 ; 19 : 542-50.

Onder E, Tural U, et al. Does gabapentin lead to early symptom improvement in obsessive-compulsive disorder? Eur Arch Psychiatry Clin Neurosci 2008 ; 258 : 319-23.

Pande AC, Davidson JR, et al. Treatment of social phobia with gabapentin : A placebo-controlled study. J Clin Psychopharmacol 1999；19：341-8.

Pande AC, Feltner DE, et al. Efficacy of the novel anxiolytic pregabalin in social anxiety disorder：a placebo-controlled, multicenter study. J Clin Psychopharmacol 2004；24：141-9.

Pande AC, Pollack MH, et al. Placebo-controlled study of gabapentin treatment of panic disorder. J Clin Psychopharmacol 2000；20：467-71.

Papakostas GI, Thase ME, et al. Are antidepressant drugs that combine serotonergic and noradrenergic mechanisms of action more effective than the selective serotonin reuptake inhibitors in treating major depressive disorder? A meta-analysis of studies of newer agents. Biol Psychiatry 2007；62：1217-27.

Parisi P, Moavero R, et al. Attention deficit hyperactivity disorder in children with epilepsy. Brain Dev 2010；32：10-6.

Patsalos PN, Perucca E. Clinically important drug interactions in epilepsy：general features and interactions between antiepileptic drugs. Lancet Neurol 2003a；2：347-56.

Patsalos PN, Perucca E. Clinically important drug interactions in epilepsy：interactions between antiepileptic drugs and other drugs. Lancet Neurol 2003b；2：473-81.

Peritogiannis V, Tsouli S, et al. Acute effects of clozapine-fluvoxamine combination. Schizophr Res 2005；79：345-6.

Perucca E. Clinically relevant drug interactions with antiepileptic drugs. Br J Clin Pharmacol 2005；61：246-55.

Perucca P, Carter J, et al. Adverse antiepileptic drug effects：toward a clinically and neurobiologically relevant taxonomy. Neurology 2009；72：1223-9.

Phelps J, Angst J, et al. Validity and utility of bipolar spectrum models. Bipolar Disord 2008；10：179-93.

Pisani F, Spina E, et al. Antidepressant drugs and seizure susceptibility：from in vitro data to clinical practice. Epilepsia 1999；40（Suppl 10）：S48-56.

Pohl RB, Feltner DE, et al. Efficacy of pregabalin in the treatment of generalized anxiety disorder：double-blind, placebo-controlled comparison of bid versus tid dosing. J Clin Psychopharmacol 2005；25：151-7.

Pollack MH. Refractory generalized anxiety disorder. J Clin Psychiatry 2009；70（Suppl 2）：32-8.

Pollack MH, Tiller J, et al. Tiagabine in adult patients with generalized anxiety disorder：results from 3 randomized, double-blind, placebo-controlled, parallel-group studies. J Clin Psychopharmacol 2008；28：308-16.

Popli AP, Kando JC, et al. Occurrence of seizures related to psychotropic medication among psychiatric inpatients. Psychiatr Serv 1995；46：486-8.

Post RM. Myth of evidence-based medicine for bipolar disorder. Expert Rev Neurother 2009；9：1271-3.

Price BH, Adams RD, et al. Neurology and psychiatry：closing the great divide. Neurology 2000；54：8-14.

Prueter C, Norra C. Mood disorders and their treatment in patients with epilepsy. J Neuropsychiatry Clin Neurosci 2005；17：20-8.

Qin P, Xu H, et al. Risk for schizophrenia and schizophrenia-like psychosis among patients with epilepsy：population based cohort study. Br Med J 2005；331：23.

Redmond JR, Jamison KL, et al. Lamotrigine combined with divalproex or lithium for bipolar disorder：a case series. CNS Spectr 2006；11：915-8.

Reimers A, Skogvoll E, et al. Drug interactions between lamotrigine and psychoactive drugs：evidence from a therapeutic drug monitoring service. J Clin Psychopharmacol 2005；25：342-8.

Reynolds EH, Trimble MR. Epilepsy, psychiatry, and neurology. Epilepsia 2009；50（Suppl 3）：50-5.

Richelson E. Interactions of antidepressants with neurotransmitter transporters and receptors and their clinical relevance. J Clin Psychiatry 2003；64（Suppl 13）：5-12.

Richer LP, Shevell MI, et al. Epileptiform abnormalities in children with attention-deficit hyperactivity disorder. Pediatr Neurol 2002；26：125-9.

Rickels K, Pollack, MH et al. Pregabalin for treatment of generalized anxiety disorder：a 4-week, multicenter, double-blind, placebo-controlled trial of pregabalin and alprazolam. Arch Gen Psychiatry 2005；62：1022-30.

Riss J, Cloyd J, et al. Benzodiazepines in epilepsy：pharmacology and pharmacokinetics. Acta Neurol Scand 2008；118：69-86.

Rubio G, Jimenez-Arriero MA, et al. The effects of topiramate adjunctive treatment added to antidepressants in patients with resistant obsessive-compulsive disorder. J Clin Psychopharmacol 2006；26：341-4.

Rush AJ, George MS, et al. Vagus nerve stimulation（VNS）for treatment-resistant depressions：a multicenter study. Biol Psychiatry 2000；47：276-86.

Rzezak P, Fuentes D, et al. Frontal lobe dysfunction in children with temporal lobe epilepsy. Pediatr Neurol 2007；37：176-85.

Sabaawi M, Singh NN, et al. Guidelines for the use of clozapine in individuals with developmental disabilities. Res Dev Disabil 2006；27：309-36.

Sachdev PS. Alternating and postictal psychoses：review and a unifying hypothesis. Schizophr Bull 2007；33：1029-37.

Saegusa S, Takahashi T, et al. Panic attack symptoms in a patient with left temporal lobe epilepsy. J Int Med Res 2004；32：94-6.

Sazgar M, Carlen PL, et al. Panic attack semiology in right temporal lobe epilepsy. Epileptic Disord 2003；5：93-100.

Schaller JL, Behar D. Carbamazepine and methylphenidate in ADHD. J Am Acad Child Adolesc Psychiatry 1999；38：112-3.

Schatzberg AF. Safety and tolerability of antidepressants：weighing the impact on treatment decisions. J Clin Psychiatry 2007；68（Suppl 8）：26-34.

Scherk H, Pajonk FG, et al. Second-generation antipsychotic agents in the treatment of acute mania：a systematic review and meta-analysis of randomized controlled trials. Arch Gen Psychiatry 2007；64：442-55.

Scherkl R, Hashem A, et al. Histamine in brain - its role in regulation of seizure susceptibility. Epilepsy Res 1991；10

: 111-8.

Schmitz B. Depression and mania in patients with epilepsy. Epilepsia 2005；46（Suppl 4）：45-9.

Schonfeldt-Lecuona C, Wolf RC, et al. Pregabalin in the treatment of schizophrenic anxiety. Pharmacopsychiatry 2009；42：124-5.

Schubert R. Attention deficit disorder and epilepsy. Pediatr Neurol 2005；32：1-10.

Shehata GA, Bateh Ael A, et al. Neuropsychological effects of antiepileptic drugs（carbamazepine versus valproate）in adult males with epilepsy. Neuropsychiatr Dis Treat 2009；5：527-33.

Sheth RD, Binkley N, et al. Progressive bone deficit in epilepsy. Neurology 2008；70：170-6.

Smith LA, Cornelius VR, et al. Valproate for the treatment of acute bipolar depression：systematic review and meta-analysis. J Affect Disord 2010；122：1-9.

Smolders I, Clinckers R, et al. Direct enhancement of hippocampal dopamine or serotonin levels as a pharmacodynamic measure of combined antidepressant-anticonvulsant action. Neuropharmacology 2008；54：1017-28.

Somerville ER. Aggravation of partial seizures by antiepileptic drugs：is there evidence from clinical trials? Neurology 2002；59：79-83.

Specchio LM, Iudice A, et al. Citalopram as treatment of depression in patients with epilepsy. Clin Neuropharmacol 2004；27：133-6.

Spina E, Avenoso A, et al. Inhibition of risperidone metabolism by fluoxetine in patients with schizophrenia：a clinically relevant pharmacokinetic drug interaction. J Clin Psychopharmacol 2002；22：419-23.

Spina E, D'Arrigo C, et al. Effect of adjunctive lamotrigine treatment on the plasma concentrations of clozapine, risperidone and olanzapine in patients with schizophrenia or bipolar disorder. Ther Drug Monit 2006；28：599-602.

Spina E, D'Arrigo C, et al. Effect of valproate on olanzapine plasma concentrations in patients with bipolar or schizoaffective disorder. Ther Drug Monit 2009；31：758-63.

Spina E, Perucca E. Clinical significance of pharmacokinetic interactions between antiepileptic and psychotropic drugs. Epilepsia 2002；43（Suppl 2）：37-44.

Spina E, Scordo MG, et al. Metabolic drug interactions with new psychotropic agents. Fundam Clin Pharmacol 2003；17：517-38.

Starr MS. The role of dopamine in epilepsy. Synapse 1996；22：159-94.

Sullivan GM, Coplan JD, et al. The noradrenergic system in pathological anxiety：a focus on panic with relevance to generalized anxiety and phobias. Biol Psychiatry 1999；46：1205-18.

Sun XY, Zhang L, et al. Characterization of the anticonvulsant activity of doxepin in various experimental seizure models in mice. Pharmacol Rep 2009；61：245-51.

Susman J, Klee B. The role of high-potency benzodiazepines in the treatment of panic disorder. Prim Care Companion J Clin Psychiatry 2005；7：5-11.

Swartz MS, Stroup TS, et al. What CATIE found：results from the schizophrenia trial. Psychiatr Serv 2008；59：500-6.

Tadokoro Y, Oshima T, et al. Interictal psychoses in comparison with schizophrenia：a prospective study. Epilepsia 2007；48：2345-51.

Tan M, Appleton R. Attention deficit and hyperactivity disorder, methylphenidate, and epilepsy. Arch Dis Child 2005；90：57-9.

Tanaka E. Clinically Significant pharmacokinetic drug interactions with benzodiazepines. J Clin Pharm Ther 1999；24：347-55.

Tarulli A, Devinsky O, et al. Progression of postictal to interictal psychosis. Epilepsia 2001；42：1468-71.

Tondo L, Baldessarini RJ, et al. Lithium treatment and risk of suicidal behavior in bipolar disorder patients. J Clin Psychiatry 1998；59：405-14.

Torres AR, Whitney J, et al. Attention-deficit hyperactivity disorder in pediatric patients with epilepsy：review of pharmacological treatment. Epilepsy Behav 2008；12：217-33.

Torta R, Monaco F. Atypical antipsychotics and serotonergic antidepressants in patients with epilepsy：pharmacodynamic considerations. Epilepsia 2002；43（Suppl 2）：8-13.

Trimble MR. Non-monoamine oxidase inhibitor antidepressants and epilepsy：a review. Epilepsia 1978；19：241-50.

Trimble MR. On the use of tranquillizers in epilepsy. Epilepsia 2002；43（Suppl 2）：25-7.

Trimble MR, Hensiek A. On the use of psychotropic drugs in patients with seizure disorder. In：Trimble MR, Schmitz B（eds）The Neuropsychiatry of Epilepsy. Cambridge：Cambridge University Press 2002：299-312.

Trimble MR, Rusch N, et al. Psychiatric symptoms after therapy with new antiepileptic drugs：psychopathological and seizure related variables. Seizure 2000；9：249-54.

Umbricht D, Degreef G, et al. Postictal and chronic psychoses in patients with temporal lobe epilepsy. Am J Psychiatry 1995；152：224-31.

van der Feltz-Cornelis CM, Aldenkamp AP, et al. Psychosis in epilepsy patients and other chronic medically ill patients and the role of cerebral pathology in the onset of psychosis：a clinical epidemiological study. Seizure 2008；17：446-56.

Vazquez B, Devinsky O. Epilepsy and anxiety. Epilepsy Behav 2003；4（Suppl 4）：S20-5.

Wada Y, Hirao N, et al. Pindolol potentiates the effect of fluoxetine on hippocampal seizures in rats. Neurosci Lett 1999；267：61-4.

Wang PW, Nowakowska C, et al. Divalproex extended-release in acute bipolar II depression. J Affect Disord 2010；124：170-3.

Watson Laboratories Drug Information. On amoxapine. 2007.

Weigmann H, Gerek S, et al. Fluvoxamine but not sertraline inhibits the metabolism of olanzapine：evidence from a therapeutic drug monitoring service. Ther Drug Monit 2001；23：410-3.

Weilburg JB, Bear DM, et al. Three patients with concomitant panic attacks and seizure disorder : possible clues to the neurology of anxiety. Am J Psychiatry 1987 ; 144 : 1053-6.

Weintraub D, Buchsbaum R, et al. Psychiatric and behavioral side effects of the newer antiepileptic drugs in adults with epilepsy. Epilepsy Behav 2007 ; 10 : 105-10.

Weisler RH, Calabrese JR, et al. Discovery and development of lamotrigine for bipolar disorder : a story of serendipity, clinical observations, risk taking, and persistence. J Affect Disord 2008 ; 108 : 1-9.

Wender PH, Reimherr FW, et al. A one year trial of methylphenidate in the treatment of ADHD. J Atten Disord 2010 ; 15 : 36-45.

Wernicke JF, Holdridge KC, et al. Seizure risk in patients with attention deficit hyperactivity disorder treated with atomoxetine. Dev Med Child Neurol 2007 ; 49 : 498-502.

Wilson K, Mottram P. A comparison of side effects of selective serotonin reuptake inhibitors and tricyclic antidepressants in older depressed patients : a meta-analysis. Int J Geriatr Psychiatry 2004 ; 19 : 754-62.

Wolf P, Trimble MR. Biological antagonism and epileptic psychosis. Br J Psychiatry 1985 ; 146 : 272-6.

Wong YW, Yeh C, et al. The effects of concomitant phenytoin administration on the steady state pharmacokinetics of quetiapine. J Clin Psychopharmacol 2001 ; 21 : 89-93.

Yan QS, Dailey JW, et al. Anticonvulsant effect of enhancement of noradrenergic transmission in the superior colliculus in genetically epilepsy-prone rats (GEPRs) : a microinjection study. Brain Res 1998 ; 780 : 199-209.

Yan QS, Jobe PC, et al. Evidence that a serotonergic mechanism is involved in the anticonvulsant effect of fluoxetine in genetically epilepsy-prone rats. Eur J Pharmacol 1994 ; 252 : 105-12.

Yerevanian BI, Koek RJ, et al. Bipolar pharmacotherapy and suicidal behavior. Part I : Lithium, divalproex and carbamazepine. J Affect Disord 2007 ; 103 : 5-11.

Yilmaz I, Sezer Z, et al. Mirtazapine does not affect pentylenetetrazole-and maximal electroconvulsive shock-induced seizures in mice. Epilepsy Behav 2007 ; 11 : 1-5.

Zaccara G, Cornaggia CM. The use of antidepressant and antipsychotic drugs in elderly epilepsy patients. Epilepsia 2002 ; 43 (Suppl 2) : 32-6.

Zhang Z, Lu G, et al. Impaired attention network in temporal lobe epilepsy : a resting fMRI study. Neurosci Lett 2009 ; 458 : 97-101.

Zienowicz M, Wislowska A, et al. The effect of fluoxetine in a model of chemically induced seizures : behavioral and immunocytochemical study. Neurosci Lett 2005 ; 373 : 226-31.

第17章 てんかん外科治療と精神症状
Steffi Koch-Stoecker

　てんかん外科治療の目標は患者を発作から解放することによって社会性を回復させ，術前にはできなかったことを可能にすることにある．言い換えれば，自信をもって充実した生活を送れる可能性を提供することにある．とはいえ，Taylorら（1997）が述べているように「その災厄や外傷が多少とも自ら招いたものであったり，その引込み思案が性格によるものであったり，偏見が根強く残っているのであれば，外科治療を受けたからといって問題が解決するとはかぎらない」だろう．発作が消失したからといってすべての問題が解決するわけではない．てんかん外科治療が神経学的には成功したとしても，QOLを改善できなければ，患者が待ち望んでいたものからはほど遠いものになるだろう．

　現在，多くのてんかんセンターでは外科治療の予後判定に併発精神障害も考慮に加えている．以前は精神病を併発している場合の外科治療は禁忌とされていた．というのも，てんかんでは極めて高い割合で精神病を併発しているというJensenとLarsen（1979）の報告を契機に，術後に精神病症状が悪化することが危惧されたからである．しかし，現在では精神病を併発している場合の術後経過に関する知見が蓄積され，理解も深まりつつある．外科治療によって深刻な問題が予想される症例を除外するという戦略は理に適っているとはいえ，術前にどのような精神障害を併発していると，術後にどのような精神症状を併発するのかが問題なのである．

　てんかん外科の転帰評価においてもQOLがますます重要視されているが，こうした方向性の転換はEngelら（1993）が確立した外科治療転帰の分類体系に始まる．Engelらは「残存した発作がQOLにおよぼす影響をある程度考慮する必要がある」と考え，クラスⅢ「意味ある改善」とクラスⅣ「意味ある改善なし」に分類した．そして，発作の回数だけで評価するのではなく，QOLや主観によっても評価することを明示したのである．術後に発作頻度が同じように減ったとしても，それが意味ある改善なのか，取るに足らないものなのかは個々の患者によって異なるだろう．したがって，術後評価にあたっては患者の主観的体験を考慮しなくてはならず，患者によっては発作が消失したにもかかわらず「意味ある改善」とはいえない場合があるかもしれない．これは外科治療は理想的に成功したものの，生活状況には意味ある改善をもたらさなかったことを意味するが，これこそが精神障害を発症した場合なのである．

　Engelら（1993）はクラスⅢとクラスⅣを定量的に区別できる尺度はないとも述べている．QOLについては定量化する手法が開発されてはいるが，個人の価値観の評価には精神科医や臨床心理士が実践しているような長期にわたる症例再構築が必要であり，これは外科治療の評価と精神療法的援助からなる．危機的状況や蹉跌に直面した際に不適応な対処行動を選択してしまうというのが精神医学におけるパーソナリティ障害の概念である．パーソナリティ障害を考慮に入れれば，発作の回数以外に外科治療の主観的成否を予測できる因子をみつけることができるというのがわれわれの考えである．神経症傾向が強く，

家族力動が崩壊していると，発作消失に適応することが難しくなると報告されているが，これはわれわれの考えを支持するものといえる（Wilson et al. 2009）．

最近になり，てんかん外科治療と精神障害をめぐる新たな論点が登場した．術前から精神障害を併発していると，外科治療による発作転帰さえも悪化するという主張である．てんかんと精神障害には共通する病理が存在するという認識がますます深化しているといえよう．

精神障害はてんかん外科治療の転帰にどのような影響を与えるのだろうか．これは主に3つの様相からなるが，いずれにしても術前の精神医学的評価は欠かせない．

1. 術前精神障害と術後精神障害の関係
2. 外科治療を不成功に終わらせるパーソナリティ障害の役割
3. 術前精神障害が外科治療による発作転帰を悪化させるのかどうか

本章ではこの3点について考えていきたい．以下に示すデータはすべて外科治療対象となった側頭葉てんかん患者から得られたものである．

精神科診断をめぐる問題

精神科診断をてんかん外科分野で役立てるためには，術前・術後にデータを収集し，比較することが不可欠である．また，複数のてんかんセンターの結果を比較できるように，診断方法を一致させておくのが実際的だろう．この2つの基本的要件（Ferguson and Rayport 1965）は1960年代にすでに提案されていたのだが，いまだ十分には達成できてはいない．なぜかというと，精神科医がてんかん外科チームに加わっていないからである．

そのため，報告の多くは後ろ向き研究であり，適切な診断や明確な病歴情報なしに不完全な患者記録だけから精神科診断を再構築しているにすぎない．こうした研究では精神障害の過小評価や誤診が生じやすいし，評価方法も研究によって異なっているので，結果の信頼性は疑わしい．

さらに問題なのは，研究によっては自記式評価尺度しか用いていない点である．こうした質問紙は特定の精神障害に対しては十分に構造化・標準化されているのだろうが，てんかん患者に特有の問題については検証されていないものが多く，何よりも臨床診断の代替とはならない．これから示すデータについてもこうした限界があることに留意してほしい．

外科治療対象側頭葉てんかんの精神障害併発率

精神障害併発率はてんかんセンターに紹介された患者かどうか，どのような評価手法を用いているのか，精神科医によって診断されているのかによって異なってくる．精神科医が評価した場合には診断率は高くなる．注目すべき知見を2つ紹介しよう．

まず，外科治療の適応があると考えられた側頭葉てんかんの精神障害併発率は驚くほど高く，27％という報告から80％を超えるという報告まである（表17.1）．十分に検証されているわけではないが，内側側頭葉構造が情動を知覚し，処理する中核であることを考えると，この併発率の高さも納得がいく．

次に，精神障害併発率は外科治療後にわずかではあるが減少する．術前から安定している場合は術後も安定していることがほとんど

表 17.1 外科治療対象者の精神障害併発率

Jensen と Larsen（1979）	>80%
Polkey（1983）	43%
Naylor ら（1994）	43%
Manchanda ら（1996）	47%
Ring ら（1998）	52%
Blumer ら（1998）	57%
Glosser ら（2000）	51%（DSM-Ⅲ-R 第 1 軸のみ）
Anhoury ら（2000）	44%
Inoue と Mihara（2001）	27%
Cankurtaran ら（2005）	27%
Koch-Stoecker（未公表）	47%（第 1 軸のみ）
	69%（第 1 軸とパーソナリティ障害）

であり，一部は悪化し，一部（特に発作が消失した場合）は改善する．不良な精神医学的転帰を予測する因子としては術前から存在する精神障害，左右の側頭葉からの棘波放電，切除範囲の広さが報告されている（Anhoury et al. 2000）．重度のパーソナリティ障害も指標のひとつである（Koch-Stoecker 2001, 2002）．

てんかん精神病

「精神病」とは了解不能な思考，知覚，行動を主徴とする重度精神障害の総称であり，妄想や幻覚などの派手な症状に基づいてざっくりと診断することが多い．Savard（1991）のメタ解析によると，てんかん外科治療対象患者における術前および術後の精神病有病率はそれぞれ 7 〜 16% と 10 〜 28% であった．

てんかん精神病については詳細に分類することが重要だと考えられている．Trimble と Schmitz（1997）によれば，発作時精神病，発作後精神病，発作周辺期精神病，間欠期精神病，交代性精神病に分類できるという．間欠期精神病には抗精神病薬が必要だが，それ以外ではまずは抗てんかん薬の調整を試みる．てんかん精神病の正確な診断はてんかん外科の適応とも関係する．

発作後精神病

精神病の鑑別，とりわけ発作後精神病と間欠期精神病を取り違えてしまうと，てんかん外科患者に深刻な影響が及ぶことになる．というのも，てんかん精神病を正確に分類しておかないと，発作後精神病までもが禁忌扱いされかねないのである．これがなぜ「判断の誤り」なのかというと，発作後精神病には外科治療によって二重の効果が期待できるからである．外科治療に成功すれば，てんかん発作のみならず発作後精神病も抑止できる．こうした理由から，Fenwick（1994）は発作後精神病を外科治療の対象とすべきだと述べている．

発作後精神病の発病率は側頭葉てんかん 800 名以上の大規模調査では 4% と見積もられているが（Kanemoto et al. 1996），**表17.2** に示したように，てんかん外科に対象を限るとさらに高率（6 〜 18%）となる．発作後精神病では両側側頭葉放電（Savard et al. 1991），

表 17.2 発作後精神病の発病率

対象	発病率
側頭葉てんかん	4%（Kanemoto et al. 1996）
外科治療対象患者	18%（Umbricht et al. 1995）
	13%（Kanemoto et al. 1998）
	6%（Koch-Stoecker 2001）

側頭葉以外の放電，発作群発（Umbricht et al. 1995），夜間大発作（Kanemoto et al. 1996）がよくみられるが，発作後精神病の既往は発作予後を悪化させるだろうか．今後の検討が待たれる．発作後精神病の既往があると術後うつ病の発病危険率が高くなるので，術後の経過には十分注意すべきだという意見もある（Kanemoto et al. 1998）．

発作間欠期精神病

慢性精神病を併発している場合，外科治療によっても改善は見込めないという意見やこの問題を棚上げしていることもあり，てんかんセンターで外科治療の評価を受けている例は限られる．とはいえ，発作の軽減により精神病症状が好転するという意見もあり，Fenwick（1988）は発作が続いている精神病状態よりも発作の消失した精神病状態のほうが「良い」のではないかと述べている．また，外科治療後に精神病が寛解した例が報告されているし（Jensen and Larsen 1979），6例中5例で精神状態が改善したという報告もある（Marchetti et al. 2003）．術後に発作が消失したにもかかわらず，精神病症状が悪化した例は1件しか報告されていない（Reutens et al. 1997）．

とはいえ，慢性精神病に対する外科治療には慎重さが求められる．まず，精神病を併発している側頭葉てんかんでは辺縁系の広範な機能不全が疑われる．次に，われわれの印象だが，こうした患者は外科手術のような緊張を強いられる事態に脆弱であり，精神病症状が悪化しやすい．したがって，入念な術前管理ときめ細かな術後管理が必要となる（Krahn et al. 1996；Taylor 1987）．患者と家族には外科治療が万能ではないことと，てんかんと精神病は別々の疾患であり，精神病症状は外科治療によって多少改善するかもしれないが，消失することはまずないことを伝えておいたほうがよい．

これだけ周到に準備を進めておけば，治療効果もそれなりに期待できる．われわれの経験からすると，慢性精神病の大半は術後に急性増悪を示すものの，長期的には発作の軽減に合わせて精神病症状も改善する．Kanemotoら（2001）も慢性精神病の1/3が術後に改善し，悪化した例はなかったと報告している．とはいえ，慢性精神病を併発している場合の外科治療による発作消失率は不明であり，検討が必要である．

術後精神病

術後精神病postoperative psychosisはde novo psychosis（訳注：de novoとは「新たに」を意味するラテン語）なのだろうか．これには議論があり，まず，術後精神病は主に発作が消失しなかった患者にde novo postictal psychosis（Savard et al. 1998）として生じるので，外科治療は間接的にしか関与していない

という見方がある．また，術後精神病は術前からすでに潜伏していた精神病症状や妄想性パーソナリティ傾向が術後に精神病として顕在化したものであり，外科治療は単に契機にすぎないという見方もある（Koch-Stoecker 2002；Ferguson et al. 1993）．とはいえ，外科治療自体が病因として働いているde novo psychosisという診断単位は存在するというのが大勢の意見である．MaceとTrimble（1991）は右側あるいは非優位側の切除後に精神病を発病することが多いことから，非優位半球の機能低下が関与しているのではないかと指摘している．また，手術によって発作活動が突然抑制されるために，「強制正常化forced normalization」に似た機序によって精神病が惹起されるのではないかとも述べている．

術後精神病が存在することに疑いはないが，病因，予測因子，臨床特徴に関するデータの解釈には慎重さが求められる．というのも，データには後向き研究に基づくもの，術前評価を欠くもの，分類の怪しいものが含まれており，方法論上の問題が残されているからである．

発病率についてはメタ解析が実施されている．Savard（1991）によると0.5～21％，Trimble（1992）によると3.8～35.7％，平均7.6％であり，いずれもばらつきが大きい．直近の10年間の報告（Anhoury et al. 2000；Kanemoto et al. 2001；Cankurtaran et al. 2005）に限定すると，253名中5名（2％）となる．病理所見については神経節膠腫gangliogliomaとの関連性を示唆する研究が数件報告されているが，決定的とはいえない（Andermann et al. 1999；Bruton 1988）．非手術例の慢性精神病では左半球または優位半球焦点が多いのに対し（Flor-Henry 1969），術後精神病では非優位半球の側頭葉焦点が多い（Koch-Stoecker 2001；Mace and Trimble 1991）．最近の症例対照比較研究では，術後精神病に関連する術前の神経学的特徴がいくつか特定されている（Shaw et al. 2004）．術後精神病では対側の扁桃体が小さく，脳波異常は両側性であり，切除皮質では海馬硬化以外の病理所見を認めるという．

筆者の検討では術後精神病の全例に術前からパーソナリティ障害を認めていた（Koch-Stoecker 2001, 2002）．この結果は，脆弱な人格構造にとって外科治療は臨界事象として働き，精神病発病閾値をやすやすと超えさせてしまうというFerguson（1993）の考えとも一致する．

術後精神病は気分変動や不眠から始まり，妄想に至るが，てんかん発作の再発を契機とすることが多い．病的体験の主題は2つに大別できる（Ferguson and Rayport 1965）．マイクロチップを埋め込まれたとか脳にレーザーの影響が残っているといった手術に関連するものと，隣人に支配されるとか悪口を言われるといった本人に課せられた新たな心理社会的要求に関するものである．

長期経過はさまざまで，服薬遵守の程度や再手術などによっても異なってくる．多くは抗精神病薬に反応するが，精神科に入院を繰り返す例もある．

術後精神病の特徴を**表17.3**にまとめておく．

感情障害と不安障害

精神病と同じように，てんかんに併発する感情障害も通常の診断基準ではうまく分類できない．「大うつ病エピソード」でみられるような典型的な症状が揃うことはまれであ

表 17.3　術後精神病の特徴

発病率	メタ解析：0.5〜21%（Savard et al. 1991） メタ解析：3.8〜35.7%（Trimble 1992） 最近の研究の集計：2%（本文参照）
組織病理	神経節膠腫が多い（Andermann et al. 1999；Bruton 1988）
側性	非優位半球焦点（Kanemoto et al. 2001；Mace and Trimble 1991）
術前精神障害	100%パーソナリティ障害（Koch-Stoecker 2001）
症状	抑うつ症状と不眠で始まり，妄想に発展（発作再発後が多い）
妄想の主題	外科治療に関するもの，本人に課せられた新たな心理社会的要求に関するもの（Ferguson and Rayport 1965）
長期経過	さまざま（慢性化，再切除後に消失，抗精神病薬によって寛解するなど）

り，むしろ，気分変調症，不快気分症，「器質性」うつ状態のほうが多い．

　Blumerら（1998）は発作間欠期不快気分障害interictal dysphoric disorderの術後経過について報告している．術前に不快気分障害を57%に認めたが，そのうち20%は術後に症状が消退し，36%は変化なく，44%は増悪したという．なお，術前に精神障害を認めなくても，約40%は術後に不快気分エピソードを経験し，その多くは発作が消失していなかったという．

　また，術後1カ月以内の早期合併症として易刺激性や情動不安定が40%以上に生じると報告されている（Fraser 1988；Ring et al. 1998）．この場合，気分が突然変わったり，心配性になったり，ストレスに対する耐性が損なわれてしまうが，3カ月程度で症状は大幅に軽減する（Ring et al. 1998）．年齢が若いこと，術前から不安障害を併発していること，切除部位が右半球であることがこうした感情症状の発症危険因子となりうることが最近報告された（Moss et al. 2009）．とはいえ，術後早期に生じ，易刺激性，不安，気分変動が絡み合ったこのような症状を正確に鑑別診断することは容易ではないし，不可能かもしれない．この時期の症状は心因論的観点から解釈するのがよいだろう．

　外科治療後にうつ病エピソードが新たに生じることもある．この術後うつ病エピソードについて，すでに1957年にはHillらによって発作転帰にかかわらず生じるものの，18カ月以内に寛解することが指摘されている．この一過性に経過する特徴からTrimble（1992）は「外科治療の合併症」とみなしている．発病率は8〜10%（Naylor et al. 1994；Glosser et al. 2000；Koch-Stoecker 2001），構造病変のない皮質や内側側頭葉硬化の切除（Bruton 1988）あるいは非優位半球の切除（Fenwick et al. 1993；Quigg et al. 2003）によって生じやすい．また，攻撃性の目立つ患者の場合，術後に攻撃性が消失し，抑うつ的となることがある（Hill et al. 1957；Taylor 1987）．なお，発作後精神病の既往を認めたり，優位半球を切除した場合にリスクが高まるという報告もある（Kanemoto et al. 1998）．

　Malmgrenら（2002）は手術前後の精神症状を比較することによって，うつ病エピソードとは異なる「器質性」感情障害が存在することを明らかにした．そのなかでも特にてんかんと関連すると考えられたのが「無力性情動障害astheno-emotional disorder」である．

　術後うつ病は発作転帰とは無関係に発病す

るが（Hill et al. 1957），術前に精神症状を認めない場合に限っては発作の再発と関連があるようにみえる（Blumer et al. 1998）．夫婦間葛藤や術後の易刺激性の亢進も発病の誘因として働くことがある（Wrench et al. 2009）．術後うつ病エピソードの特徴を**表17.4**にまとめておく．

われわれの検討では，術前にうつ病を体験している患者に対する外科治療の影響は切除側によって異なっていた．優位半球切除ではうつ病の代理症状として頭痛や背部痛などの身体症状が生じやすく，非優位半球切除では典型的なうつ病エピソードが生じやすい．しかし，右側頭葉切除によって身体症状が生じるという報告もあり，結論は得られていない（Naga et al. 2004）．

側頭葉てんかんでは躁病はめったに生じない（Wolf 1982）．ところが，術後躁病エピソードについては複数の報告がある．Krahnら（1996）は術後早期に生じた軽躁状態を報告しているし，Kanemotoら（1998）は外科治療後に約10％の患者が軽躁あるいは躁症状を呈すると報告している．症例対照研究（Carran et al. 2003）によれば，術後躁症状の発症危険因子として切除側対側の脳波異常，二次性全般化発作，右側頭葉切除が関与しているという．前二者は大脳病変が切除範囲を超えて広範に広がっていることを意味している．術後躁症状の発症率は以下の理由から過小評価されていると思われる．まず，治療が成功した喜びと躁症状でみられる多幸感の区別が難しいこと．次に，精神症状評価は術後3～6カ月に実施されることが多いが，この時点では躁症状はすでに消退してしまっている可能性がある．

不安は大半のてんかん患者に認められる症状なので，これを鑑別することは容易ではない．発作に対する恐怖，発作症状としての恐怖，偏見を恐れての回避傾向などを鑑別しなくてはならないが，明確な診断基準を用いている研究はほとんどない．実際，術前の不安障害有病率については10％にすぎないという報告（Manchanda et al. 1996）もあれば，44％に達するという報告（Bladin 1992）もある．なお，不安障害の有病率は術後2年が経過してもなお術前より高いことが報告されている（Koch-Weser et al. 1988）．

心因性発作

ほとんどのてんかんセンターは心因性発作を併発している患者の外科治療には消極的である．外科治療によっててんかん発作が消失したとしても，解離性発作が続く可能性は高

表17.4 術後うつ病エピソードの特徴

経過	18カ月以内に寛解する（Hill et al. 1957）
病因仮説	瘢痕修復過程（Trimble 1992）
発病率	8～10％（Bruton 1988；Naylor et al. 1994；Koch-Stoecker 2001）
組織病理	内側側頭葉硬化あるいは病理所見なし（Bruton 1988）
側性	非優位半球切除（Fenwick et al. 1993；Koch-Stoecker 2001） 優位半球切除（Kanemoto et al. 1998）
予測因子	攻撃性（Taylor 1987） 発作後精神病（Kanemoto et al. 1998）
発作転帰との関係	発作転帰とは無関係（Hill et al. 1957；Koch-Stoecker 2001）

い．心因性発作に対して継続的な精神療法が実施されている場合に限って外科治療を考慮すべきだろう（Henry and Drury 1897）．てんかん発作だけでも治癒したほうが良いに違いないという考えは心因性発作には当てはまらない．たいていの場合，てんかん発作と心因性発作を患者自身も識別できない．したがって，外科治療によっててんかん発作の回数が減ったとしても，心因性発作が続くかぎり質的改善は見込めないのである．

術後の心因性発作についててんかん外科治療の精神面に及ぼす影響として古くから研究されているが（Ferguson and Rayport 1965；Taylor 1972），ここでは最近の研究を紹介する．Glosserら（1999）によれば，心因性発作が外科治療後10年以内に生じるのは10％未満であり，特に術後1カ月以内に生じやすく，特徴として女性，思春期以降のてんかん発症，右側頭葉切除が多い．一方，Neyら（1998）は5％に生じ，左半球焦点，術前の精神障害，低い知能指数，周術期合併症を認めることが多いと報告している．Daviesら（2000）の研究では3.5％に生じ，術後の「不快気分障害」と周術期合併症が発症危険因子だった．われわれの研究では4％に生じ，全例が境界性パーソナリティ障害であり，すべて右側頭葉切除だった（Koch-Stoecker 2001）．術後心因性発作の特徴を**表17.5**にまとめておく．

Glosserら（1999）は心因性発作の発症をある種の身体化障害として解釈しているが，われわれは解離現象として捉えている．耐えがたい情動に圧倒されたときに解離によって意識を一時的にシャット・ダウンすることができる．解離はてんかん発作による意識消失と機能的には同じ意味をもつのだろう．

パーソナリティ障害

自然科学が20年間の沈黙を破ってパーソナリティ障害に再び関心を抱き始めてから10年が過ぎようとしている．この間にパーソナリティ傾向をはじめとする精神活動の神経生物学的基盤が次第に明らかにされてきた．パーソナリティ障害と精神医学症候群あるいはパーソナリティ障害と正常変異レベルの行動様式との境界設定の問題だけでなく，精神障害発症におけるパーソナリティ障害の

表17.5 術後心因性発作の特徴

発症率	10％（Glosser et al. 1999） 5％（Ney et al. 1998） 4％（Koch-Stoecker 2001） 3.5％（Davies et al. 2000）
性差	女性（Glosser et al. 1999；Koch-Stoecker 2001）
側性	右半球（Glosser et al. 1999；Koch-Stoecker 2001） 左半球（Ney et al. 1998）
てんかん発症年齢	思春期以降（Glosser et al. 1999）
術前精神障害	高頻度（Ney et al. 1998） 境界性パーソナリティ障害（Koch-Stoecker 2001）
知能指数	低い（Ney et al. 1998）
周術期・術後合併症	高頻度（Ney et al. 1998；Davies et al. 2000） 術後の不快気分障害（Davies et al. 2000）

役割についても研究が進められている．

　現代の精神医学理論に従えば，所属している社会で期待されているものとは相当異なる思考，感情，行動が変わることなく続き，そのために機能不全に陥っているのがパーソナリティ障害ということになる．パーソナリティ障害は思春期に顕在化し，その際に体質，経歴，経験が関わると考えられている．

　側頭葉てんかんにおける「てんかん性格」を巡る議論は役に立つどころか混乱を招くだけである．内側側頭葉てんかんが示す行動上の問題には内側側頭葉硬化だけでなく，辺縁系の発作時過活動と発作間欠期抑制および抗てんかん薬が関与していることを示唆する知見が積み上げられている（Engel et al. 1991；Blumer 1999）．

　われわれの調査（Koch-Stoecker 2002）では側頭葉切除術を受けた患者の60%は術前にパーソナリティ障害と診断され，重度のパーソナリティ障害では1/3が術後に精神症状を呈した．一方，術前に妄想性パーソナリティ障害を認めなかった場合には術後に精神病症状を呈さず，境界性パーソナリティを認めなかった場合には術後に解離性発作が生じなかったのである．そして，外科治療後に精神科入院を要した患者はいずれもパーソナリティ障害の診断を受けていた．なお，パーソナリティ障害の10%は「器質性」のものだった．

　この結果からも術前に患者情報を収集することがいかに重要なのかがわかる．そして，パーソナリティ障害を認める場合には術後の精神医学的合併症リスクについても告知しておかなくてはならない．また，パーソナリティ障害を引き起こした発達過程を分析することによって，患者の抱えている内なる問題の複雑な構造を見抜き，精神療法的介入の糸口をつかめるかもしれない．

パーソナリティ障害の神経基盤

　側頭葉てんかん自体が人格の正常な発達を妨げているかもしれない．辺縁系の神経細胞の間欠的過剰興奮によって適切な情動反応過程が損なわれ，説明のつかない恐怖を体験しているかもしれない．そして，発作が誘発するキンドリングによって恐怖反応が全般化し，その恐怖を弱めるためにますます回避的となり，最終的には回避性パーソナリティ障害が形成されてしまうかもしれない．こうした回避傾向は深刻な記憶障害に対する劣等感によっても生じるだろう．いずれにしても，恐怖に対処する際に選択可能なすべての反応の中で本人が最も適応的と判断し，選択するのが回避行動ということになる．したがって，患者自身がその回避行動が不便だとか精神が障害されているためだとか感じるはずもない．

　パーソナリティ障害では不適応行動の問題以外にも低いストレス耐性や脆弱な心理構造を伴うが，これらも神経回路の機能不全に伴って生じているのかもしれない．そして「日常生活上のストレス」を処理する能力は簡単に限界に達し，認知・情動系は機能を停止し，精神病的代償不能状態に陥ってしまうのである．

　パーソナリティ障害にとってはてんかん外科治療自体もストレスとなる．さらに側頭葉構造が離断されることによって脳活動も変化するので，これによっても精神機能が悪化するかもしれない．術後は興奮系と抑制系の大脳機能が変化し，脆弱性が倍加している時期でもある．

　このような心理社会的因子と神経生物学的因子が相互に作用することを前提としたモデルはあらゆる精神病の発病過程に理論的枠組みを与えるかもしれない．これは先天的あるいは後天的に獲得した適応不全構造を前提条

件として，パーソナリティ障害が顕現するという考え方である．そして，情動ストレスによって機能不全に陥り，ついには精神病に発展してしまう．

治療については精神療法以外の選択肢はない．とはいえ，精神療法的介入は時間がかかり，忍耐を要する作業である．

精神療法では以下の3点を取り上げる．
1. 患者の社会ネットワークと神経ネットワークにおける適応方略の不合理性を分析検証する．
2. より適応的な方略を用いた場合の変化の可能性と利点を繰り返し教示する．
3. 新たな行動様式に挑戦し，神経回路を変化させ，古い方略を消去する間の支援．

併発精神障害と術後発作転帰

先にも触れたが，術前の精神障害と術後の発作転帰との間には関連性があるようにみえる．とはいえ，この問題はつい最近まで重要視されることはなかった．術前に精神障害を認めると発作を抑制できる見込みが低くなる傾向があることを最初に報告したのはNaylorら（1994）だが，たまたま気づいたと言ってよいだろう．それからしばらくして，これも偶然の産物だが，Anhouryら（2000）によって術前に精神障害の既往があり，術後に新たな精神症状が生じた患者では発作頻度が10％以下に減る可能性が低くなることが報告された．当時のわれわれの研究結果も術前の精神障害によって術後転帰が予測できるかもしれないことを示していた（Koch-Stoecker 2001）．

2009年になると，この問題に真正面から取り組んだ研究が3件報告された．Guarnieriら（2009）はEngelの転帰分類の1Aと1B以上を比較した場合，術前に不安障害あるいはパーソナリティ障害を認めると発作転帰が明らかに劣ることを見出した（訳注：生活に支障をきたす発作の消失を意味するクラスIは，さらに発作の完全消失（1A），生活に支障をきたす発作の消失（1B），少なくとも2年間の発作消失（1C）に細分されている）．Kannerら（2009）は精神障害の既往あるいは現症があると，1A，1A+1B，1A+1B+1Cのいずれにも到達しないことが予測できると報告し，「精神障害を併発している場合，広汎なてんかん原性領域を有している可能性があり，精神障害の併発は重症てんかんの危険信号である」と結論づけた．Metternichら（2009）は自記式尺度であるBeck Depression Inventory（BDI）によって測定された術前の抑うつ症状によって発作転帰が予測できることを報告している．

これらの研究は外科治療による精神症状の発生をいかに予防するかという課題をはるかにしのぐものである．そして，てんかん外科領域においても精神障害はもはや取るに足らない問題なのでははく，必須の問題として扱う必要性があることを示している．これは取りも直さず神経内科医と精神科医が連携することがいかに重要なのかを意味している（Karmer 2003；Koch-Stoecker and Kanemoto 2008）．てんかんと精神障害は強固に結びついているのである．

精神医学的評価の進め方

術前に全患者から詳細な病歴を聴取するのは現実的とはいえず，またその必要もない．その代わり，全員に診断スクリーニングテストを洩らさず実施し，精神科急性期治療が必要な患者や詳細な診断面接を実施すべき患者

を割り出せばよい．

うつ病や精神病は術前に十分治療しておく．また，心因性発作には術前から効果的な精神療法を導入する．

パーソナリティに重篤な不適応傾向が見出された場合，外科治療に伴うさまざまな危険性について前もって告知しておき，可能であれば長期的な視点に立った精神療法を開始する．とはいえ，医療関係者の多くはこうした患者に消極的である．

診断スクリーニングテスト

われわれは精神症状と身体症状の全般的な評価にSCL-90R（Derogatis et al. 1973）を用いている．これはスクリーニングテストとして活用できるだけでなく，術前術後の症状の変化を領域別に視覚化したり，患者に還元する際にも役立つ．

抑うつ症状の評価にはBDI（Beck et al. 1961）を用いている．また，てんかん患者向けのNeurological Disorder Depression Inventory for Epilepsy（NDDI-E；Gilliam et al. 2006）を利用するのもよいだろう．項目数が6と少なく，簡便である．

パーソナリティ障害の評価にはSCID-II（First et al. 1994）を用いた構造化診断面接を実施している．ただし，これだけで厳密な診断を下せるわけではない．診断面接を実施した場合はパーソナリティ障害の診断がつかなくても，個人面談の追加を提案したほうがよい．というのも，この診断面接では極めて個人的な内容に触れるので，面接終了後には治療的なサポートが必要となるからである．

まとめ

てんかん外科に紹介されてくる患者は一般人口に比べて精神障害の有病率が例外なく高い．てんかんに併発する精神障害の症状は定型的でないことが多く，これはてんかんに伴う器質的変化によって修飾されているためだろう．

精神障害の併発は術後転帰に重大な影響を及ぼす．まず，外科治療によって発作から解放されても，それを活用できず，QOLの改善が見込めない．さらに，精神障害を併発していると術後の発作消失確率が低くなる．パーソナリティ障害は二重の意味で外科治療に悪影響を及ぼすのである．

術前に精神科診断スクリーニングを実施し，必要に応じて薬物療法や精神療法を開始することが肝要である．

文献

Andermann LF, Savard G, Meencke HJ, et al. Psychosis after resection of ganglioglioma or DNET：evidence for an association. Epilepsia 1999；40：83-7.

Anhoury S, Brown RJ, Krishnamoorthy ES, et al. Psychiatric outcome following temporal lobectomy：a predictive study. Epilepsia 2000；41：1608-15.

Beck AT, Ward C, Mendelson M. Beck Depression Inventory（BDI）. Arch Gen Psychiatry 1961；4：561-71.

Bladin PF. Psychosocial difficulties and outcome after temporal lobectomy. Epilepsia 1992；33：898-907.

Blumer D. Evidence supporting the temporal lobe epilepsy personality syndrome. Neurology 1999；53（Suppl 2）：9-12.

Blumer D, Wakhlu S, Davies K, et al. Psychiatric outcome of temporal lobectomy for epilepsy：incidence and treatment of psychiatric complications. Epilepsia 1998；39：478-86.

Bruton CJ. The Neuropathology of Temporal Lobe Epilepsy. Maudsley Monographs 31. Oxford：Oxford University Press 1988.

Cankurtaran ES, Ulug B, Saygi S, et al. Psychiatric morbidity, quality of life, and disability in mesial temporal lobe epilepsy patients before and after anterior temporal lobectomy. Epilepsy Behav 2005；7：116-22.

Carran MA, Kohler CG, O'Connor MJ, et al. Mania following

temporal lobectomy. Neurology 2003；61：770-4.

Davies KG, Blumer DP, Lobo S, et al. De novo nonepileptic seizures after cranial surgery for epilepsy：incidence and risk factors. Epilepsy Behav 2000；1：436-43.

Derogatis LR, Lipman RS, Covi L. SCL-90：an outpatient psychiatric rating scale. Psychopharmacol Bull 1973；9：13-28.

Engel J Jr, Bandler R, Griffith NC, et al. Neurobiological evidence for epilepsy-induced interictal disturbances. In：Smith D, Treiman D, Trimble MR（eds）Advances in Neurology, Vol. 55. New York：Raven Press 1991：97-111.

Engel J Jr, Van Ness PC, Rasmussen TB, et al. Outcome with respect to epileptic seizures. In：Engel J Jr（ed）Surgical Treatment of the Epilepsies, 2nd edn. New York：Raven Press 1993：609-21.

Fenwick P. Psychiatric assessment and temporal lobectomy. Acta Neurol Scand 1988；78（Suppl 117）：96-101.

Fenwick P. Psychiatric assessment and temporal lobectomy. In：Wyler AR, Hermann BP（eds）The Surgical Management of Epilepsy. London：Butterworth-Heinemann 1994：217-33.

Fenwick P, Blumer DP, Caplan R, et al. Presurgical psychiatric assessment. In：Engel J Jr（ed）Surgical Treatment of the Epilepsies, 2nd edn. New York：Raven Press 1993：273-90.

Ferguson SM, Rayport M. The adjustment to living without epilepsy. J Nerv Ment Dis 1965；140：26-37.

Ferguson SM, Rayport M, Blumer DP, et al. Postoperative psychiatric changes. In：Engel J Jr（ed）Surgical Treatment of the Epilepsies, 2nd edn. New York：Raven Press 1993：649-61.

First M, Spitzer RL, Gibbon M, et al. Structured Clinical Interview for DSM IV, Axis II Personality Disorders（SCID-II）. New York：Biometric Research 1994.

Flor-Henry P. Psychosis and temporal lobe epilepsy：a controlled investigation. Epilepsia 1969；10：363-395.

Fraser RT. Improving functional rehabilitation outcome following epilepsy surgery. Acta Neurol Scand 1988；78（Suppl 117）：122-8.

Gilliam FG, Barry JJ, Hermann BP, et al. Rapid detection of major depression in epilepsy：a multicentre study. Lancet Neurol 2006；5：399-405.

Glosser G, Roberts D, Glosser DS. Nonepileptic seizures after resective epilepsy surgery. Epilepsia 1999；40：1750-4.

Glosser G, Zwil A, Glosser DS, et al. Psychiatric aspects of temporal lobe epilepsy before and after anterior temporal lobectomy. J Neurol Neurosurg Psychiatry 2000；68：53-8.

Guarnieri R, Walz R, Hallak JE, et al. Do psychiatric comorbidities predict postoperative seizure outcome in temporal lobe epilepsy surgery? Epilepsy Behav 2009；14：529-34.

Henry TR, Drury I. Non-epileptic seizures in temporal lobectomy candidates with medically refractory seizures. Neurology 1997；48：1374-82.

Hill D, Pond DA, Mitchell W, et al. Personality changes following temporal lobectomy for epilepsy. J Ment Sci 1957；103：18-27.

Inoue Y, Mihara T. Psychiatric disorders before and after surgery for epilepsy. Epilepsia 2001；42（Suppl 6）：13-8.

Jensen I, Larsen JK. Mental aspects of temporal lobe epilepsy. J Neurol Neurosurg Psychiatry 1979；42：256-65.

Kanemoto K, Kawasaki J, Kawai I. Postictal psychosis：a comparison with acute interictal and chronic psychoses. Epilepsia 1996；37：551-6.

Kanemoto K, Kawasaki J, Mori E. Postictal psychosis as a risk factor for mood disorders after temporal lobe surgery. J Neurol Neurosurg Psychiatry 1998；65：587-9.

Kanemoto K, Kim Y, Miyamoto T, et al. Presurgical postictal and acute interictal psychoses are differentially associated with postoperative mood and psychotic disorders. J Neuropsychiatry Clin Neurosci 2001；13：243-7.

Kanner AM. When did neurologists and psychiatrists stop talking to each other? Epilepsy Behav 2003；4：597-601.

Kanner AM, Byrne R, Chicharro A, et al. A lifetime psychiatric history predicts a worse seizure outcome following temporal lobectomy. Neurology 2009；72：793-9.

Koch-Stoecker S. Psychotische Phänomene bei Patienten mit operativ behandelten Temporallappenepilepsien. Epilepsie-Blätter 1997；10：32-5.

Koch-Stoecker S. Psychiatric outcome. In：Lüders H, Comair Y（eds）Epilepsy Surgery, 2nd edn. Philadelphia：Lippincott Williams & Wilkins 2001：837-44.

Koch-Stoecker S. Personality disorders as predictors of severe postsurgical psychiatric complications in epilepsy patients undergoing temporal lobe resections. Epilepsy Behav 2002；3：526-31.

Koch-Stoecker S, Kanemoto K. Psychiatry and surgical treatment. In：Engel J Jr, Pedley TA（eds）Epilepsy：A Comprehensive Textbook. Philadelphia, Lippincott Williams & Wilkins 2008：2169-78.

Koch-Weser M, Garron DC, Gilley DW, et al. Prevalence of psychologic disorders after surgical treatment of seizures. Arch Neurol 1988；45：1308-11.

Krahn LE, Rummans TA, Peterson GC. Psychiatric implications of surgical treatment of epilepsy. Mayo Clin Proc 1996；71：1201-4.

Mace CJ, Trimble MR. Psychosis following temporal lobe surgery：a report of six cases. J Neurol Neurosurg Psychiatry 1991；54：639-44.

Malmgren K, Starmark JE, Ekstedt G, et al. Nonorganic and organic psychiatric disorders in patients after epilepsy surgery. Epilepsy Behav 2002；3：67-75.

Manchanda R, Schaefer B, McLachlan RS, et al. Psychiatric disorders in candidates for surgery for epilepsy. J Neurol Neurosurg Psychiatry 1996；61：82-9.

Marchetti RL, Fiore LA, Valente KD, et al. Surgical treatment of temporal lobe epilepsy with interictal psychosis：results of six cases. Epilepsy Behav 2003；4：146-52.

Metternich B, Wagner K, Brandt A, et al. Preoperative depressive symptoms predict postoperative seizure outcome in temporal and frontal lobe epilepsy. Epilepsy Behav 2009；16：622-8.

Moss K, O'Driscoll K, Eldridge P, et al. Risk factors for early post-operative psychiatric symptoms in patients undergoing epilepsy surgery for temporal lobe epilepsy. Acta Neurol Scand 2009 ; 120 : 176-81.

Naga AA, Devinsky O, Barr WB. Somatoform disorders after temporal lobectomy. Cogn Behav Neurol 2004 ; 17 : 57-61.

Naylor AS, Rogvi-Hansen B, Kessing L, et al. Psychiatric morbidity after surgery for epilepsy : short-term follow up of patients undergoing amygdalohippocampectomy. J Neurol Neurosurg Psychiatry 1994 ; 57 : 1375-81.

Ney GC, Barr WB, Napolitano C, et al. New-onset psychogenic seizures after surgery for epilepsy. Arch Neurol 1998 ; 55 : 726-30.

Polkey, CE. Effects of anterior temporal lobectomy apart from the relief of seizures. J Roy Soc Med 1983 ; 76 : 354-8.

Quigg M, Broshek DK, Heidal-Schiltz S, et al. Depression in intractable partial epilepsy varies by laterality of focus and surgery. Epilepsia 2003 ; 44 : 419-24.

Reutens DC, Savard G, Andermann F, et al. Results of surgical treatment in temporal lobe epilepsy with chronic psychosis. Brain 1997 ; 120 : 1929-36.

Ring HA, Moriarty J, Trimble MR. A prospective study of the early postsurgical psychiatric associations of epilepsy surgery. J Neurol Neurosurg Psychiatry 1998 ; 64 : 601-4.

Savard G. Psychosis and surgery of epilepsy. In : Lüders H (ed) Epilepsy Surgery. New York : Raven Press 1991 : 461-5.

Savard G, Andermann F, Olivier A, et al. Postictal psychosis after partial complex seizures : a multiple case study. Epilepsia 1991 ; 32 : 225-31.

Savard G, Andermann LF, Reutens D, et al. Epilepsy, surgical treatment and postoperative psychiatric complications : a re-evaluation of the evidence. In : Trimble MR, Schmitz B (eds) Forced Normalization and Alternative Psychoses of Epilepsy. Petersfield : Wrightson Biomedical Publishing 1998 : 179-92.

Shaw P, Mellers J, Henderson M, et al. Schizophrenia-like psychosis arising de novo following a temporal lobectomy : timing and risk factors. J Neurol Neurosurg Psychiatry 2004 ; 75 : 1003-8.

Taylor DC. Mental state and temporal lobe epilepsy : a correlative account of 100 patients treated surgically. Epilepsia 1972 ; 13 : 727-65.

Taylor DC. Psychiatric and social issues in measuring the input and outcome of epilepsy surgery. In : Engel J Jr (ed) Surgical Treatment of the Epilepsies. New York : Raven Press 1987 : 485-503.

Taylor DC, Neville BGR, Cross JH. New measures of outcome needed for the surgical treatment of epilepsy. Epilepsia 1997 ; 38 : 625-30.

Trimble MR. Behaviour changes following temporal lobectomy, with special reference to psychosis. J Neurol Neurosurg Psychiatry 1992 ; 55 : 89-91.

Trimble MR, Schmitz B. The psychoses of epilepsy/schizophrenia. In : Engel J Jr, Pedley TA (eds) Epilepsy : A Comprehensive Textbook. Philadelphia : Lippincott-Raven 1997 : 2071-81.

Umbricht D, Degreef G, Barr WB, et al. Postictal and chronic psychoses in patients with temporal lobe epilepsy. Am J Psychiatry 1995 ; 152 : 224-31.

Wilson SJ, Wrench JM, McIntosh AM, et al. Profiles of psychosocial outcome after epilepsy surgery : the role of personality. Epilepsia 2010 ; 51 : 1133-8

Wolf P. Manic episodes in epilepsy. In : Akimoto H, Kazamatsuri H, Seino M, Ward AA Jr (eds) Advances in Epileptology : 8th Epilepsy International Symposium. New York : Raven Press 1982 : 237-40.

Wrench JM, Wilson SJ, O'Shea MF, et al. Characterising de novo depression after epilepsy surgery. Epilepsy Res 2009 ; 83 : 81-8.

第18章 てんかんと意識

Andrea Eugenio Cavanna, Fizzah Ali

　意識とは複雑きわまりない哲学理論から宗教的共生と称されるものまで，ヒトというジレンマを抱えた存在を表す謎に満ちた概念である．しかし，この10年の間にこうした形而上の議論に代わって神経科学や実証主機に基づく探求が主流となり，意識に対する見方も大きく変化した（Zeman 2001）．

　意識の科学的理解が遅れたのは意識という術語の意味があまりにも曖昧すぎたためでもある．とはいえ，意識が臨床医学に関わることに疑う余地はなく，認知症から昏睡あるいは睡眠障害からてんかんまでと多岐にわたる（Cavanna and Monaco 2009）．てんかんと意識の関わりもかなり古い．現在のてんかん発作分類では発作焦点が限局した領域あるいは半球内に留まる「部分発作」と両半球にわたる広範な領域を巻き込む「全般発作」に二分される（Engel 2001）．部分発作はさらに意識減損の有無によって「単純」部分発作と「複雑」部分発作に分類される．てんかん発作とは動的かつ可逆的な脳の機能不全ともいえるだろう．てんかん発作では軽微な注意障害から完全な反応性の消失までのさまざまな意識減損が生じる．てんかんを特徴づけるこのような意識の突然の退場はその程度にかかわらず，社会生活上の不都合（偏見や運転の制限），経済的な負担（就労の制限），外傷（火傷や転落）など重大な悪影響を及ぼす．

　意識障害に関わる解剖学的局在を明らかにするためには意識状態の変化と並行して生じている神経活動の変化を知る必要があるが，てんかんはその理想的なモデルといえる（Monaco et al. 2005；Cavanna 2008；Blumenfeld 2009）．本章では意識の定義を明確化することから始めよう．まずは発作時の意識状態を研究する際に広く用いられている二次元モデルを紹介したい．次に，意識が変化する際の脳内メカニズムについて現時点で判明していることを全般発作と複雑部分発作に分けて概説しよう．

意識の定義

　最も明確であるようでいて最も謎めいているのがヒトの心であると言われるように，定義を頼りに了解し合っているこの世界の中で意識ほど曖昧な存在はない（Dennett 1987）．典型的な主観的現象である意識を明確に定義することは難しく，臨床医学，神経科学，心理学，哲学などさまざまな分野で時間をかけて完全無欠の定義を作り出そうと試みられてきた（Markowitsch 1995）．意識と自己意識の違いが強調されたこともある．意識は「覚醒」「経験」「精神活動」と関係し，自己意識は「自己認識」「自覚」「メタ認知」からなるという考え方である（Zeman 2001）．

　臨床的には意識は覚醒状態に等しく，周囲や他者を知覚し，影響し合い，理解し合う能力と捉えてよいだろう（Dennett 1987；Markowitsch 1995；Zeman 2001）．臨床医学では覚醒水準の低下を表すのに「混濁」という術語を採用している．てんかん学における意識はさらに具体的で，発作時の反応性によって決定されている．しかし，この定義では失語発作，強制注意，感覚や記憶の一過性障害などによる反応性の障害と区別できないだけ

でなく，発作時意識のさまざまな主観的内容を記述することもできない（Zappulla 1997；Monaco et al. 2005；Cavanna 2008；Johanson et al. 2008）．この批判の後半部分は意識は一元的現象ではなく多元的現象であるという今日的理解の基本でもある．そして，意識を量的特性（意識水準）と質的特性（意識内容）に分けて扱うことは多くの神経生理研究や神経画像研究によって支持されている（Cavanna and Monaco 2009；Blumenfeld 2009；Cavanna et al. 2009）．

意識水準と意識内容

意識を普遍的かつ網羅的に定義することはできないが，意識に関わる神経活動を意識水準を維持するのに必須の構造と意識的経験を創出するのに必要な構造に分けることは可能である（Plum and Posner 1980；Baars et al. 2003；Blumenfeld and Taylor 2003；Blumenfeld 2009）．

意識水準とは覚醒の程度であり，完全覚醒から眠気を経て昏睡に至る連続的な連なりである．そして，外的刺激に対する反応性などの行動指標を評価することによって，意識水準を臨床的に定量化することが可能となる（Plum and Posner 1980）．こうした尺度にはGlasgow Coma Scaleなどがある．意識の多元的性質を明らかにするには，意識水準をさらに覚醒状態，注意，自己と周囲に対するアウェアネスに細分することもできるが，これらの過程は脳幹上部，間脳，前頭葉・頭頂葉の高次連合皮質，大脳基底核，小脳から始まる神経伝達系のおびただしい数の並列接続の上に成り立っている（Zeman 2001；Dreher and Grafman 2002）．

橋，中脳，間脳をつなぐ上行性網様体と広汎性視床皮質投射系が完全に機能していることが意識の神経生物学的基盤の礎となる（Moruzzi and Magoun 1949）．さらに，視床皮質神経ループの反響性活動も関与しているだろう（Crick 1994；Llinas et al. 1998）．網様体あるいは視床髄板内核を巻き込んだ限局性病変が生じると，大脳機能が両側性に損なわれ，意識水準は昏睡あるいは植物状態に固定されてしまう（Giacino 1997；Laureys et al. 2004）．てんかん発作では，発作放電が皮質化構造に拡延すると視床皮質回路網の活動が損なわれ，この機能崩壊が意識の完全喪失と関連していると考えられている（Lee et al. 2002）．また，健常者を対象とした徐波睡眠時（Maquet 2000），麻酔下（Alkire et al. 2000），催眠下（Rainville et al. 2002）のPET研究では視床に限局する低代謝が観察されている．そして，上部脳幹と間脳の賦活系がアウェアネスの神経解剖学基盤であることも示されている（Ortinski and Meador 2004）．

意識内容は情動，感覚，記憶，意図などの主観的体験を包含し，外界からの外的要因と内的注意などの内的要因の相互作用の産物であり，これには内臓感覚も関係している（Coslett 1997；Critchley 2005）．そして，主観的体験の強度とその情動的色彩は側頭葉と辺縁系による調整を受け，周辺意識の現象となることもあれば，強烈な体験として意識されることもある（Johanson et al. 2003）．側頭葉皮質が意識内容を変化させる役割を担っていることは実験によって確認されている（Jasper 1998）．また，内側側頭葉が過去の出来事を意識的に想起する際に必要なことも明らかにされている（Gloor et al. 1982）．

特定の皮質領域が損傷すると，意識水準の変化を伴わずに意識内容の容量が変化するこ

とがある（Frith et al. 1999）．辺縁系発作重積のような例外的な状態では，意識水準が高まると意識内容が弱まることもある（Monaco et al. 2005）．発作症状を記述する際の「意識消失」「意識減損」といった表現は実際には発作時の無反応性を意味しているにすぎない（Gloor 1986）．一方，発作中の意識の主観的内容となると蚊帳の外に置かれてきた．したがって，意識の量的性質と質的性質を両立させる研究がぜひとも必要となるが，最近になり，意識の統合的二次元モデルが提案された．このモデルを用いれば，さまざまなてんかん発作における意識状態を2つの主要な構成要素に従って包括的に評価することができる（Monaco et al. 2005）．

意識水準と意識内容のどちらかが損なわれると，その結果として意識が消失する．全般発作でみられる意識消失では意識は劇的に変化し，反応性も主観的体験も完全に消失する．複雑部分発作の場合は変化に富み，たとえば側頭葉起源の発作であれば，知覚や情動の変化が意識内容に影響を及ぼし，強烈な主観的体験が生じる．単純部分発作では意識水準は保たれているのが一般的だが，視覚，聴覚，身体感覚，記憶体験が融合することによって意識内容が影響を受ける（Monaco et al. 2005；Cavanna 2008；Cavanna et al. 2008；Johanson et al. 2008）．

発作時の意識状態

図18.1に示したように，意識の主観的次元と客観的次元を二次元座標に展開すれば，発作時の意識体験を描出することができ，さまざまな発作型の意識状態を比較することも可能となる（Monaco et al. 2005；Cavanna 2008）．

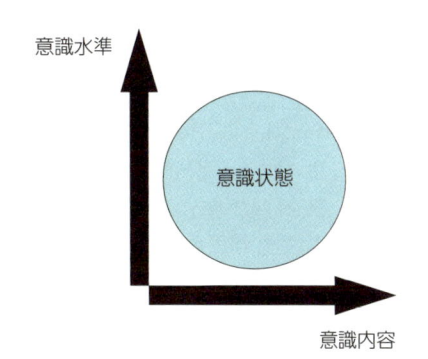

図18.1 発作時意識状態を表すための二次元座標
縦軸は意識水準，横軸は意識内容を表す．

今までは意識を定量的に分析するための標準化された尺度がなかったために，発作中の意識状態の詳細を知ることはできなかった．実際，以前用いられていた尺度では評価者間信頼性も評価者内信頼性も低く，実用的ではなかった．最近開発された発作時意識尺度 Ictal Consciousness Inventory（ICI）は①アウェアネス・反応性の水準，②発作時の主観的体験の鮮明度を定量化するための自記式質問紙であり，すでに標準化されている（Cavanna et al. 2008）．最初の10項目（**表18.1**）はアウェアネス全般に関する質問であり，時間，場所，そばにいた人物がわかっていたか，話しかけられた内容が理解できていたか，言葉あるいは動作で返答できたか，視線を動かすことができたか，注意を集中することができたか，自発的に動くことができたかを問う．後半の10項目（**表18.2**）は意識内容に関する質問で，夢幻様状態，時間・場所に対する非現実感，錯覚および幻覚，既視感，不快感，快感を問う．採点には3段階のLikert方式（訳注：質問内容にどの程度当てはまるかを回答する方式）を用い，各質問項目を0～2点，各尺度を0～20点で評価する．ICIには自記式尺度固有の問題に加えて，発作時健忘などのてんかん発作固有の問題もあるだろう．し

表 18.1 ICI　発作時の意識水準に関する質問項目

発作の最中にあなたは
1. なにが起きているのかわかりましたか.
2. 周囲の状況がわかりましたか.
3. 時間が過ぎていくことに気づいていましたか.
4. 誰かが居合わせていたかどうかわかりましたか.
5. 呼びかけの内容がわかりましたか.
6. 呼びかけに答えることができましたか（大丈夫ですか，など）.
7. 指示に従うことができましたか（座ってください，など）.
8. 視線を変えることはできましたか.
9. 注意を集中することができましたか.
10. 自発的になにかすることができましたか.

ICI, Ictal Consciousness Inventory

表 18.2 ICI　発作時の意識内容に関する質問項目

発作の最中にあなたは
11. 夢の中にいるような感じがしましたか.
12. 馴染みのない場所にいるような感じがしましたか.
13. 知らないものに囲まれている感じがしましたか.
14. すべてがゆっくりと進んだり，速く進んだりするような感じがしましたか.
15. その場にいない人の気配を感じましたか.
16. 幻が見えたり聞こえたりしましたか.
17. 人や物の形がゆがんで見えましたか.
18. 過去の体験や記憶がよみがえってきましたか（その頃に逆戻りしたような感じ）.
19. 不快な気分（恐れ，寂しさ，怒り）を感じましたか.
20. 愉快な気分（幸せ，喜び）を感じましたか.

ICI, Ictal Consciousness Inventory

かし，それでも発作時意識状態を二次元モデルという枠組みで評価することができる簡便かつ信頼性の高い尺度なのである．ICIを用いれば，意識障害の性質を明らかにすることができる．したがって，主に意識水準を損なう発作型（欠神発作や強直間代発作）と意識内容が変化する発作型（部分発作）の鑑別にも役立つ．

「意識システム」とは意識を支える皮質および皮質下の回路網を意味する（Blumenfeld and Taylor 2003）．睡眠（Maquet 2000），麻酔（Alkire et al. 2000），昏睡や植物状態（Laureys et al. 2004）などの意識のない状態を調べると，「意識システム」には上位脳幹（中脳，橋上部），視床内側部，帯状回，内側前頭前皮質，楔前部，外側前頭連合皮質，頭頂連合皮質が関わっていることがわかる．また，視床の髄板内核群と正中核群および視床下部も重要である（Blumenfeld 2009）．

発作活動の分布や発作症状は発作型によって異なるが，意識消失を伴う際には正常な意識状態を保つために必要な基幹神経回路網の

どこかが分断されているのではないか．すなわち，神経細胞の異常な興奮あるいは抑制により，①上位脳幹および視床内側部，②内側前頭前皮質，帯状回，楔前部，③外側前頭皮質，眼窩前頭皮質，外側頭頂皮質のいずれかの機能が損なわれ，意識が障害されるとは考えられないだろうか．次節では発作型によって「意識システム」の機能不全部位が異なることを紹介しよう．

大発作

全般性強直間代発作 generalized tonic-clonic seizure（GTCS）では異常放電が両半球に拡がり，発作中は反応性が完全に消失し，けいれんが生じる．けいれんの強直相では体軸上の骨格筋の持続的収縮，眼球上転，散瞳が生じ，脳波では漸増律動が10～20秒続く．その後に間代相が続き，四肢が律動的に収縮し，脳波では多棘徐波放電を認める（Blumenfeld 2009）．強直間代相では誰の目にも明らかな意識消失を伴うが，これは発作が広範な脳領域を巻き込むからに他ならない．発作が数分間続いた後，傾眠と無反応状態に移行するが，その持続はさまざまで数分のこともあれば数時間続くこともある．GTCSは一次性全般化であり，焦点起始性ではないと考えられている．一方，単一焦点から始まった放電が拡延し，続発性に全般発作が生じることもある（部分発作の二次性全般化）．

GTCSの初期の機能画像研究では脳全体が一様に巻き込まれているというものだった（Engel et al. 1982）．ところが，最近の研究では局所性変化が注目されている（Cavanna et al. 2009；Blumenfeld 2009）．ヒトの二次性全般化発作では発作後に焦点性の欠落が生じるが，これは発作起始領域の機能障害を反映している（Blumenfeld et al. 2003）．二次性全般化発作中にSPECTを撮像すると焦点性の脳血流変化が観察され，その多くは発作起始領域である（Lee et al. 1987；Shin et al. 2002；Blumenfeld 2003, 2009）．こうした知見は二次性全般化に関するものだが，一次性であることが間違いないGTCSであっても脳全体が一様に巻き込まれるのではなく，特定の脳領域が関わっている可能性が高い．

GTCS時と発作間欠時のSPECT所見を比較すると，発作時には視床，上部脳幹，外側前頭皮質，頭頂皮質の血流量が増え，一方，帯状回の血流量は低下する．前部帯状回と後部帯状回の血流量の低下は発作後も続き，さらに外側前頭皮質と頭頂皮質の血流量も低下する．

また，発作の終了と発作後もうろう状態には小脳の抑制性出力が関与している可能性もある．発作後には小脳の血流量が増加するが，同時に視床の血流量も増加し，一方，前頭皮質と頭頂皮質の血流量は著明に低下する（Norden and Blumenfeld 2002；Blumenfeld 2009；Cavanna and Monaco 2009）．GTCSで血流量が最も増大するのは前頭連合皮質と頭頂連合皮質であり，この発作型でみられる意識障害の強さと持続の長さに関係している．一次感覚皮質と一次運動皮質は比較的免れている．一次運動皮質が免れているということはGTCSの運動症状が脳幹を介しているという考えを支持するだろう．側頭葉焦点由来の二次性全般化や両側の感覚運動野に限局する発作では意識が完全に保たれたまま全身性の強直間代けいれんが生じることがある（Bell et al. 1997；Nogueira et al. 2008）．

欠神発作

欠神発作のほとんどは小児でみられ，典型例では凝視と無反応が突然生じ，5～10秒で

回復する．発作中は発話が緩慢になったり，中断したり，あるいは咀嚼や歩行が止まるなど自発的動作が停止する．ただし，指たたきや数唱のような単純な動作は損なわれないこともある．他にも特徴があり，瞬目や口の間代運動だけでなく，脱力，間代，強直，軽微なミオクロニーけいれんがさまざまな程度に生じる．とはいえ，こうした運動症状は比較的軽微であり，あくまでも意識消失が基本症状である．発作からは瞬時に回復し，発作前の行動を再開する．発作後もうろうは呈さない（Cavanna and Monaco 2009）．

欠神発作では意識水準と意識内容の両方が完全に消失するので，主観的体験は伴わない．定型欠神発作時の脳波には特徴があり，両側性前頭優位高振幅3～4Hz棘徐波放電を呈する（Weir 1965）．すべての電極に放電が一気に生じるので，大脳皮質に広汎投射する中心脳構造が関与していると考えられる．この中心脳の候補が視床である．というのも，欠神発作時の視床と皮質の同時脳波記録によって視床が間違いなく発作に関わっていることが明らかにされているのである（Williams 1953）．この視床の関わりはPETによっても確認されている（Prevett et al. 1995）．

視床回路によって3Hzの過同期振動が発生するが，これは定型欠神発作の周波数と同じである．とはいえ，視床だけでは発作の発現を十分説明できないし，棘徐波の発生には皮質が中核的な役割を担っているだろう．ペニシリンのようなGABAa阻害薬を視床に大量注入すると，3～4Hz振動が生じるものの，棘徐波放電は生じない．したがって，ペニシリン誘発過同期振動は発作を説明するには不向きなのである（Gloor et al. 1977）．一方，ペニシリンを大脳皮質に注入すると棘徐波を伴った発作が惹起される（Steriade and Contreras 1998）．こうした結果から，欠神発作は大脳皮質で生じているのだろうが，視床の関与も不可欠と考えられている．というのも，ラットの視床を傷つけたり，不活化すると棘徐波放電が減弱するのである（Vergnes and Marescaux 1992）．ヒトでも動物でも皮質視床回路網の振動によって欠神発作が生じ，視床は3Hz振動を，皮質は棘徐波を発生させていると考えられている．

欠神発作では全般性放電を示すが，この棘徐波放電に関わっているのは特定の皮質視床ループだけで，それ以外の脳領域は関わっていないことが動物モデルによって明らかにされている（Meeren et al. 2002）．特定の脳領域だけが関与しているということが，なぜ欠神発作では意識消失だけが生じるのかを解き明かす決定的な道標となるかもしれない．とはいえ，ヒトの神経画像研究の結果はほとんど一致をみていない．広範囲の脳血流量が増加するという報告がある一方で，脳血流は変化しない，あるいは脳血流量の増加か減少のどちらか一方が局所性か全般性のどちらかで生じるという報告もある（Blumenfeld 2009；Cavanna and Monaco 2009）．こうした不一致は研究手法の技術的限界だけでなく，脳波振幅の変動，持続時間，律動性などの欠神発作自体に内在する多様性を反映しているのかもしれない（Blumenfeld and Taylor 2003）．

この10年の間にfMRIと脳波を同時計測するという新たな技術が編み出され，全般性棘徐波放電が特定の神経回路網とだけ関係していることが確認されるに至った．視床の活動性は両側性に高まる一方，中心線上の前部領域と後部領域および前頭葉連合野と頭頂葉連合野の皮質信号は減弱するのである（Hamandi et al. 2006；Salek-Haddadi et al. 2003；

Aghakhani et al. 2004；Gotman et al. 2005）．現在，欠神発作では脳全体が発作放電に巻き込まれるために意識消失が生じるという従来の考えは否定されつつある（Blumenfeld and Taylor 2003）．これに代わるものとして，欠神発作では前頭頭頂連合野および関連する皮質下構造が巻き込まれ，それによって特定の脳領域の情報処理が損なわれるために意識消失が生じるという仮説が提唱されている（Blumenfeld 2009；Cavanna and Monaco 2009）．

複雑部分発作

部分発作の臨床症状は発作が始まる皮質領域，発作が拡延していく領域，発作の持続時間によって異なってくるが，意識減損の有無によって単純部分発作と複雑部分発作に分類する．

部分発作の80％は側頭葉由来である（Cascino 2001）．複雑部分発作が側頭葉由来の場合，神経病理所見として内側側頭葉硬化がよくみられる（Williamson et al. 1993）．側頭葉発作は恐怖感や上行性腹部不快感などの前兆で始まることが多い（Alvarez-Silva et al. 2006）．側頭葉由来のてんかん活動が主観的体験を引き起こすことはHughlings Jacksonの時代から知られていた．Hughlings Jacksonは意識内容を体系的に研究したことでも知られているが，「主観的体験は生の感覚に比べるとはるかに複雑である」と記している（Hogan and Kaiboriboon 2003）．側頭葉発作の症状には不明な点も少なくないが，情動，記憶，複合知覚現象にまたがっていることは間違いない．側頭葉発作では快体験（楽しみ，興奮，多幸）や不快体験（悲しみ，不安，罪）をはじめ，離人感（自意識の変容）や現実感喪失（外界の変化）などの情動体験が生じる

ことがあり，「てんかん性クオリア」ともよばれている（Monaco et al. 2005）．認知面および精神感覚面の主観的体験にも特徴があり，思考促迫，親近性の異常（既視感，未視感），夢様状態などが生じる（Bancaud et al. 1994；Hogan and Kaiboriboon 2003）．聴覚のゆがみ，視覚のゆがみ（小視症や巨視症），幻嗅，幻味もよくみられる感覚体験である．舌なめずり，咀嚼，嚥下などの口唇運動などの自動症（常同行動）や姿勢の変化は主観的体験症状と同時あるいはその後に生じる．複雑部分発作の始点では意識は保たれているものの，徐々に外界との接点が失われ，無動凝視と無反応が明らかとなってくる．発作はたいてい15秒から3分で終わるが，意識障害は発作の後半で最も顕著となる．意識障害は発作終了後も数分続き，健忘を伴ったもうろう状態を呈する．

以前は主観的体験症状は側頭葉新皮質の刺激によって生じると考えられていたが，現在では内側側頭葉の刺激，放電，発作によって生じると考えられている．内側側頭葉のなかでも辺縁系，特に扁桃体の活動が情動体験を惹起する（Cavanna and Monaco 2009；Monaco et al. 2005）．とはいえ，側頭葉発作では極めて多彩な主観的体験症状がみられることから，側頭葉の外に拡がる神経回路網も巻き込まれているのだろう．単純部分発作では主観的体験症状だけが単独で生じることがあり，脳の機能局在を解き明かす重要な情報源となる．しかし，その症状が発作活動を直接反映しているのか，それとも発作活動によって接続領域に脱抑制が生じた結果なのかを見極めなくてはならない．

側頭葉性複雑部分発作の頭皮上脳波では側頭領域に5〜7Hzの律動波を認め，両側性の徐化を多少とも伴う（Williamson et al. 1993）．

電気生理学的研究によれば，複雑部分発作によって意識（アウェアネス）が消失するためには両側の側頭葉が巻き込まれる必要があるという（Bancaud et al. 1994）．しかし，この主張は混乱を招く．というのも，側頭葉が両側性に機能不全に陥れば健忘が惹起されるとしても，これと同じ機序によって意識水準が変化するのかについてはいまだに結論が得られていないのである．

NordenとBlumenfeld（2002）は複雑部分発作によって意識が消失する謎を解くために，「神経回路網阻害仮説」を考案した．この仮説では意識にとって重要な構造体として前頭連合皮質，頭頂連合皮質，帯状回，楔前部，賦活系（前脳基底部，視床，視床下部，中脳，橋上部）を取り上げている．そして，内側側頭葉発作では正中線上の皮質下構造（間脳，橋中脳網様体）に発作が伝播することによってその賦活機能が阻害され，そのために前頭頭頂連合皮質が広汎性に抑制されてしまうと考える．この前頭頭頂回路網の阻害が発作後期から発作後まで続く意識水準の低下の原因となるというのである．

この仮説が確固たる信頼を得るためには発作の基礎にある生理学をくまなく明らかにしなくてはならないが，多くの研究がこの仮説を支持している．まず，辺縁系の複雑部分発作では内側側頭葉と正中線上の皮質下構造の接続が重要な役割を演じていることが発作時SPECTによって明らかにされている（Lee et al. 2002）．さらに，複雑部分発作では側頭葉以外の血流量も変化する（Cavanna and Monaco 2009）．脳幹上部と視床内側部では血流が増加し，前頭頭頂連合皮質と大脳半球間構造の前部および後部では血流が減少する．一方，側頭葉に限局した部分発作では意識は保たれ，血流量の変化も側頭葉だけに留まる．したがって，前頭頭頂連合皮質の機能低下と正中線上の皮質下構造の異常活動が側頭葉発作による意識消失の原因とみなせるかもしれない．

Blumenfeldら（2004a）は内側側頭葉てんかんであることが外科的に確認された患者24名のビデオ脳波とSPECTを用いて「神経回路網阻害仮説」を検証している．その結果，複雑部分発作では側頭葉と中脳皮質下構造（視床背内側核と脳幹上部）の血流量は増加し，一方，前頭頭頂連合皮質（外側前頭前野，前部帯状回，眼窩前頭皮質，外側頭頂皮質）の血流量は両側性に低下していた．一方，単純部分発作では脳血流の変化は側頭葉に限局し，前頭頭頂連合皮質や正中皮質下構造の血流は変化しなかった．

側頭葉性複雑部分発作では前頭頭頂連合皮質に相当する領域の脳波が両側性に著明に徐化するが，この変化は発作後半で特に顕著となり，発作後もしばらく続く（Blumenfeld et al. 2004b）．複雑部分発作でみられる正中皮質下構造の血流増加と前頭頭頂皮質の血流減少が強く相関するということは，発作が皮質下構造にまで拡延していることと前頭頭頂皮質の機能不全との間には関係があること示している．側頭葉発作による意識消失は正中線上の皮質下構造（脳幹上部と間脳の賦活系）の異常活動によって前頭頭頂皮質が広汎性に抑制された結果であるという仮説を裏付ける知見といえよう．

表18.3は意識水準と意識内容の発作時の変化とその際の脳活動の要約である．

てんかんと脳のデフォルト・モード

安静覚醒時の脳活動は一様ではなく，頭頂

表 18.3 意識水準と意識内容の発作時変化とその際の脳活動

発作型	意識 水準	意識 内容	脳幹上部 視床内側部	前頭前野内側 帯状回 楔前部	前頭頭頂連合皮質[a]
大発作	↓	↓	↑	↓	↑～↓
欠神発作	↓	↓	↑	↓	↑↓～↓
複雑部分発作[b]	↓↑	↑	↑	↓	↓

[a] 大発作と欠神発作の場合，前頭頭頂連合皮質の活動は初期には上昇し，その後低下する．
[b] 単純部分発作の場合，活動性の上昇は側頭葉内に限局する．

葉内側領域，後頭葉内側領域，前頭前野背外側領域中部の脳血流量と代謝が最も高くなることが機能画像研究によって報告されてからほぼ10年が経つ（Gur et al. 1995；Binder et al. 1999）．また，予備的研究ではあるが，目標志向課題（視覚探索課題など）では受動的視聴や閉眼状態に比べて楔前部を含む前頭頭頂領域の信号強度が低下することも明らかにされている．こうした知見から，脳には意識の「基底状態」を維持する過程が備わっていて，それが認知課題を遂行する際に減弱するのではないかと考えられるようになった（Shulman et al. 1997；Mazoyer et al. 2001）．Raichleらは2001年に画期的な研究成果を報告している．かれらは脳血流や酸素消費量の変動を受けない脳酸素摂取率（酸素利用量と酸素供給量の比率）を用いて，安静閉眼覚醒時の神経細胞活動が代謝平衡状態に達していることを明らかにしたのである．この基底状態では外側頭頂皮質，腹内側前頭前皮質，背外側前頭前皮質，前側頭皮質に加えて楔前部と頭頂葉後内側領域を取り囲む神経回路網が高い代謝活動を示していた．さらに，目標志向課題や知覚課題を課すと，この神経回路網の活動性が減弱した．この課題誘発性脱賦活task-induced deactivation（TID）とよばれる現象は，能動的課題を強制されたときに出現することから，脳が基底状態を抑制するために生じるようにみえる（Mitchell et al. 2003）．基底状態において高い代謝率を示す領域にTIDが生じるということは，脳機能の「デフォルト・モード」とよべるような組織化された神経活動の基底状態が存在することを意味している（Gusnard et al. 2001）．

この神経回路網を構成する高次連合皮質のなかでも楔前部とそれを取り巻く頭頂葉後内側領域が最も重要と考えられる．というのも，この領域の安静時代謝率が最も高く，それ以外の皮質領域に比べて3％以上も高い（Cavanna and Trimble 2006）．**図18.2**に楔前部の位置を示す．

このデフォルト・モード回路網の活動がもたらす精神活動を正確に詳述することは容易ではないが，仮説をひとつ紹介しよう．まず，覚醒してはいるが特別な認知課題は何も遂行していないときには楔前部および相互接続している帯状回後部と前頭前野内側部によって自己と外界の情報収集と表象化が続けられている．そして，課題を遂行する際には注意集中が要求されて，自己と関連する情報の処理は抑えられてしまう（Gusnard and Raichle 2001）．機能画像研究の進展に伴って，楔前部が自己意識の内的処理過程を司り（Lou et al. 1999），楔前部と前頭前野の相互作用が

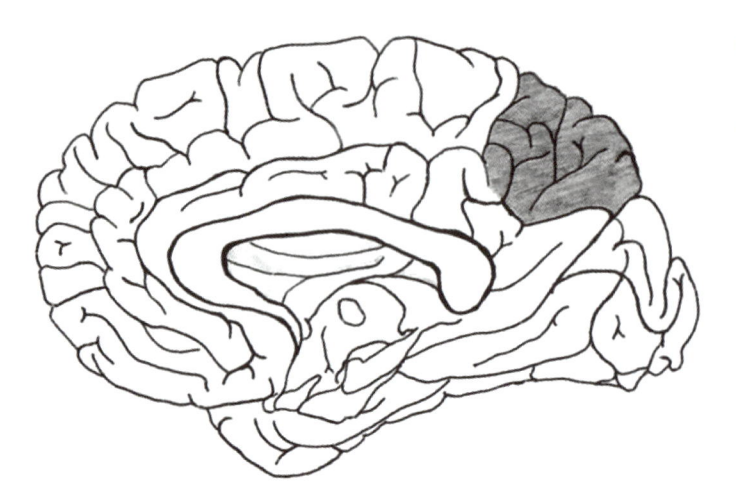

図18.2 ヒト大脳の内側面
灰色で示した領域が楔前部．
意識を支えるデフォルト・モード回路網の枢軸を担っている．

内省のような高次の自己認識を作り出している（Kjaer and Lou 2000）ことが裏付けられてきた．Alzheimer病，注意欠如多動性障害，統合失調症では自己認識が損なわれるのが特徴的だが，これはデフォルト・モード回路網の脱賦活に伴うものであると指摘されている（Cavanna 2007；Greicius 2008；Broyd et al. 2009）．

てんかん発作による意識減損においても楔前部およびデフォルト・モード回路網に選択的低代謝が生じていることが報告されている（Gotman et al. 2005；Hamandi et al. 2006）．全般発作も複雑部分発作も同じ脳回路網を介して意識障害を発生させると考えられているが，この回路網のかなりの部分は楔前部が枢軸を担っているデフォルト・モード回路網と重なっている（Cavanna and Trimble 2006；Cavanna 2007；Cavanna and Monaco 2009）．Liaoら（2011）はfMRIと拡散テンソル画像 diffusion tensor imaging（DTI）を用いて，側頭葉てんかんにおけるデフォルト・モード回路網の接続性を機能面と構造面から検証している．それによると，fMRI信号の時間相関係数およびDTI tractographyの軸索経路長と接続密度を測定したところ，内側側頭葉てんかんでは健常対照に比べて楔前部・帯状回後部と両側内側側頭葉の間の接続が機能的にも構造的にも有意に低下していた．さらに，頭頂葉後部内側皮質と両側内側側頭葉の間では機能的接続量と構造的接続量が相関していることが明らかとなった．したがって，内側側頭葉てんかんにみられるデフォルト・モード回路網の機能的接続量の低下は接続構造の変性による接続密度の低下によるものなのかもしれない．頭頂葉後部内側皮質と辺縁系の機能的接続が変化しているということは，側頭葉てんかんにみられる認知機能や精神状態の変化が発作による意識減損と関連しているかもしれないことを示唆している（Broyd et al. 2009）．今後の研究に期待したい．

まとめ

意識の概念はてんかん学の中核をなすが，この概念を多様な発作症状に適用するには方法論上の困難がつきまとう．てんかん発作の最中には意識水準と意識内容の両方になんらかの変化が生じうる．発作症状は発作型によって異なるが，この相違を明らかにすることができれば，現状では曖昧なままの「意識に関わる神経活動」の

解明につながるだろう．全般発作（GTCSと欠神発作）では意識は完全に消失し，主観的体験も一切生じず，反応性は消失する．一方，複雑部分発作（特に内側側頭葉焦点）では程度はさまざまだが反応性と主観的体験の変化を伴う．

　全般発作であれ複雑部分発作であれ，両側視床と脳幹上部に発作が波及すると，前頭側頭連合皮質の回路網が選択的に分断されることが神経生理学研究と機能画像研究によって明らかとなった．特に意識水準の減損は前頭頭頂連合皮質と中心線上の連合皮質（楔前部と帯状回後部），すなわち安静時に「デフォルト・モード」として働いている回路網の一時的分断が関係していると考えられる．デフォルト・モード回路網がもたらしている精神状態を探索し，それがてんかん発作による意識変容とどのように関連しているのかを解明することが今後の重要な課題である．

文献

Aghakhani Y, Bagshaw AP, Benar CG, et al. fMRI activation during spike and wave discharges in idiopathic generalized epilepsy. Brain 2004；127：1127-44.

Alkire MT, Haier RJ, Fallon JH. Toward a unified theory of narcosis：brain imaging evidence for a thalamocortical switch as the neurophysiological basis of anaesthetic-induced unconsciousness. Conscious Cogn 2000；9：370-86.

Alvarez-Silva S, Alvarez-Silva I, Alvarez-Rodriguez J, et al. Epileptic consciousness：concept and meaning of aura. Epilepsy Behav 2006；8：527-33.

Baars BJ, Ramsøy TZ, Laureys S. Brain, conscious experience and the observing self. Trends Neurosci 2003；26：671-5.

Bancaud J, Brunet-Bourgin F, Chauvel P, et al. Anatomical origin of déjà vu and vivid 'memories' in human temporal lobe epilepsy. Brain 1994；117：71-90.

Bell WL, Walczak TS, Shin C, et al. Painful generalized clonic and tonic-clonic seizures with retained consciousness. J Neurol Neurosurg Psychiatry 1997；63：792-5.

Binder JR, Frost JA, Hammeke TA, et al. Conceptual processing during the conscious resting state：a functional MRI study. J Cogn Neurosci 1999；11：80-93.

Blumenfeld H. From molecules to networks：cortical/subcortical interactions in the pathophysiology of idiopathic generalized epilepsy. Epilepsia 2003；44：7-15.

Blumenfeld H. Epilepsy and consciousness. In：Laureys S, Tonoru G（eds）The neurology of consciousness. Amsterdam：Elsevier 2009：247-60.

Blumenfeld H, Taylor J. Why do seizures cause loss of consciousness? Neuroscientist 2003；9：301-10.

Blumenfeld H, Westerveld M, Ostroff RB, et al. Selective frontal, parietal and temporal networks in generalized seizures. Neuroimage 2003；19：1556-66.

Blumenfeld H, McNally KA, Vanderhill SD, et al. Positive and negative network correlations in temporal lobe epilepsy. Cereb Cortex 2004a；14：892-902.

Blumenfeld H, Rivera M, McNally KA, et al. Ictal neocortical slowing in temporal lobe epilepsy. Neurology 2004b；63：1015-21.

Blumenfeld H, Varghese GI, Purcaro MJ, et al. Cortical and subcortical networks in human secondarily generalized tonic-donic seizures. Brain 2009；132：999-1012.

Broyd SJ, Demanuele C, Debener S, et al. Default-mode brain dysfunction in mental disorders：a systematic review. Neurosci Biobehav Rev 2009；33：279-96.

Cascino GD. Use of routine and video electroencephalography. Neurol Clin 2001；19：271-87.

Cavanna AE. The precuneus and consciousness. CNS Spectr 2007；12：545-52.

Cavanna AE. Seizures and consciousness. In：Schachter SC, Holmes G, Kasteleijn-Nolst Trenite D（eds）Behavioral Aspects of Epilepsy：Principles and Practice. New York：Demos 2008：99-104.

Cavanna AE, Monaco F. Brain mechanisms of altered conscious states during epileptic seizures. Nature Rev Neurol 2009；5：267-76.

Cavanna AE, Trimble MR. The precuneus：a review of its functional anatomy and behavioural correlates. Brain 2006；129：564-83.

Cavanna AE, Mula M, Servo S, et al. Measuring the level and content of consciousness during epileptic seizures：The Ictal Consciousness Inventory. Epilepsy Behav 2008；13：184-8.

Cavanna AE, Bagshaw AP, McCorry D. The neural correlates of consciousness during epileptic seizures. Discov Med 2009；8：31-6.

Coslett HB. Consciousness and attention. Semin Neurol 1997；7：137-44.

Crick F. The astonishing hypothesis. New York：Scribner 1994.

Critchley HD. Neural mechanisms of autonomic, affective, and cogrutive integration. J Comp Neurol 2005；493：154-66.

Dennett De. Consciousness. In：Gregory RL（ed）The Oxford Companion to the Mind. Oxford：Oxford Uruversity Press 1987：160-4.

Dreher JC, Grafman J. The roles of the cerebellum and basal ganglia in timing and error prediction. Eur J Neurosci 2002；16：1609-19.

Engel J Jr. A proposed diagnostic scheme for people with

epileptic seizures and with epilepsy : report of the ILAE Task Force on Classification and Terminology. Epilepsia 2001 ; 42 : 796-803.

Engel J Jr, Kuhl DE, Phelps ME. Patterns of human local cerebral glucose metabolism during epileptic seizures. Science 1982 ; 218 : 64-6.

Frith C, Perry R, Lumer E. The neural correlates of conscious experience : an experimental framework. Trends Cogn Sci 1999 ; 3 : 105-14.

Giacino JT. Disorders of consciousness : differential diagnoses and neuropathological features. Semin Neurol 1997 ; 17 : 105-11.

Gloor P. Consciousness as a neurological concept in epileptology : a critical review. Epilepsia 1986 ; 27 : 14-26.

Gloor P, Quesney LF, Zumstein H. Pathophysiology of generalized penicillin epilepsy in the cat : the role of cortical and sub-cortical structures. II. Topical application of penicillin to the cerebral cortex and subcortical structures. Electroencephalogr Clin Neurophysiol 1977 ; 43 : 79-94.

Gloor P, Olivier A, Quesney LF, et al. The role of the limbic system in experiential phenomena of temporal lobe epilepsy. Ann Neurol 1982 ; 12 : 129-144.

Gotman J, Grova C, Bagshaw AP, et al. Generalized epileptic discharges show thalamocortical activation and suspension of the default state of the brain. Proc Natl Acad Sci USA 2005 ; 102 : 15236-40.

Greicius M. Resting-state functional connectivity in neuropsychiatric disorders. Curr Opin Neurol 2008 ; 21 : 424-30.

Gur RC, Mozley LH, Mozley PD, et al. Sex differences in regional cerebral glucose metabolism during a resting state. Science 1995 ; 267 : 528-31.

Gusnard DA, Raichle ME. Searching for a baseline : functional imaging and the resting human brain. Nat Rev Neurosci 2001 ; 2 : 685-94.

Gusnard DA, Akbudak E, Shulman GL, et al. Medial prefrontal cortex and self-referential mental activity : relation to a default mode of brain function. Proc Natl Acad Sci USA 2001 ; 98 : 4259-64.

Hamandi K, Salek-Haddadi A, Laufs H, et al. EEG-fMRI of idiopathic and secondarily generalized epilepsies. Neuroimage 2006 ; 31 : 1700-10.

Hogan RE, Kaiboriboon K. The 'dreamy state' : John-Hughlings-Jackson's ideas of epilepsy and consciousness. Am J Psychiatry 2003 ; 160 : 1740-7.

Jasper HH. Sensory information and conscious experience. Adv Neurol 1998 ; 77 : 33-48.

Johanson M, Valli K, Revonsuo A, et al. Level and contents of consciousness in connection with partial epileptic seizures. Epilepsy Behav 2003 ; 4 : 279-85.

Johanson M, Valli K, Revonsuo A, et al. Content analysis of subjective experiences in partial epileptic seizures. Epilepsy Behav 2008 ; 12 : 170-82.

Kjaer TW, Lou HC. Interaction between precuneus and dorsolateral prefrontal cortex may playa unitary role in consciousness : a principal component analysis of rCBF. Conscious Cogn 2000 ; 9 : S59.

Laureys S, Owen AM, Schiff ND. Brain function in coma, vegetative state, and related disorders. Lancet Neurol 2004 ; 3 : 537-46.

Lee BI, Markand ON, Wellman HN, et al. HIPDM single photon emission computed tomography brain imaging in partial onset secondarily generalized tonic-clonic seizures. Epilepsia 1987 ; 28 : 305-11.

Lee KH, Meador KJ, Park YD, et al. Pathophysiology of altered consciousness during seizures : subtraction SPECT study. Neurology 2002 ; 59 : 841-6.

Liao W, Zhang Z, Pan Z, et al. Default mode network abnormalities in mesial temporal lobe epilepsy : a study combining fMRI and DTI. Hum Brain Mapp 2011 ; 32 : 883-95.

Llinas R, Ribary U, Contreras D, et al. The neuronal basis for consciousness. Philos Trans R Soc Lond B Biol Sci 1998 ; 353 : 1841-9.

Lou HC, Kjaer TW, Friberg L, et al. A 15O-H2O PET study of meditation and the resting state of normal consciousness. Hum Brain Mapp 1999 ; 7 : 98-105.

Maquet P. Functional neuroimaging of normal human sleep by positron emission tomography. J Sleep Res 2000 ; 9 : 207-31.

Markowitsch HJ. Cerebral basis of consciousness : a historical review. Neuropsychologia 1995 ; 33 : 1181-92.

Mazoyer B, Zago L, Mellet E, et al. Cortical networks for working memory and executive functions sustain the conscious resting state in man. Brain Res Bull 2001 ; 54 : 287-98.

Meeren HK, Pijn JP, Van Luijtelaar EL, et al. Cortical focus drives widespread corticothalamic networks during spontaneous absence seizures in rats. J Neurosci 2002 ; 22 : 1480-95.

Mitchell JP, Heatherton TF, Macrae CN. Distinct neural systems subserve person and object knowledge. Proc Natl Acad Sci USA 2003 ; 99 : 15238-43.

Monaco F, Mula M, Cavanna AE. Consciousness, epilepsy and emotional qualia. Epilepsy Behav 2005 ; 7 : 150-60.

Moruzzi G, Magoun HW. Brain stem reticular formation and the activation of the EEG. Electroencephalogr Clin Neurophysiol 1949 ; 1 : 455-73.

Nogueira RG, Sheth KN, Duffy FH, et al. Bilateral tonicclonic seizures with temporal onset and preservation of consciousness. Neurology 2008 ; 70 : 2188-90.

Norden AD, Blumenfeld H. The role of subcortical structures in human epilepsy. Epilepsy Behav 2002 ; 3 : 219-31.

Ortinski P, Meador KJ. Neuronal mechanisms of conscious awareness. Arch Neurol 2004 ; 61 : 1017-20.

Plum F, Posner JB. The Diagnosis of Stupor and Coma. Philadelphia : Davis 1980.

Prevett MC, Duncan JS, Jones T, et al. Demonstration of thalamic activation during typical absence seizures using H2 (15) O and PET. Neurology 1995 ; 45 : 1396-402.

Raichle DC, MacLeod AM, Snyder AZ, et al. A default mode of brain function. Proc Natl Acad Sci USA 2001 ; 98 : 672-82.

Rainville P, Hofbauer RK, Bushnell MC, et al. Hypnosis

modulates activity in brain structures involved in the regulation of consciousness. J Cogn Neurosci 2002；14：887-901.

Salek-Haddadi A, Lemieux L, Merschhemke M, et al. Functional magnetic resonance imaging of human absence seizures. Ann Neurol 2003；20：1915-22.

Shin WC, Hong SB, Tae WS, et al. Ictal hyperperfusion patterns according to the progression of temporal lobe seizures. Neurology 2002；58：373-80.

Shulman GL, Fiez JA, Corbetta M, et al. Common blood flow changes across visual tasks：II. Decreases in cerebral cortex. J Cogn Neurosci 1997；9：648-63.

Steriade M, Contreras D. Spike-wave complexes and fast components of cortically generated seizures. I. Role of neocortex and thalamus. J Neurophysiol 1998；80：1439-55.

Vergnes M, Marescaux C. Cortical and thalamic lesions in rats with genetic absence epilepsy. J Neural Transm Suppl 1992；35：71-83.

Weir B. The morphology of the spike and wave complex. Electroencephalogr Clin Neurophysiol 1965；19：284-90.

Williams D. A study of cortical and thalamic rhythms in petit mal. Brain 1953；76：50-69.

Williamson PD, French JA, Thadani VM, et al. Characteristics of medial temporal lobe epilepsy：II. Interictal and ictal scalp electroencephalography, neuropsychological testing, neuroimaging, surgical results, and pathology. Ann Neurol 1993；34：781-7.

Zappulla RA. Epilepsy and consciousness. Semin Neurol 1997；17：113-9.

Zeman A. Consciousness. Brain 2001；124：1263-89.

索　引

【欧文】

A
acquired epileptic frontal syndrome　33
alexithymia　118
alternative syndrome　150
Alzheimer病　20, 49, 50
Angelman症候群　19
anterior cingulate cortex（ACC）　125
Apolipoprotein E4　54
Asperger症候群　35
attention-deficit hyperactivity disorder（ADHD）　8, 193
attribution theory　121
aura continua　63
autistic spectrum disorder（ASD）　25

B
beta-amyloid（Aβ）　54
buspirone　185

C
Clinical Personaliy Scales（CPS）　110
cognitive behavioral therapy（CBT）　138
comparative genomic hybridization（CGH）　16
Comprehensive Affect Testing System（CATS）　121
continuous spike-waves during sleep（CSWS）　33
Cornelia de Lange症候群（CDLS）　20
Creutzfeldt-Jakob病　52

D
de novo psychosis　210
dextroamphetamine　194
DiGeorge症候群　22
dilantin dementia　144
Down症候群　20, 52, 53, 119
dreamy state　78

E
Ekman　120
electrical status epilepticus of slow wave sleep（ESES）　46
emotional agnosia　118
epileptic encephalopathy　29
epileptic equivalent　82

eslicarbazepine　147

F
Facial Action Coding System（FACS）　120
false belief　119
Faux Pas Test　123
Felbamate　145
Flor-Henry　80
fluorescence in situ hybridization（FISH）　16
FMR1　20
forced normalization　150, 211
fragile X mental retardation protein（FMRP）　18
frontal lobe epilepsy（FLE）　99

G
GABA　155, 156
GABA系抗てんかん薬　157
generalized tonic-clonic seizure（GTCS）　225
Geschwind症候群　101

H
histero-epilepsy　133
hyperreligiosity　78
hypsarrhythmia　31

I
Ictal Consciousness Inventory（ICI）　223
ictal panic　62
infantile spasm　31
intellectual disability　15
interictal dysphoric disorder（IDD）　91, 178, 212
Interictal Dysphoric Disorder Inventory（IDDI）　93
interictal psychosis　80

L
lacosamide　55, 147
Landau-Kleffner症候群（LKS）　30, 46
Landolt現象　1
late epileptic spasm　32

late-onset myoclonic epilepsy in Down's syndrome（LOMEDS）　20, 52
Lesch Nyhan症候群　19
Lewy小体病　52
lucid interval　76

M
medial frontal cortex（MFC）　124
mental diplopia　78
mentalizing ability　123
mesial temporal lobe epilepsy（mTLE）　99, 126
moving triangles　121
multiple subpial transection（MST）　46

N
Neuroticism Extraversion Openness Five Factor Inventory（NEO-FFI）　109
nonconvulsive status epilepticus（NCSE）　42, 62, 107

O
Oxcarbazepine　147, 166

P
panic attack　61
paradoxical therapy　138
peri-ictal psychiatric symptom　61
phenotype　16
PNESの診断　135
postictal psychosis　73
postoperative psychosis　210
Prader-Willi症候群　21
presenilin1（PSEN1）　53
pseudoseizure　133
psychogenic nonepileptic seizures（PNES）　133

R
Rasmussen脳炎　45
Reading the Mind in the Eyes Test（Eyes Test）　123
Rett症候群　21
Rolandoてんかん　33

Rufinamide　171

S

SNRI　178
social attribution task（SAT）　122
specific language impairment（SLI）　29
SSRI　177, 182
Strange Stories Test　124
subcortical vascular encephalopathy　50
superior temporal sulcus（STS）　125

T

TCA　179
temporal parietal junction（TPJ）　125
temporal pole（TP）　125
theory of mind（ToM）　119
Tiagabine　145, 157, 170
transient epileptic amnesia　44
transitory cognitive impairment　44
tricyclic antidepressant（TCA）　177
tuberous sclerosis　21, 30

V

Vacant spell　21

Valsalva強迫　34
velocardiofacial syndrome（VCFS）　22
Vigabatrin　145, 157

W

Wesensänderung　108
West症候群　31
Williams症候群　22

Y

Yoni課題　122

【和文】

あ

アトモキセチン　196

い

意識システム　224
意識水準　222
意識清明期　76
意識内容　222
一過性てんかん精神病　84
一過性認知障害　44
遺伝子検査　16
陰性症状　106

う

動く三角形　121
うつ病　6, 9, 89, 155, 175

え

疫学　49, 134
エトスクシミド　144, 165
エピソード記憶　104

お

横断的地域住民研究　3

か

海馬硬化　53
解離　133
学習障害　15, 149
獲得性てんかん性失語　30, 46
獲得性てんかん性前頭葉症候群　33
過剰宗教性　78
ガバペンチン　56, 145, 158, 170, 185
カルバマゼピン　144, 165, 187
感情失認　118

顔面動作記述システム　120

き

危険因子　148
帰属理論　121
気分安定薬　187
気分障害　81
偽発作　133
逆説療法　138
強制正常化　150, 157, 211

く

楔前部　229
クロザピン　189
クロナゼパム　176

け

外科治療　32
欠神発作　42, 225
欠神発作重積　63
結節性硬化症　21, 30

こ

抗うつ薬
　―副作用　178
　―発作惹起作用　176
　―薬物相互作用　179
　―有効性　177
口蓋心臓顔面症候群　22
高機能自閉症　35
抗精神病薬
　―副作用　190
　―発作惹起作用　189
　―薬物相互作用　192
　―有効性　190

向精神薬　175
交代症候群　150
抗てんかん薬　55
行動表現型　16, 19
広汎性発達障害　25
高頻度局所性放電　44
高頻度半球性放電　45
抗不安薬
　―副作用　186
　―薬物相互作用　186
　―有効性　184
高プロラクチン血症　192
高齢初発てんかん　49
心の理論　119
誤信念　119

さ

再発　77
三環系抗うつ薬　177

し

自殺　10
自殺関連事象　153
持続期間　77
持続性前兆　63
失感情症　118
自閉症　28
自閉症スペクトラム障害　25
自閉症の退行　30, 37
社会神経科学　117
社会的失言課題　123
社会的認知　117, 124
社会的認知の機能局在　124
宗教的恍惚体験　78
縦断的地域住民研究　6

235

主観的体験　227
術後うつ病エピソード　212
術後精神病　210
術後躁病エピソード　213
症状模倣　133
上側頭溝　125
状態依存性認知機能障害　42
情動価　101
小児てんかん　29
症例HM　103
症例KM　103
徐波睡眠時持続性棘徐波　33
徐波睡眠時てんかん放電重積　46
心因性非てんかん性発作　133
心因性発作　213
人格変化　108
神経回路網阻害仮説　228
神経心理学　103
真性てんかん精神病　74
身体化　133
心理化能力　123
心理社会的不適応　117

せ

脆弱X症候群　18, 20
脆弱X精神遅滞蛋白　18
精神刺激薬
　―副作用　196
　―発作惹起作用　194
　―薬物相互作用　197
　―有効性　196
精神性複視　78
精神遅滞　15
精神病　6, 188
精神病性障害　9
精神療法　216
セロトニン　155
セロトニンの代謝回転　155
潜在性てんかん　36
前兆　61
前頭前皮質　99
前頭前野てんかん　33
前頭葉てんかん　99
前頭葉内側面　124
全般性強直間代発作　225
前部帯状回　125

そ

双極スペクトラム　92
双極性障害　9, 186
側頭極　125
側頭頭頂接合部　125
側頭葉症候群　101

側頭葉てんかん　32, 79, 90
側頭葉てんかんの精神障害併発率　208
側頭葉発作　228
ゾニサミド　146, 171
ソマティック・マーカー　101

た

帯状回　100
耐糖能　191
単純部分発作重積　63

ち

知的障害　15
チトクロームP450（CYP）　179
遅発性ジスキネジア　191
遅発性てんかんスパズム　32
注意欠如多動性障害　8, 193
治療　79

て

定義　74
デフォルト・モード回路網　229
てんかん外科治療　207
てんかん性格　215
てんかん性健忘　44
てんかん性自動症　34
てんかん精神病　209
てんかん性脳症　29
てんかん代理症　82
てんかん表現型　16
てんかん併発精神障害の分類　10

と

統合失調症　9
頭頂葉後内側領域　229
特異的言語発達障害　29
特発性部分てんかん　33
ドパミン・ノルアドレナリン再取り込み阻害薬　177
トピラマート　146, 158, 167, 185

な

内側側頭葉てんかん　99, 126
軟膜下皮質多切術　46

に

乳児スパズム　31
認知機能障害　164
認知行動療法　138
認知症　49

ね

熱性けいれん　10

の

脳血管病変　54

は

パーソナリティ障害　214
パーソナリティ障害の神経基盤　215
発病年齢　76
発病率　75
パニック発作　61
バルビツレート　143
バルプロ酸　57, 144, 165, 187
半球切断術　45
反復動作　19

ひ

非けいれん性発作重積　42, 62, 107
皮質下血管性脳症　50
ヒステリーてんかん　133
ビッグ・ファイブ　109
非定型うつ病　90
非定型抗精神病薬　188
ビデオ脳波検査　135
表現型　16

ふ

不安障害　5, 183
フェニトイン　144, 164
フェノバルビタール　143, 157, 164
複雑部分発作　227
複雑部分発作重積　42
服薬継続率　163
不思議なお話課題　124
プレガバリン　147, 185

へ

辺縁系　101
ベンゾジアゼピン　184
扁桃体　101, 125, 127

ほ

発作間欠期精神病　70, 80, 189, 210
発作間欠期不快気分障害　91, 178, 212
発作間欠期不快気分障害の診断　93
発作間欠期不快気分障害評価尺度　92
発作後うつ病エピソード　67
発作後軽躁症状　65
発作後神経植物症状　66
発作後精神現象　64
発作後精神症状群　67
発作後精神病　73, 209
　―亜型　82
　―症状　65
　―深部脳波　82

236

―SPECT　80
発作後精神病エピソード　68
　―診断基準　68
　―治療　70
発作後単一精神症状　64
発作後の認知機能障害　45
発作後不安症状　65
発作後抑うつ症状　65
発作時意識尺度　223
発作時恐怖　61
発作時精神症状　61
発作時パニック　61
発作周辺期精神症状　61
発作時抑うつ　62

発作前精神症状　61

む

夢様状態　78

め

メチルフェニデート　194

や

夜間発作　46

ゆ

有益な向精神作用　148
有害な向精神作用　143, 144

よ

陽性症状　106

ら

ラモトリギン　56, 145, 159, 168, 175, 187

り

リチウム　154

れ

歴史的背景　74
レベチラセタム　56, 146, 159, 170

【監訳者紹介】

吉野 相英（よしの あいひで）

防衛医科大学校 精神科学講座 教授

1984年福島県立医科大学卒業，1993年医学博士（慶應義塾大学），1994年防衛医科大学校精神科学講座，2002年同准教授，2013年より現職。
日本精神神経学会，日本てんかん学会，日本臨床神経生理学会などの代議員を務めている。

【内容紹介】

『Neuropsychiatry of Epilepsy, Second Edition』の日本語版である本書は，てんかんに特異的な精神障害についての詳細な解説に加え，てんかんを併発することの多い知的障害，自閉症，認知症についても独立した章を設け重要な問題を取り上げている。さらに，臨床において必ず知っておきたい抗てんかん薬の使い方，服用により引き起こされるさまざまな副作用についての知識だけでなく，てんかんと自殺との関連や「社会脳」という新しい考え方など，最近の知見をふまえ近年注目のトピックスも多数収載。てんかん診療の基本的な考え方から，さらに一歩進んだ内容までを網羅した，充実の1冊。

© 2013　　　　　　　　　　　　　　　第1版発行　2013年12月20日

臨床てんかん next step
―知的障害・自閉症・認知症から併発精神障害まで

（定価はカバーに表示してあります）

検印省略	監訳　吉野　相英
	発行者　林　峰子
	発行所　株式会社 新興医学出版社
	〒113-0033　東京都文京区本郷6丁目26番8号
	電話 03(3816)2853　FAX 03(3816)2895

印刷　株式会社 藤美社　　ISBN978-4-88002-745-6　　郵便振替　00120-8-191625

- ・本書の複製権・上映権・譲渡権・公衆送信権（送信可能化権を含む）は株式会社新興医学出版社が保有します。
- ・本書を無断で複製する行為，（コピー，スキャン，デジタルデータ化など）は，著作権法上での限られた例外（「私的使用のための複製」など）を除き禁じられています。研究活動，診療を含み業務上使用する目的で上記の行為を行うことは大学，病院，企業などにおける内部的な利用であっても，私的使用には該当せず，違法です。また，私的使用のためであっても，代行業者等の第三者に依頼して上記の行為を行うことは違法となります。
- ・JCOPY 〈(社)出版者著作権管理機構 委託出版物〉
本書の無断複写は著作権法上での例外を除き禁じられています。複写される場合は，そのつど事前に(社)出版者著作権管理機構（電話 03-3513-6969，FAX 03-3513-6979，e-mail : info@jcopy.or.jp）の許諾を得てください。